開啟精油療癒力！緩解疼痛、安
150款從內而外全面照護的

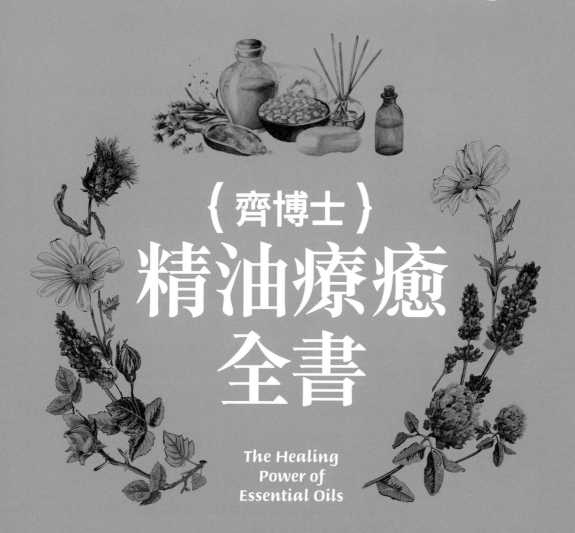

〔 齊博士 〕

精油療癒
全書

The Healing
Power of
Essential Oils

脊骨神經醫學博士
Eric Zielinski
艾瑞克・齊林斯基—著　鄭百雅—譯

U0027700

好評推薦

我深深相信，環境毒素就是造成現今大部分慢性疾病的罪魁禍首。齊博士在這本出色的著作中，帶來一系列珍貴無價的自製配方，幫助你去除家中毒素、重新規劃你的藥箱，並改變你保養身體的方式，讓你更能享受健康的人生！

—— 艾米‧邁爾斯（Amy Myers, M.D.），紐約時報排行榜暢銷作家，
著有《甲狀腺的身體關聯》（*The Thyroid Connection*）、
《自體免疫自救解方》（*The Autoimmune Solution*）

本書以全新觀點帶來啟發，讓你更加明白精油為情緒、心理和身體健康帶來的廣大效用！從頭到尾沒有誇大的內容，它走在時代的尖端，用實證研究資料，系統性地破除網路上無處不在的常見迷思與不實主張。本書是每個精油使用者的必讀之書。

—— 西拉‧沙帕德－翰爾（Sylla Sheppard-Hanger），
美國知名芳香療法中心創辦人

人類祖先最早的藥，就是來自周圍環境隨手可得的植物。本書融合古老傳統與最新科學，以效用強大的全新途徑，幫助你安全逆轉憂鬱症、慢性病與情緒困擾等現代疾病的折磨。

—— 亞倫‧克里斯汀森（Alan Christianson，N.M.D.），
自然療法醫師、紐約時報排行榜暢銷作家，
著有《腎上腺歸零飲食法》（*The Adrenal Reset Diet*）

齊博士在本書中，根據最新科學研究結果，提出精油的使用建議，並且熟稔示範如何準備各式各樣的療方。本書行文流暢，內容豐富仔細，是每位精油使用者必讀的一本書！寫得好極了！

———史蒂芬‧麥斯利醫師（Steven Masley，MD, FAHA , FACN, FA

AFP, CNS），美國心臟協會成員、美國營養學院成員、

美國家庭醫師學院成員、臨床護理專家，

著有《更好的大腦解決方案》（The Better Brain Solution）

如果你正因為各種關於精油的不同說詞感到困惑，快拿起這本書吧！那不帶偏見、有憑有據的資訊內容，想必是你正在尋找的。如果你真的想安全、聰明且有效地使用這些療癒精油，這本書將會是你愛不釋手的首選指南。

———凱莉安‧佩崔西（Kellyann Petrucci，MS, ND），

自然療法醫師、紐約時報排行榜暢銷作家，

著有《凱莉安醫師的大骨湯減肥法》（Dr. Kellyann's Bone Broth Diet）、

《10 天腰瘦 5.5 吋！神奇骨頭湯減肥法》（The 10-Day Belly Slimdown）

驚人、迷人，而且非常實用！這本書絕對是你書櫃上必備的收藏。齊博士不僅讓我們了解精油的歷史，還詳盡地給了我們各種病痛的解決療方。若你想知道精油能怎麼幫助家人遠離疼痛、感染、疲累、消化問題，和其他多種不適症狀，這本書是就你絕不能錯過的精油聖經！

———彼得‧奧斯朋醫師（Peter Osborne），國際知名暢銷作家，

著有《無穀物飲食法》（No Grain, No Pain）

簡單來說，這是目前市面上最優秀、最實在、最清楚、最可信、最有科學依據，並且在精神上最能帶來提升的一本精油書。齊博士簡直是完成了一項不可能的任務。他帶著研究學者的思維、人道關懷的心、無可抵擋的信仰，將這美妙、重要卻同時相當複雜的主題，用每個人都能理解的方式寫成了一本書。要是你曾經對精油感到興趣，十之八九會發現各方領域的專家各執一詞，不僅觀點互相衝突，也令人困惑。好消息是，在歷史悠久的芳療圈子裡，齊博士如同一道清流，是令人信服的新觀念帶領者。他透過本書將概念釐清、完美整合——包括身體、心理、心與靈魂。你內在的科學家魂將能被滿足，而身為家庭療癒師的你，更會愛上那簡單又實際的使用建議。你將會對這些特別的療癒之藥有豐富的認識，甚至比你以為自己需要知道的還要多！因此，無論你是專業芳療師，或是眾多被精油魔力所吸引的普羅大眾一員，請把這本書當成集基礎聖經、參考手冊和靈感指南於一身的重要藏書。我個人強烈推薦！

——— 馬克·大衛（Marc David），
飲食心理學中心（Institute for the Psychology of Eating）創辦人，
著有《吃，讓生命更豐富》（*Nourishing Wisdom*）、
《慢點吃》（*The Slow Down Diet*）

繞了一圈，我們又再次回到原點，重新了解植物不可思議的強大力量。植物精油是大自然的珍寶，齊林斯基醫師以他的智慧，為我們帶來精妙而容易操作的使用方式。家家戶戶都該擁有一本，並經常參照使用。

——— 佩德蘭·修賈（Pedram Shojai），
Well.org 網站創辦人、紐約時報排行榜暢銷作家，
著有《城市修道者》（*The Urban Monk*）、
《每一刻·都是最好的時光》（*The Art of Stopping Time*）

現在，走到哪都可以看到精油，可惜的是，想知道如何正確使用精油，充實可靠的實證資訊並不多見。齊博士不辭辛勞潛心研究，著力於這艱難且常令人疑惑的主題；這是為什麼他一直是我最信任的天然養生專家之一。這本書一定會是我所有精油藏書當中，標註記號最多的一本！

———吉兒・溫格（Jill Winger），

個人網站 ThePrairieHomestead.com

目錄

PART **3** 女性照護

作者序

拋開門戶之見，
以科學實證解析精油

而後我聽見主的聲音，說著：「我該派誰去呢？誰肯為我們去？」我說：「我在這裡，請派我去！」主說：「去吧，告訴這些百姓們……」

——《聖經・以賽亞書》，6:8-9

　　我一直都是樂意挺身而出、貢獻一己之力的那一個。記得在我還小的時候，就會幫鄰居哥哥姐姐們一起清理門口的積雪，不是因為父母要求我，而是我發自內心想要這麼做。幫助別人讓我感覺很好，現在依舊如此。當我看到需要幫助的地方，我會盡我的力量去滿足那份需要，尤其，當那份需要和人有關。

　　這樣的個性，在我成為基督徒之後，又更加被放大。還記得，早先在我無意間看見〈以賽亞書〉第6章第8、9節的這段話時，我真的在禱告時舉起手，模仿經書的字句說：「我在這裡，神啊，派我去吧！」我大聲地說：「無論是什麼差事，我願意盡我之力，貢獻我能貢獻的！」事後證明，這份禱告不僅成我推廣聖經健康之道、發展職業生涯的動力，更讓我後來走上教導人們以療癒方式使用精油的道路。

　　說到精油，其實我入門的時機很晚。我的妻子莎賓娜早在一九九〇年代就開始使用精油，也好幾次跟我說過精油的強大力量，但我直到很久之後，才終於去嘗試。我得承認，不過幾年前，我都還覺得精油不過只是齊媽媽每天早上會用的一些「有味道的東西」。

　　好在，二〇一三年的時候，一位客戶委託我，從公共衛生的角度為精油提出分析報告。當時，我的主要工作就是撰寫醫療相關主題的稿件，因此，我不得不對精油重新檢視。

這一次，我簡直眼界大開。無數的精油文獻讓我目不暇給。在我閱讀那一篇篇經過同儕審閱的專業科學研究報告時，更感到震驚不已。我發現，許多臨床研究都已證實，精油可以有效治療如癌症、高血壓和第二型糖尿病等慢性疾病，更不用說是上癮、焦慮、憂鬱和壓力等心理疾病。真神奇！

突然間，以前在網路上看到的，那些太過夢幻的精油故事，似乎都變得有道理了。

這樣的全新發現讓我興奮不已。我告訴齊媽媽，精油對身體療癒和預防疾病有著極大的可能性！她用一如既往的表情，給了我一個「我早就跟你說過了啊！」的眼神。這時我就知道，我還有許多功課要做。於是，我就這樣踏上了這趟旅程。

四個珍貴的發現

當我開始大量閱讀關於精油的研究報告，就越來越清楚發現，那些部落格圈子看到的精油相關文章，和醫學期刊中的研究結果，有許多出入之處。除此之外，許多部落格文章之間，也有嚴重的相互矛盾。說真的，這些資訊確實是雜亂無章、令人混淆，難怪會有這麼多人因為不確定如何正確使用精油，經常尋求我的協助。每年有上百萬名訪客點入我的網站和社交媒體頁面，學習精油的使用方法。根據我的揣測，可能有以下四個原因。

首先，大部分的部落客，都不是受過專業訓練的公共衛生專家、醫療寫手或芳療師，基本上無權給出關於精油療癒特質的指導。說出自己的療癒故事是一回事，用專家身分來說話是另一回事。

第二，大部分在部落格圈子裡提供的資訊，很不幸地，都帶有嚴重的偏見。身為一位公共衛生研究者，我受過的訓練，讓我很容易能察覺主觀立場的存在，尤其是還有商業意圖隱身其中的時候。那些把數據說得擲地有聲的精油介紹文章，幾乎總伴隨著鋪天蓋地的產品橫幅廣告。

第三，精油產業的不同派別之間，存在著巨大的分歧，情況甚至越演越烈。以下是這圈子裡彼此角力的主要角色：

- 芳療師
- 部落客
- 化學家
- 政府機關（例如美國食品藥物管理局〔FDA〕）
- 醫療服務提供者（專科醫師〔MD〕、全人治療醫師〔DO〕等）
- 網絡行銷人員
- 研究者
- 供應商與製造商

這些角色之間的衝突，可說是多如牛毛。舉例來說，芳療師和產品供應鏈當中各個行銷階段的供應商，就一直存在意見上的不一致，光是如何用精油來達到治療效果，這最基本的觀點，就已經意見不合；化學家也經常不同意臨床研究者的實驗結果，因為彼此看待精油的立場和觀點並不相同；消費者更總是帶著疑慮，不知道精油生產者提供的是不是高品質、純天然的產品。除此之外，政府機關對此領域使用的詞語越來越嚴格把關。由於精油不是一種「藥物」，因此藉販售精油產品營利的機構或個人，都不能宣稱精油能療癒身體、治癒疾病，甚至連對身體結構、功能帶來的影響也不可提及。

最後，我還觀察到，許多醫生和藥師在提及精油使用方式時，態度非常謹慎小心，這使得患者也對精油的使用禁忌，和精油與藥物之間可能產生的交互作用，變得緊張了起來。並不是醫生和藥師不贊成患者使用另類療法，而是，醫學院的訓練內容並不包括芳香療法這門學問，因此，除非從業人員自己針對這個主題進行了解，否則確實沒有基本的知識基礎能和患者進行討論。如同我前面說過的，目前食品藥物管理局尚未承認精油可以預防或治療疾病，因此，這對醫療從業人員來說，也是一個尷尬的情況。他們既不能大方認可精油的治療效果，也無法全盤否認。畢竟這不是他們的職掌範圍。

召喚來至

我越是察覺精油產業中的種種磨擦，就越希望能把各領域具代表性的思想先鋒集合在一起，先把彼此的立場差異放在一旁。於是，舉辦精油革命高峰會（Essential Oils Revolution®）的念頭，就在二〇一四年六月，在我和好友吉兒‧溫格（Jill Winger，個人網站 ThePrairieHomestead.com）的討論下漸漸成形。

我們決定要舉辦一場免費的線上會談，就像一般所說的「網路高峰會」一樣。我們將訪問各相關領域的專家，然後把這些訪談放在網路上，讓一般大眾都能看到。我們為此設立了一個像 YouTube 串流影音一樣的網站，成為大家一同參與會議的平台空間。世界各地的人們，都可以在家裡舒舒服服且免費地參與這場盛會，點擊網站就能觀看一系列幾乎涵蓋精油社群中每一環節的專家訪談。像這樣關於健康知識的網路高峰會並非創舉，但沒有人專門針對精油進行過，目前大部分討論精油的相關影片，都是為了販售產品所做的宣傳。為了修正這一點，我們盡可能把公共衛生專家所說的「商業偏差」或「品牌偏差」減到最低，確保每一個訪談都不涉及特定品牌，也就是說，受訪者就連稍微提到自己喜歡的精油品牌，都是不被允許的。

就這樣，我們開始了這個被所有人形容為異想天開的計畫。大家都告訴我，精油產業中，各方陣營之間的敵意太強了。除了深愛我、支持我的妻子之外，全部的人都說，我不可能把芳療師、部落客、化學家、研究者和醫療專業人員集合在「同一個屋簷」下，一起談論精油。

然而，經過一整年來自各陣營領軍人物多不勝數的拒絕、批評和不友善回應之後，我和吉兒終於在二〇一五年五月十一日，推出這令我們自豪的精油革命高峰會。我們根據各個不同主題和來賓專長，仔細挑選每場會議的與會座談人，論及的內容更是五花八門，從精油安全守則、精油料理，到用精油處理各式各樣的健康情況（包括癌症、自體免疫系統疾病、慢性疲勞、減重等）涵蓋層面廣泛。

首屆高峰會就有來自超過二十個國家、十六萬五千位民眾參與，在類似的線上活動中，已算是極大的規模。我們收到來自粉絲成千上萬的留言和信件，越來越清楚的是，大部分的精油使用者，都在尋找一個有實證基礎、無關特定品牌的資源，幫助自己學習如何用精油來處理個人的健康情況。人們急切地渴望協助，卻又不知該投向何處，因為目前網路上的資訊，充滿各式各樣的預設立場與相互衝突。

這些信件傳遞的愛和感激之情，大大改變了我的人生。舉辦高峰會、幫助人們用精油改善生活的這次經驗，也實際地改變了我的整個職涯方向。

說實話，我從來沒有打算轉換公共衛生臨床研究者和醫療寫手的身分。我也從來不是一心想成為網路上「談精油的那個傢伙」。但，當我看到人們的渴望是如此明顯，心中似乎清楚知道，上帝就是要我和妻子成為那個大家急切尋找的可靠資訊來源，幫助人們學著預防和處理自己的疾患。

你手中的這本書，就是我對這份召喚的回應。這本書集結了我所有線上高峰會內容的精華之最，也是我實際投入上萬小時的個人研究成果。這本書將為想安全有效使用精油的讀者們，提供第一時間能快速查閱、獲得所有必需資訊的來源，同時，也讓讀者了解大多數現代人為之所苦的健康問題。

我誠摯地邀請你，和我一起繼續這趟探索精油科學和精油之美的旅程。希望你喜歡我在書中穿插的個人故事、驗證有效的研究資料，也希望我自創的新鮮嘗試和精油配方，能對應你的個人需求，讓你更加散發健康的光彩！

前言

發揮精油療癒力，
改善身心健康

賊來，無非是偷竊、殺害與毀壞；我來，則是要使羊得生命，並且得的更豐盛。

—— 《聖經・約翰福音》，10：10

現代人對於營養和健康的知識，了解得比過去任何時候都更多。

但是，幾乎每一個美國人，都有服用營養補充劑或藥物的習慣（或兩者皆是）。如果我們的健康知識如此先進發達，為什麼我們還會這麼不健康呢？

簡單來說，那是因為我們忘了把自然放進你我的養生方程式當中。神早已為我們提供了維持健康所需的一切。需要維生素 D 嗎？出去曬曬太陽吧！缺乏維生素 C 嗎？去吃點萊姆啊！想要增進腸道健康？吃發酵食物就對了！感冒了，頭痛，或背痛？用來自植物的藥材來幫助你呀，例如精油！

〈啟示錄〉第 22 章第 2 節有這麼一段話：「天使又指示我，在城內街道當中，有一道生命之河，清澈如水晶，從神和羔羊的寶座流出來。河岸兩側有生命之樹，結十二樣果子，每月都結果子，樹上的葉子可醫治萬民。」

除了精油之外，我想不到這世上還有什麼，更能貼切地代表上述經文中描述的物質。我也越來越將精油，視為是根據聖經教誨保養身體的聖經健康（biblical health）基本工具。精油就是樹木植物的精華，精油是能為你我帶來療癒的工具。並且，我也認為，精油是奠定真正健康人生的基石。

細看健康

「健康是一種身體、心理和社會性的完整狀態，不是沒有疾病、身體不虛弱而已。」[1]

——世界衛生組織

你認為自己是個健康的人嗎？

正如世界衛生組織對健康的定義一樣，我不是在問你「有沒有生病」而已。我問的是，你是不是真的一切都好，在身體上、心理上和社交上？要想達到聖經所說的健康，不只是遵守一連串的「不可……」而已。聖經健康是一個全方位的概念，是像〈約翰福音〉第 10 章第 10 節所說的那樣，享受生活、享受豐盛是我們生來就被神賦予的權利。享有豐盛的生活，意味著在生活的方方面面，都享受到健康的極致，包括精神上、身體上、心理上、情緒上、財務上、職業上和社交上。生活的每一個領域，都是環環相扣的。就像是一條鎖鏈，一環軟弱，則全鏈不強。如果你的身體沒有如常運作，就會拉低你的情緒狀態，進而使人際關係變得緊繃。如果你的工作不順利，或者你沒能發揮自己全部的潛能，這樣的狀態不僅會影響你的財務健康，還會因為壓力高漲而影響到你的心理健康。

現在，請容我再一次提出這個問題：你認為自己是個健康的人嗎？

你可以直接將答案寫在這一頁的空白處，或者如果你打算一邊看這本書一邊整理筆記的話，可以將答案寫在你的筆記本裡。請你每隔一段時間，就重新檢視這個問題，然後誠實地回答自己。我很期待看看，在你一邊讀這本書，一邊對健康和療癒有了更多了解之後，你的答案會有什麼不同。你我的健康旅程，最核心的要義是平衡。你吃下的食物、喝下的飲料、服用的營養補充品、吞下的藥丸、你腦袋裡的念頭、心頭的情緒、你對工作的感覺、你處理財務的方式、你容許自己攜帶在生活中的壓力源。這所有一切，都是構成豐盛人生的要素，也都是摧毀豐盛人生的可能。

我們都得在上述七個領域（參見左頁）找到平衡點，才不會讓生活走偏了樣。有趣的是，我發現精油可以幫助我們找到這個平衡。而我將透過這本書，讓你明白如何做到。

我的健康之路

在我還小的時候，從來沒有想過，有一天我會成為一個幫助人們找回健康的人。我根本沒怎麼去想健康這回事，真的。關於健康，我唯一想過的一件事情，就是：我還蠻健康的，因為我身上沒有任何重大的、危及生命的疾病，例如癌症。然而，當我現在回看我的人生，我的想法截然不同，因為小時候的我，並非享受著世界衛生組織所說的「身體、心理和社會性的完整狀態」。

我的健康問題，在出生後沒多久就浮上檯面了。母親笑盈盈地告訴我，不過才幾個月大，我就「胖」到醫生必須建議她改餵乳脂含量 2％ 的低脂牛奶，因為當時我喝的配方奶，把我養成了小胖嬰。雖然我沒有實際確認過金氏世界紀錄，但我相信，我很有可能是史上年紀最小的減肥者之一！雖然這也不是什麼光彩的事啦。

而這一切，不過才剛開始。醫生對我看似平凡的狀況提出健康疑慮，而那些誤導性的建議，毀了我的整個童年。

母親說，我還在讀幼兒園的時候，就開始生病了。當時的我，就像現在許多孩子一樣，經常出現扁桃腺炎，也接受過好幾輪抗生素治療，最後，我在小學的時候，透過手術切除了扁桃腺和腺樣體。差不多就在那時，我也開始出現焦慮和壓力的症狀，甚至有各式各樣的恐懼。我的社交恐懼症越來越嚴重，同時伴有口吃，狀態每況愈下。於是，我從小學一年級開始，接受了長達七年的語言治療。

國中的我變得孤僻，只躲在自己的世界裡。我的臉爆出整片的囊性青春痘，社交窘迫的感覺，升高到前所未有的程度。那時，皮膚科醫師建議我們：服用口服 A 酸。這原是一種化療藥物，後來普遍用來治療皮膚問題，但同時也可能導致胎兒出生缺陷、憂鬱和自殺傾向。

到了高中，我開始出現慢性關節痛，同時，脹氣和消化不良等腸胃問題，也不斷困擾著我。我幾乎每天都在不舒服中度過。心中的不安全感和恐懼，讓我放棄了從小以來想離開本地，前往他州讀大學的夢想。我選擇了一條相對簡單的路，在本地讀大學，主修英國文學，只因為那對我來說很容易。

大學生涯到了某個時間點，我突然意識到：這不是我想要的人生。我一直在依照他人的期望和現狀過活。當我意識到這一點，內心深處那生無可戀的感覺，一輩子都忘不了。

那感覺就像掉進一個黑洞裡。日子一天天過去，而我四周的光只有不斷變暗。沒過多久，憂鬱就佔據了我的心，我習慣性地去藥局買藥、喝酒，甚至用街頭毒品，來麻醉我的痛苦。

我經常徹夜參加派對，用糜爛的生活態度，掩蓋內心的折磨。我的精神狀態極度萎靡，需要一整壺咖啡和一整包香菸，才能撐過白天的時光，而我根本還沒大學畢業！

二十二歲時，我的狀態跌到谷底，我開始想要找回自己的人生。就在那一年，我決定信任來自更高層次的力量，而我的人生也因此完全翻轉。我請求上帝為我解除所有癮頭，讓我重獲自由的那一天，至今想起，仍宛如昨日。我曾有幾次失敗的戒菸、戒毒經驗，但上帝只用一個晚上，就示現了祂的恩典。我沒有出現戒斷反應，也沒有排毒反應，什麼都沒有。感覺就像，我的身體得到了再活一次的機會。真的就像整個人重獲新生一樣。我的憂鬱和自殺傾向都不見了，我重新找回過生活的精力，甚至希望能擁有人生的目標，讓我為這世界做點什麼。

在此，請容我進一步說明，並不是一夕之間所有症狀就都消失。上帝並不是說一聲：「看啊，你被療癒了！」然後就什麼都好了。那些揮之不去的慢性病痛，胃腸問題、各種疼痛和青春痘全都還在。一開始，我真的很困惑。「拜託嘛，上帝！」我試著討價還價：「其他的你都治好了，為什麼還要留著這些呢？」

不過，你知道嗎？要是當時上帝把我所有的病痛一次解除，現在的我，大概不會對自己擁有的健康和幸福如此感激。這段從身心低谷，一步一步找回健康的過程，鍛鍊了我的耐心、性格和堅毅，這些都是我在自己身上看到的珍貴價值，也是我現在每天灌輸給孩子的觀念。

經歷你的個人轉化

這些經歷讓我明白，我的健康是我的責任，不是醫生、伴侶，或任何其他人的責任。維持健康是一種愛自己的行為，不是只為了免除病痛而已。當我意會到這一點，我感覺自己充滿力量。我也意識到，我不能只從表面去解讀任何人的話。使徒保羅勸誡帖撒羅尼迦教會的那句：「凡事察驗，善美的要持守」，後來成為指引我人生的原則。後來我也漸漸明白，我們都還在一點一點學習，當我未能達到目標，必須給自己多些寬容。

霍基（Hodge, T. F.）在《內在重生》（From Within I Rise）這本書中說到：「你不可能將夢想建構於散沙。要想通過暴風的考驗，心必須堅定，並帶著毫不妥協的信念」[2]。因此，我非常建議各位，找到自己對健康的信念，無論靈感從何而來，就根據這個信念行動吧！

就算你現在沒有感覺什麼樣的健康信念適合你，你還是可以立刻起而行，去改善你的健康狀態。當你透過閱讀這本書，學習到維持健康的方法，請記得，把焦點放在前人的成果上，去嘗試那些最簡單的、馬上就可以看到效果的事，因為這麼做，可以增強你的信念。一點一點去消化和經驗這些內容，多加嘗試。如果你跟隨本書的基本原則，運用精油來獲得全方位的健康，一定不會想再走回頭路。

盡可能善用本書

五花八門的精油資訊，是不是讓你感到眼花撩亂？你可不是唯一一個！你看到的許多資訊，很可能都是透過恐怖訴求，或是誇大療效的方式，來說服你接受文中提出的建議或掏錢購買產品。這樣的資訊不僅在誤導讀者，內容也經常相互矛盾，因此，很容易使消費者感到茫然，不知道究竟該如何安全有效地使用精油。

因此，我建議你透過以下四個閱讀策略，盡可能善用本書的資訊：

1. 不過度分析
2. 讓腦袋安靜下來
3. 從簡單有效的方法開始
4. 每個人都是不同的個體

1. 不過度分析

我曾經短暫涉足商業銷售，在那段期間，我學到兩個重要的字：「分析癱瘓」（paralysis by analysis）和「無知致勝」（ignorance on fire）。

在商業圈裡，我們受到的訓練是，不要想太多。因為當你想太多，就很容易覺得自己還沒準備好接觸顧客，或者在有可能達成交易之前，就先嚇得不敢行動，換句話說，這就是被分析癱瘓了。最成功的業務，通常是先行動，然後才去思考可能的阻礙，這麼做讓他們更容易成交，這就是無知致勝。

我觀察到，許多網路上關注健康的消費者，都會落入分析癱瘓的狀態裡。他們很容易糾結於細節，於是很快會因為鋪天蓋地的資訊而感到無所適從，然後便不敢做出嘗試。說真的，我可以理解為什麼。健康是不可等閒視之的議題，一不小心可是人命關天。更不用說，在部落格圈子裡看到的資訊，總是有許多不一致的說法。

該怎麼解決這個問題？就是不要過度分析！我不是鼓勵大家亂無章法、胡亂嘗試，你依然可以去學習和吸收精油的相關知識，但請用自己的步調去進行，並且只在你感覺舒服的時候，去嘗試本書提及的建議。請記得，我們不是在比賽。

2. 讓腦袋安靜下來

一旦你開始使用精油，很可能會想把觸手可及的所有資料都讀遍，從你新嘗試的精油品牌，到你最喜歡的部落客、你的醫生，甚至是你那以精油專家自居的朋友提供的資訊。留意科學研究成果是很重要，但要求自己遍讀一切資料、向所有可能的對象提出詢問，然後被所有資訊淹沒，反而會帶來反效果。

在剛開始使用精油時，比較實際的學習方式，是把老師限定在兩名或三名就好。這不是說你不能多方求證，但是，請忍耐那想要找第四個、第五個或第六個人來印證某些觀點的想法。否則，你只會聽到更多矛盾的觀點，讓自己更無所適從。

請自己親自研究，並且確保資訊來源確實可信。在我一開始學習精油知識的時候，我追蹤的可不是美食部落客。我反而是尋找有豐富精油使用經驗，或做過深入研究的芳療師、化學家和醫護專家。

當你找到品質過關的資訊來源，請放下自己的防衛心，敞開來接收他們分享的資訊，就像學生對老師一樣。當你有了足夠的基礎知識，就能帶著冒險精神去開疆闢土，進入網路大觀園裡，篩選你需要的資訊！

3. 從簡單有效的方法開始

讓精油融入日常生活，並不是跟流行而已；這是一種生活方式。雖然尋獲健康的道路，是細水長流的馬拉松，而非短跑衝刺，但我們依然必須採取一些快速見效的方法，因為這麼做能帶來信心。信心，能支持你我走得更長更遠。

這是為什麼，我極力建議大家採用簡單有效的方法。先把那些最新、最前衛的芳療概念或配方放在一邊，當你的知識和自信建立到一定程度，可以再回頭研究這個部分。一開始，先從簡單又容易的方法下手，例如本書第 5 章（第 103 頁）的每日精油練習，你只需要照做就可以了。

除此之外，製作自己的乾洗手也是入門的好方法。說到乾洗手，幾乎所有人用的都是市售產品，但裡面的毒素多得嚇人。想要快速享受精油的美好嗎？把你的乾洗手丟掉，試著自己做做看吧！所有材料都可以在網路上買到，價格並不貴，而且只需要花一點點時間，就可以做出一大批。你可以在本書第 162 頁找到我的乾洗手配方。

4. 每個人都是不同的個體

直到現在，剛入門的精油使用者最難掌握的概念，就是每個人在生物化學上的獨特性。簡單來說：對我來說有用的配方，是對一個 37 歲、有著波蘭和西西里血統的白人男性有用的配方，這不表示同樣的配方，用在七十五歲的非裔女性身上，也能一樣見效。生理機制就像指紋一樣，每個人都是獨一無二的。說到健康保健，從來就沒有放諸四海皆準的方法。每一種你我期望的效果，都有多種途徑能辦到。就像我們可以用各種不同的方式，去油漆一面牆一樣。

這樣的概念，很容易令人不知所措。因為長期以來，主流醫療系統都是用標準化的程序來處理健康問題，而我們也以為，這就是最理想的做法：你生病了嗎？來，吃這顆藥吧，大家也都是這樣。你們生的是同一種病，當然是吃同一種藥來治療啊！

這聽起來很有道理，但別忘了，這樣的論調，其實是假設所有人生病的變因也都相同。當然，你們可能都生了同一種病，可是其他因素也都一樣嗎？你們的體重、種族、性別和共生病症一樣嗎？造成疾病的因子，例如壓力、飲食和正服用的藥物，也一樣嗎？

每一個人都是獨一無二的生物化學組合體，我們必須找到最適合自己的方式。

真正薰衣草就是一個很好的例子。明明是熱門經典的鎮定用油，但用在某些人身上，卻可能出現完全相反的提振效果。這是為什麼，我總會建議人們多試幾種精油看看，不要那麼快就衝去藥局買藥，因為，你永遠不知道哪一支精油在你身上可能見效。請給自己時間去研究和探索，而這一切，少不了實際的操作運用。

所有告訴你「這種情況就用這支精油來處理」的說詞，都應該摒棄不顧。因為，我們每一個人都是不同的！

為你的個人旅程獻上禮物

用精油療癒身體，並不需要是一件複雜的事。當然，你可以鑽研更多進階的概念，例如精油化學、精油配方、科學文獻。但在你讀這本書的時候，不需要掛記那些。我已經小心地把這些可能引起疑竇的內容都排除，試著讓書中呈現的一切內容，都能輕易被掌握和理解。

請記得，學習新的技巧需要時間和練習，消化本書的內容也是一樣。容我建議你，先為自己泡杯花茶，用最舒服的姿勢窩在最喜歡的椅子裡，再開始這趟美妙的旅程。相信我，你將不虛此行！

為了協助你的這趟旅程，我錄製了一系列影片，示範如何調配我建議的精油配方。每一支影片當中，也針對本書提及的精油使用策略與精油知識，提供更進一步的見解。你能在 HealingPowerOfEssentialOils.com 網站免費觀看這些影片。

PART 1

精油革命

我無法憑一己之力改變這個世界，
但我可以投石入池，激起片片漣漪。
—— 德蕾莎修女

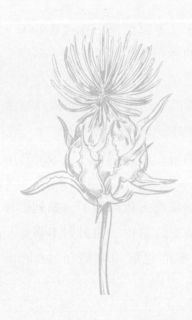

透過像精油這樣的物品，以自然的方式對待自己，帶來的絕對不只是身體上的療癒而已。當你這麼做，就是在拾起自己的力量，為你自己和你的人生帶來轉變。

從小到大，疾病對我來說，一直是如影隨形的存在。我也像許多人一樣，吃過許多不當醫療建議的苦頭。可惜，過去的我並沒有做好準備，去好好打理我自己的健康。事實上，我還以為我最大的問題，就是抗生素和其他處方藥物用得還不夠，每次我去找主治醫師的時候，都預期他會開藥給我吃，如果沒有，我就會請他開給我。事實證明，可不只有我是這樣。醫景網（Medscape）上，曾經有一份報告提到某醫師大力譴責病患濫用藥物資源，因為湧入醫療單位的人數，實在太多了。「民眾『為了像腳踝扭傷、喉嚨痛、拉肚子、曬傷等無關緊要的小病小痛，湧入緊急醫療單位。一般人根本不會為了像這樣常見的小事去看醫生。』這位醫師在訪談中提到：『我每天大約看五十個病患，其中有百分之七十五是不需要特別看醫生的情況。而在那之中，有八成民眾，只是想拿抗生素。』」[1]

這樣的情景，在你心中有共鳴嗎？

我之所以致力於推廣以科學研究為背景的精油使用知識，最核心的初衷，就是希望家家戶戶都能擁有自己處理問題的能力，不需要為了小小問題，就去醫院看醫生。或者至少，你會因此有足夠的資訊涵養，在醫生為你開立處方藥，或建議其他醫療處置方式之前，問問他：有沒有其他可能的處理方式？希望在你的錦囊裡，能有一兩個天然解決方案在手，遇到情況時，就可以自己處理！更好的是，能藉助精油的預防效果，讓發生不適、需要處理的機會，變得越來越少。

這是我熱愛精油的原因之一，精油讓我們有能力，去管理自己的健康。透過精油，你可以讓自己晚上睡得更好、壓力更少、心情更佳、思緒更清明、荷爾蒙更平衡、疼痛也更減輕，而這才只是剛開始而已呢！

第 **1** 章

芳香療法的基礎知識

你的膏油馨香，你的名如同純油香膏；所以眾童女都愛你。

……我的妹妹，我的新婦，你的愛多美麗！

你的愛比酒更好，你膏油的香氣勝過一切香料。

——《聖經‧雅歌》，1:3，4:10

想像你正走過一座美麗的花園。你和一株玫瑰擦身而過，聞到微微的一陣花香。你彎下腰，想好好聞聞那氣味。撲鼻而來的香氣，讓你駐足良久。這就是精油啊，朋友們！

又或者，在一個酷熱的夏天，你的花園工作完成到一段落，回到廚房想做杯清涼的檸檬汁消消暑氣。當你切完所有檸檬、擠出汁水，你愉快地發現，整間廚房都飄散著歡快的柑橘香氣。這，也是精油。

精油就是大自然的濃縮。它們是直接從樹皮、花朵、果實、葉片、核果、樹脂和根部萃取而來，每一滴精油，都包含複雜的分子結構，能為人類的身體，帶來無數的影響。精油是完全天然的產品。

幾千年來，人們曾透過多樣的方式，取用植物中那未被濃縮萃取的精油成分。精油真正的力量，不在於帶來一次性的療癒效果，而是幫助生理機制恢復和諧、幫助身體達到內在平衡，如此一來，身體就能夠自行療癒自己。精油幫助自我療癒的效用是如此龐大，在科學界也掀起波瀾—世界各地有成千上萬經同儕審閱的研究文獻發表在各個學術期刊，熱烈討論著精油的效用。

打好基礎

在你一頭栽入研究這珍貴植物化合物的療癒效用之前，必須先了解一些基本知識。我邀請你一起踏上這趟旅程，希望這趟旅程不只為你帶來洞見，還能讓你感覺更有力量。

請把你對精油一點一點逐步了解的過程，想成像蓋一棟房子一樣。如果地基沒有打穩，整個屋子就容易傾倒，尤其在暴風來襲的時候。而暴風總是在最不巧的時候到來，不是嗎？

要想使用精油，就必須要有耐性、要願意研究、願意實踐，而且，精油從來就不應該是一種便宜的疾病解藥。你需要學會如何恰當地使用精油。要是對精油沒有一點基本了解，你就不會知道，當使用效果不如預期的時候該怎麼做，或者你可以如何尋求進一步的答案。這可能讓你太早放棄天然的解方，或者又落回過去用西藥處理問題的迴圈—即使許多藥物都可能在長期使用後，造成不良的影響，例如上癮。

如果你能把本書提供的資訊和指引放在心中，我相信，這些事情便不會發生在你身上。

澄清史實

進了房子，看見小孩和他母親馬利亞，就俯伏拜他，
並且打開寶盒，把黃金、乳香、沒藥作禮物獻給他。

—— 《聖經·馬太福音》，2：11

本書的目的不是要詳細窮盡地說明關於精油的一切，因此在這個段落，我將窮極所能，把六千年的精油使用歷史，濃縮成像讀者文摘一樣簡單好讀的芳療史。

準備好了嗎？

好的。首先我要打破一個迷思，這對於你的精油神學觀可能帶來重擊，那就是—耶穌並沒有使用精油。這個迷思是所有接觸聖經健康的人群和學生們，最普遍常見的錯誤認知之一。「耶穌寶寶都可以用，我當然也可以用！」這樣的話，我不知道聽過多少次了。

事實上，東方三賢士送給耶穌的是黃金，及乳香和沒藥的樹脂。我怎麼知道？因為從歷史來看，那時候還沒有精油啊！現在我們使用的精油，需要先進的蒸餾技術萃取，而當時根本還沒有這樣的技術。

當然，有史以來，人們就懂得飲用粗餾的酒精性飲料，在博物館可以看到三千年前的紅陶蒸餾器。但要說有誰能在那時透過植物萃取精油，幾乎是不可能的事。

我們現在知道的是，幾乎每一個人類文明，從有史以來，就懂得在進行神聖儀式時焚燃芳香植物，也懂得將芳香植物製成油膏和香油來塗擦身體，或是用作藥草，製成敷藥、膏藥和酊劑。所以，聖母瑪利亞有可能把三賢士送來的乳香樹脂做成療癒的膏藥或油膏嗎？當然可能。但她可不是在小耶穌喉嚨痛時，往嘴裡面滴沒藥精油，兩者差別很大！

芳療史重點學習

耶和華對摩西說：「你要取最上等的香料——流質的沒藥五百舍克勒，香玉桂是沒藥的一半，也就是二百五十舍克勒，香昌蒲二百五十舍克勒，玉桂皮五百舍克勒，都要按著聖所的標準重量，加上橄欖油一欣特。把這些材料製成聖膏油，以香膏配製師的方法配製成香膏油，作為聖膏油使用。」

—— 《聖經·出埃及記》，30:11–25

根據歷史記載，焚燃草葉、樹脂和芬芳的植物材料，一直是宗教儀式的傳統做法。據你我所知，這造就了芳香療法的起源。

目前，最早所知的精油使用紀錄，來自古埃及、印度，以及較晚出現的波斯。古希臘、羅馬人曾和東方國家有過大量的芳香油貿易紀錄。[1] 我們可以假定，這些產品就像神給摩斯的聖膏油配方一樣，是透過將花朵、葉片、樹脂和根部，浸泡在橄欖油或芝麻油等各種植物油中，製作而成的。

一般認為，過去人們是大量用油脂和酒，來萃取芳香植物中的精油成分，一直到阿拉伯巔峰時期（西元八到十三世紀），才開始發展並使用酒精溶劑技術。[2] 根據歷史，阿拉伯人也透過發酵的糖，首度蒸餾出乙醇（酒精），而後用以取代植物油，萃出芳香萃取物。（關於芳香萃取物和精油的不同，之後會有更多說明）。

至於水蒸氣蒸餾法究竟由誰發明，各地史料有一些記載上的出入。不過，無論如何，九世紀的阿拉伯煉金師都功不可沒。其中，最早關於植物「精質」（quintessence）（例如精油）的文字記錄，可以追溯到雅可・阿金迪（Yakub al-Kindi，803–870）的《香水化學與蒸餾之書》（*The Book of Perfume Chemistry and Distillation*）。[3] 許多人認為阿維森納（Ibn-Sina，或更常被寫為 Avicenna，980–1037）是蒸餾技術的發明者，不過這樣的說法仍有爭議。但無論蒸餾技術究竟是否由他發明，阿維森納都無庸置疑是最早使用精油並加以記錄的先鋒，包括針對玫瑰精油留下了完整的論述！[4]

時間快轉到二十世紀早期的法國。化學家蓋特佛賽（René-Maurice Gattefossé）在實驗爆炸後誤觸薰衣草精油，意外發現真正薰衣草修復了受傷後出現壞疽的手。後來，蓋特佛賽終其一生研究精油的療癒作用，並且在兩次世界大戰期間，用許多精油來療癒傷患，包括洋甘菊、丁香、檸檬和百里香，其中，百里香也用來為手術器具消毒、處理傷口感染。[5] 蓋特佛賽對於芳香療法的科學研究，都集結記錄在他的著作《芳香療法：精油──植物的荷爾蒙》（*Aromatherapie: The Essential Oils—Vegetable Hormones*）當中。

現在普遍誤以為芳香療法只是嗅聞精油而已。然而芳香療法更適當的定義方式，是以療癒目的來使用精油。

精油的科學知識

讓我們花點時間，來認識一些基本的詞語。就從最基本的字眼開始：固定油與精油。或許你會覺得奇怪，為什麼你接觸到的精油，感覺不怎麼「油」？那是因為油有分成兩種，彼此的化學屬性不同，因此療癒屬性也不同。

· 固定油（Fixed oils）

固定油來自動物或植物性來源，又叫做壓榨油或脂肪油。烹飪用的油，就是一種常見的固定油。包括椰子油、橄欖油和其他你在超市能看到的油，都是固定油。固定油當中含有三酸甘油脂等脂肪酸成分，也有一些植物化學成分，例如維生素、礦物質，以及許多其他。相較於精油等揮發油，固定油不會揮發，它們會在可吸收的材質留下污漬，也因此，固定油不能透過蒸餾萃取。一般萃取固定油的方式，是透過壓榨法（擠壓或高壓），或是溶劑萃取法（透過溶劑析出成分）。固定油可能隨溫度變化成固體、半固體或液體。[6]

· 精油（Essential oils）

精油也叫做揮發油，因為它們非常容易飄散。精油是芳香植物當中，親油厭水的有機揮發化合物。也就是說，它們會在油脂或油質中溶解或融合，但無法和水分混和，甚至會排拒水。「精油」這個名稱，多少有點不恰當，因為精油並不像上述料理油或固定油那麼「油」，精油在塗上肌膚後，通常也不會留下殘留物。一般來說，精油不溶於水，但可溶於酒精和固定油當中，並可以溶解油漬之類的脂肪性物質。精油不像固定油一樣，含有維生素或礦物質等營養成分。

在此，我們再澄清一個常見的誤解：精油的「精」（essential），表示帶來香氣和味道的重要精華，而不表示精油是構成生命的必須。[7]

然而，雖然它們並不是生命的「必須」，我卻想不到這世界還有任何其他物品，會讓我更願意放進自己的藥箱里面！

這些珍貴的植物化合物之所以具有這般療癒力，是因為每一罐精油當中，都有超過三百種不同的芳香分子，其中還包括許多至今尚未辨識出來的成分，有待化學家進一步發現。這些化合物具有生理和藥理特性，可以對人體幾乎所有器官和維持生命的基本功能帶來影響。[8]

每一種植物攜帶的精油量可能有極大差異。要裝滿你家中 15 毫升的小小精油瓶，可能要用上 300 磅的玫瑰花瓣、30 磅的薰衣草花朵，或是 45 顆檸檬。想想，要滿足世界各地與日俱增的精油需求，得種多少植物才夠啊！

精油含有什麼樣的成分，會隨萃取的部位而有不同。雖然你不需要了解這些，也能購買精油並開始使用精油，但閱讀這個部分，能幫助你對這些強大的療癒工具有更進一步的了解。既然我希望這本書能在你書櫃裡帶來長時間的陪伴，當你準備好更深入瞭解精油時，隨時可以回來閱讀這個段落。

值得感謝的是，從植物萃取有機揮發化合物的精油生產程序，至今仍一直在進化與完善當中。

了解精油製造過程，讓你買到正確的產品

你是否曾注意到，你最喜歡的那罐香草精油，並不是標識為「精油」，而是「原精」？沒錯！像是茉莉和其他太嬌弱纖細而無法透過蒸氣蒸餾的植材，也都是標識為原精。

或者，你是否曾經在薑黃或乳香精油的瓶身上，看到 CO_2 的字樣？這些精油看起來、聞起來都像是一般的精油，但事實上卻是不同的產品，因為它們並不是透過蒸氣蒸餾得到的產品。並且，由於萃取方式和一般精油不同，這些產品的化學特性也不同，也因此具有不同的療癒效用和使用上的安全禁忌。

　　所有精油使用者都必須試著克服的一件事，就是有些精油廠牌的標示內容會出現錯誤，或者某些精油供應商，會以不實的方式販售產品。更糟的是，我還看過好多科學家的研究報告，其中用來研究的精油產品，本身就是有誤的。

　　至少你該知道的是：原精、二氧化碳萃取物和精油，是不可互相替代使用的。目前，大部分的研究都是針對精油而做的。這是為什麼，在本書中我對於二氧化碳萃取物的藥用方式並沒有太多說明，因為目前二氧化碳萃取物的使用，還仍在實驗階段。

　　因此，為了幫助你了解市面上眾多不同產品之間的差異，以下我會針對目前最主要的精油萃取方式一一進行大致的介紹，在你購買精油之前，請務必留意各種產品之間的差別：

• 二氧化碳萃取物（CO₂ extraction）

　　這是一種透過控制臨界溫度和臨界壓力，讓二氧化碳先成為液態的超臨界二氧化碳（sCO₂），再進而進行萃取的超臨界流體萃取法（supercritical fluid extraction，SFE）。我們不談深奧的化學，不過，你我最熟悉的二氧化碳，應該是在一般標準溫度、正常壓力之下的氣態二氧化碳，或者也可能是冷凍的二氧化碳，也就是乾冰。當二氧化碳處在臨界點，也就是呈現液態的時候，可以作為一種不可思議的溶劑，運用在商業和工業程序上。二氧化碳不像己烷等其他溶劑一樣具有毒性，反而相當安全，並且不會破壞環境。透過超臨界二氧化碳萃取法得到的精油，目前在芳療圈子裡，正引起轟動。

• 蒸餾萃取（Distillation）

　　主要透過蒸氣蒸餾精油，可以以蒸氣加上水，或是蒸氣真空蒸餾。請跟著我想像一下蒸餾的過程：首先，滾水冒出的蒸氣，觸碰到生物質（biomass），也就是例如薰衣草、檀香、肉桂皮等植物材料。蒸氣使這些植材軟化，結構破裂後，便釋放出其中具有揮發性的有機化合物（volatile organic compounds，VOC）。這些鬆散的、親油、厭水的 VOC（非極性且不溶於水）會通過一條冷凝管，在其中與蒸氣分離開來。除此之外，蒸氣中還攜帶著厭油、親水的植物分子（具極性且可溶於水）。在冷凝管中，蒸氣冷卻下來，而具極性和不具極性的兩種成分，也在冷凝管中彼此分離。於是便出現油水分離的現象，純露（或稱為花水）和精油，就此被區分開來。如果你對於自己蒸餾精油躍躍欲試，市面上有家用的蒸餾器，只要幾百元美金就能買到了。或許會需要花點時間摸索，但這能讓你從自家花園的香草、灌木和樹木中，蒸餾出高品質的精油！

· 脂吸法（Enfleurage）

脂吸法是有機揮發成分最昂貴的萃取方式之一，通常只用來萃取嬌弱花朵的香氣，例如茉莉。這是一種非常費工的萃取方式，現在已經很少有人使用；不過，這個方式還是相當值得一提，因為它在歷史上有一定的重要性。脂吸法可能前後要花好幾周才能完成，通常使用動物性油脂，萃取珍貴花朵當中的精油成分。最終的成品是一種混合了油和脂肪的香脂（pomade），必須用酒精洗去其中的油脂。去除了油脂之後，得到的萃取物既有揮發性物質，也有非揮發性物質，因此最終的產品是一種原精。

· 壓榨法（Expression）

壓榨法通常用於柑橘類水果的果皮，透過機器壓榨（也叫做冷壓）把果皮中的有機揮發成分擠出來。在歷史上，壓榨法曾一度是人工徒手進行，用海綿吸取其中的精油。不過這樣的做法，早已走入歷史。柑橘類精油也可以透過蒸氣蒸餾萃取，但蒸餾過的香氣會有極大的不同，同時，精油的療癒屬性也會有相當的差異。

· 溶劑萃取法（Solvent extraction）

這是一種液體對液體的萃取方式，也是聖經中的祖先們用來萃取少量乳香精油的方式，用橄欖油簡短浸泡樹脂塊。現在，溶劑萃取法通常用來萃取嬌貴花朵的香氣，例如玫瑰、茉莉和銀合歡。如果把油換成石油醚（petroleum ether）或乙醇和己烷等化學溶劑，萃取有機揮發成分的過程就能大大加速，但以上這些溶劑對身體和環境都有安全上的顧慮。因此，像二氧化碳這樣的超臨界萃取方式，似乎是更安全的替代選擇，於是也就越來越熱門。溶劑萃取法會產生一種似蠟似脂的物質，稱為凝香體（concrete）。用酒精洗過凝香體，就能把油脂分離開來，剩下的就是具揮發性和不具揮發性的化合物，統稱為原精。

透過各種不同的萃取方式，會得到不同的產品。以下我列出幾種來自芳香植物最常見的、可以做為藥用的植物產品。請注意這些產品彼此的不同，購買時仔細閱讀標籤。這不僅會讓你成為更明白產品資訊的消費者，也能確保你購買的確實是符合你保健需求的產品。

· 原精（Absolutes）

原精是透過脂吸法和溶劑萃取法得到的副產品，其中含有高濃度的芳香植物成分，除了廣泛用於化妝品和香水業，也被用在心理健康領域，因為原精的氣味能幫助改善心情。原精的香氣通常和來源植物真正的氣味相當近似，常見的原精有玫瑰原精、茉莉原精和香草原精。

· 二氧化碳萃取物（CO_2 extracts）

直到現在，二氧化碳萃取物還是一種非常實驗性的產物，因為科學臨床實驗結果還不是很多，也因此較難評估這類產品安全性和與效用。不過，二氧化碳萃取物目前在芳療圈相當熱門，主要是因為：相較於蒸氣蒸餾法，二氧化碳萃取法能保留更多藥用的植物成分；沒有有害溶劑成分殘留；有些產品對於肌膚更加溫和；以及，產品的氣味相較於蒸氣蒸餾法萃取的精油，更接近來源植物的氣味。熱門的二氧化碳萃取產品包括：大麻、薑黃和香草。

• 冷壓萃取的柑橘類精油（Cold-pressed citrus oils）

透過冷壓方式萃取的柑橘類精油，和蒸餾萃取的同品項產品相當不同。冷壓萃取的精油顏色更深，有可能在衣物上留下污漬，香氣也更像新鮮果皮的氣味。嚴格來說，柑橘類精油並不算是精油，因為其中含有不具揮發性的物質。但芳療圈和化學界為此破了例。若想了解更多關於冷壓柑橘類精油和蒸餾柑橘類精油，在安全禁忌（光毒性）上的差別，可以參考本書第 67 頁列出的光敏性精油列表與非光敏性精油列表。

• 蒸氣蒸餾法萃取的精油（Steam distilled essential oils）

蒸氣蒸餾的方式，經常會使植物中的芳香化合物被改變。最經典的例子，就是德國洋甘菊。當接觸到蒸氣的高溫，其中的母菊素會變為母菊天藍烴。這不見得是件壞事，畢竟兩種成分都具有消炎的作用。不過很重要的是要知道，透過蒸氣蒸餾法萃取的精油，化學組成通常跟來源植物會有所不同，也因此具有特定的療癒效果。精油瓶上的標籤，會標示這瓶精油是不是透過蒸氣蒸餾法萃取而來。如果沒有標示的話，就無法確定這罐產品是以何種方式被萃取，也無法確定這到底是不是一瓶純正的精油！

• 萃取物（Extracts）

植物萃取物就像原精一樣，既含有揮發性成分，也有非揮發性的成分。植物萃取物很受到歡迎，因為其中含有許多和精油一樣的化學特性。熱門的植物萃取物包括有肉桂、丁香、薑、檸檬、肉豆蔻、橙、胡椒薄荷、玫瑰、綠薄荷、香草和冬青等。這些萃取物是以水、甘油和醋等非酒精性的溶劑萃取而來的。

· 純露（Hydrosols）

純露又叫做花水、花露，其中含有植物蒸餾過程中，留下的水溶性成分，也有微量的精油。純露非常安全，不僅可以內服，用來製作提振情緒的噴霧或身體香氛產品，也很適合。購買純露之後，要注意冷藏保存，並盡快使用完畢，因為純露很容易隨時間滋生細菌或酸敗。市面上常見的純露有薰衣草、橙花、羅馬洋甘菊和玫瑰。

· 浸泡油（Infused oils）

浸泡油是將芳香植物浸泡於固定油中，得出的副產品。浸泡的時間可能是幾天，或長達數周。浸泡油很接近人類祖先使用的芳香油、香膏油或療癒香膏。

· 酊劑（Tinctures）

酊劑是以酒精為主要溶劑，從植物中萃取出精油成分。酊劑是高濃度的草藥，已有悠久的藥用歷史。酊劑的製作相當簡單，只需要用酒精濃度達到 80％～ 90％、未經調味的伏特加，加上植物材料，一起放進廣口梅森瓶中浸泡兩個月左右，就能完成。常見的酊劑有山金車、聖約翰草、大蒜和紫錐花（echinacea）。

用來萃取精油的植物部位

另一個對精油特質帶來影響的因素，是植物的萃取部位。許多民眾都相當關心自己的精油來源，我已經回答過無數的類似問題。下面這張表可以讓你快速查閱，自己最喜歡的精油是來自哪個植物部位。

萃取部位	芳香植物
樹脂、樹膠、膠脂	欖香脂、乳香、白松香、沒藥、祕魯香脂
樹皮	中國肉桂、錫蘭肉桂
漿果和果實	多香果、黑胡椒、杜松漿果、山雞椒
花朵、花瓣、花苞	洋甘菊、丁香、永久花、茉莉、橙花、玫瑰、依蘭
花朵加上葉片	羅勒、貓薄荷、快樂鼠尾草、牛膝草、真正薰衣草、醒目薰衣草、甜馬鬱蘭、香蜂草（檸檬香蜂草）、野馬鬱蘭、胡椒薄荷、迷迭香、鼠尾草、綠薄荷、百里香
葉片	月桂、白千層、肉桂葉、尤加利、天竺葵、香桃木、綠花白千層、廣藿香、苦橙葉、茶樹
針葉	絲柏、冷杉、歐洲赤松、雲杉
果皮	佛手柑、檸檬、萊姆、橘（桔）、甜橙／野橙、柑、日本柚子
根部	歐白芷根、薑、穗甘松、岩蘭草
種籽	大茴香、荳蔻、胡蘿蔔籽、芫荽籽、小茴香、蒔蘿、甜茴香、肉豆蔻、歐芹
木質（心材）	雪松、祕魯聖木、花梨木、檀香

資料來源：＜精油的來源植物部位＞（The Parts of Plants That Produce Essential Oil），AromaWeb.com。

　　提供上述資訊，可不只是為了滿足細節控的需求而已。萃取自不同植物部位的精油，很可能有不同的用法和注意事項，所以在使用精油時，具備這樣的了解是很重要的。也因此，在你打算用某一支精油來處理某個症狀的時候，請先確保你使用的是正確的精油。

　　例如，大部分的肉桂精油都是來自錫蘭肉桂樹。不過，肉桂樹的樹皮和樹葉都可以用來蒸餾精油。因此，精油瓶身上應該要清楚標示，這是「肉桂皮」或「肉桂葉」精油。來自樹皮和樹葉的肉桂精油，化學組成並不相同，也因此會有不一樣的藥理特性。

肉桂葉精油是以蒸氣蒸餾法，萃取肉桂的葉片。精油顏色是黃色，其中含有大量的丁香酚（68.6%～87.0%）和部分的肉桂醛（0.6%～1.1%）；肉桂皮精油則是以蒸氣蒸餾法，萃取肉桂的樹皮。精油顏色是紅棕色，成分大部分是肉桂醛（63.1%～75.7%），只有少量的丁香酚（2.0%～13.3%）。

肉桂葉精油的丁香酚成分明顯更高，丁香酚是一種天然形成的化學分子，具有抗細菌、消炎的特性，也因此，肉桂葉大多用來緩解疼痛、炎症，以及對抗感染。肉桂皮精油有更多的肉桂醛與樟腦，因此是重要的抗氧化、抗病毒和抗糖尿病好手。[9]

精油存在於世界上的原因

目前，人們還未完全發現，自然界中這些有機揮發化合物的具體功能。當然，其中明顯的角色是賦予植物香氣，氣味可以吸引（或驅避）傳粉昆蟲、動物與人類。除了這個顯而易見的好處之外，大自然中為什麼會有精油的存在，各種說法眾說紛紜。

植物究竟為什麼會攜帶這些珍貴的精油？我們可以理性推測出幾個其他可能的原因：[10]

- 精油的味道通常是苦味，具有驅除草食動物、昆蟲的效果。
- 精油有極優秀的抗微生物效果，保護自己不受細菌、真菌和病毒的侵害。你會在這本書裡一再聽到我提起這一點。
- 精油有卓越的傷口修復效果，讓植物從真菌感染、切傷、劃傷和擦傷中復原。

精油如何使用於工業中

就商業用途來說，精油被大量用來製作農業化學品、香氛、調味、工業清潔劑和藥物。一開始你一定會非常訝異，食品工業竟然是精油最大宗的消費者，比芳療圈的用量還大，其中甚至還包括你最喜歡的精油品牌！但你只要想想，每天有多少可樂、汽水、薄荷糖和檸檬點心被人們吃進肚子裡，就會知道，這一切其實很合理。如果你鍾愛的食物或最喜歡的居家產品當中，帶有某種味道或香氣，很可能可以歸功於其中的某種精油。

在此，我列出了使用到精油的工業類別，以及精油運用在各市售產品類別的大致比例：[11]

- 食物與調味料：50％
- 香氛產品：25％
- 藥物：20％（大多數用來為藥物調味，不過薄荷腦被用來幫助止吐和胃部不適）
- 工業：3％
- 芳香療法：只有 2％

解碼精油瓶上的拉丁學名

精油瓶身標註的植物學名很重要。原因有許多，不過最主要是因為，植物學名能幫助我們辨識出同種植物或同屬植物相似的化學組成，進而讓你我判斷在何時、以何種方式來使用某一種精油。基本上，還是跟化學組成有關。

準備好回到小學生物課，重溫植物王國的知識了嗎？在此，我們只需熟悉其中某些重要的部分，就能成為一個精明的精油使用者。

- 科（Family）：是最大的植物分類方式。植物的科名，首字母會大寫，但不會以斜體標示。
- 屬（Genus）：某一個科當中，一群相關的植物會被歸類為同一屬。植物的屬名，首字母會大寫，並且以斜體標示。

- 種（Species）：植物的具體名稱。植物的種名會以斜體標示，首字母小寫。
- 化學類屬（Chemotype）：同一種植物，但含有特別高比例的不同化學成分。

以迷迭香為例：
- 科名：脣形科（Lamiaceae）
- 屬名：迷迭香屬（*Rosmarinus*）
- 種名：迷迭香（*officinalis*）
- 化學類屬：樟腦迷迭香（camphor）、桉油醇迷迭香（cineole）和馬鞭草酮迷迭香（verbenone）。

以下是不同化學類屬（簡寫為 ct.）迷迭香的標示方式，以及彼此的不同之處：
- 樟腦迷迭香（*Rosmarinus officinalis ct. camphor*）富含樟腦，通常用來幫助排尿、肌肉鬆弛和通經（幫助月經順暢）。
- 桉油醇迷迭香（*Rosmarinus officinalis ct. cineole*）富含 1,8- 桉油醇，有極佳的抗真菌和消炎作用。
- 馬鞭草酮迷迭香（*Rosmarinus officinalis ct. verbenone*）富含馬鞭草酮和松油萜（pinene），可以用來緩解肌肉痙攣、幫助祛痰。[12]

　　這麼一來，你能明白為什麼植物的屬名、種名和化學類屬，在精油使用上相當重要了嗎？假如現在，你是一個不清楚這些資訊的精油使用者。你想用精油緩解關節發炎的疼痛感。你上網搜尋之後，發現塗抹迷迭香精油，可以改善這樣的情況。你是聽話而謹慎的好學生，你最喜歡的精油導師總對讀者們耳提面命：用精油的時候，要確認植物學名喔！於是，你買下迷迭香（*Rosmarinus officinalis*），但卻不小心買到樟腦迷迭香，而不是桉油醇迷迭香。你的關節痛不但沒有改善，你還覺得好像變嚴重了；除此之外，你的生理週期還變的紊亂，因為你正在用通經的精油！

很重要的是，精油的化學類屬標示的不是精油本身含量最高的化學成分，而是相較於其他同植物精油，含量明顯較高的成分。例如，馬鞭草酮迷迭香含量最高的成分，依然是 1,8- 桉油醇。

更複雜的是，生物化學家納辛·佐阿里博士（Nacim Zouari）還指出：「從研究文獻和大部分的案例來看，在決定精油化學類屬時，人們通常只考慮其中最主要的成分。然而，很值得關注的是，即使是精油中比例較小的某些成分，也依然可能在該植物的化學多樣性中，扮演著重要的角色。除此之外，精油的生物作用，很可能是來自某些次要成分之間的協同作用。從這個角度來看，精油不只是由某些主要成分定義，而是由其中大多數成分的集合來決定。」[13]

我在第二屆的精油革命高峰會上，曾經訪問過化學家羅伯特·巴帕斯博士（Robert Pappas）。當時他指出，最根本的問題，是人們對於精油真正的化學本質，沒有正確的了解。這是為什麼，我要對精油的「科學」面向談到這麼細。「可惜，一般人並不明白精油的協同特性。精油當中有數百數千種成分，這個組成是多麼複雜，其中有許多機制在運作，」巴帕斯說：「這些成分之間有好多互動關係，你不能說：『看看薄荷腦吧！我們有資料顯示它是這樣的。因為薄荷腦是這樣，所以胡椒薄荷一定也是這樣。』你不能這樣做結論。」[14]

那，我們能做什麼呢？

1. 閱讀瓶身標籤。
2. 本書提出的配方，並不會要求你選用特定的化學類屬。不過，你必須明白，植物的種類不一定等同於精油的療癒效用，因為同一種植物萃取的精油，可能出現化學組成的差異性。這就是標籤上為什麼會標示「ct.」，也就是關於化學類屬的說明。當你把精油研究得越來越透徹，也配製了越來越多配方，請務必確認你使用的植物種類和化學類屬，是符合你當下需求的選擇。

植物和精油的化學和分類法，本身就是一門科學學問，這並不在本書討論的範疇之內。如果你對這樣的主題有興趣，我在本書最後「推薦資源」的部分，提供了延伸閱讀的建議，可以供你參考。

精油純度釋疑

你知道嗎，人們總說：「過感恩節的時候，我們不談宗教、不談政治，也不談精油品牌！」在精油圈子裡，沒有什麼比爭論哪家廠牌賣的精油最純，更容易引起口舌之戰了。

首先，精油沒有所謂的「最好」。不過，確實有幾個聲譽良好的商家，販賣的是未經化學汙染的精油產品。在我第一次舉辦精油革命高峰會的時候，巴帕斯博士就曾在訪談中透露，據他估計，市面上有超過 75％的精油，都是經過混摻的精油，也就是要不經過稀釋，要不就是被化學合成的原料汙染。[15] 購買精油時，究竟純不純、有沒有摻假，一直是非常重要的主題。我將在本書第 2 章，進一步討論如何選擇對的精油品牌。

我們先一併解開兩個關於「純」的迷思：（1）精油很純，不表示一定會帶來療癒效果；（2）精油很純，不表示使用起來一定很安全。

如果你在用油之後，覺得效果不如所想，這不表示你使用的精油是假的，或不「純」。那可能是和每一批精油的化學組成有關，也就是說，你可能需要多嘗試幾個不同品牌，找到其中最適合你的那一種。另外，也別相信所謂的「排毒反應」，那也是個迷思。如果你未經稀釋就把純精油直接抹在身上，然後皮膚出現紅疹、隆起，或是其他像腫起來或搔癢等不良反應，這並不是精油在清理你的身體、為你排毒，這就是

「過敏反應」。這部分我在第 2 章也會更詳細說明。

延長精油儲存期限

你可能聽過，「精油是不會過期的」這樣的說法。別相信，因為精油不會歷久不衰。保存精油時，最大的敵人就是氧氣。更準確的說，是氧化反應，即逐漸暴露在氧氣中的過程，那會使精油的新鮮度驟降，療癒效果也大打折扣。

大部分精油的保存期限介在二到四年之間。最好將它們存放在涼爽、陰暗的地方，確保瓶蓋旋緊，避免陽光直射，也不可接觸高溫。這是因為，溫度會加速氧化作用，而不是溫度會破壞精油當中天然成分的特質。這，又是另一個迷思了。

想讓精油保存超過二到四年，有兩種方式。第一，是將精油存放在冰箱中；第二，是將精油混合在分餾過的液態椰子油當中，因為液態椰子油不像其他基底油那麼容易酸敗。

安全顧慮

你知道每年在醫院裡，因為對藥物產生不良反應而喪生的人數，有十二萬八千人嗎？[16] 如果再加上醫院以外的人呢？數字會飆得多高！

好在，目前還沒有人因為使用精油喪命，但要說沒有人因為精油產生副作用，那可不是真的。[17] 不過，從過度接會觸造成中度至重度不良反應的危險名單來看，精油算是吊車尾。這可以讓你鬆一口氣吧！就統計學的角度來看，在游泳池裡游泳，都比使用精油危險多了！[18]

不過，安全性依然是所有芳療師最重要的考量。這是有原因的。雖然我熱愛使用精油，但我必須知道，使用它們並非毫無風險。精油是高度濃縮的植物化合物，必須小心使用，尤其是周圍有孩童的時候。

　　花點時間想一想。即便精油如此天然，仍需要透過人為技術才能萃取出來，為人所用。而事實上，我們的肌膚並不具備可以和未經稀釋的純精油直接接觸的設計，不管接觸時間長短，都是一樣。對我們的身體來說，精油的濃度實在太高，沒有辦法恰當地進行處理。

　　我將在接下來的章節中（尤其是第 3 章），針對安全有效精油使用方法做更多的介紹。不過，如果你對精油的安全性有意了解更多，可以參考本書的「推薦資源」的部分，有更多我推薦的延伸閱讀資料。

解讀精油研究

　　隨著你慢慢閱讀這本書，你會發現，有無數的科學研究，都在討論精油和其中化學成分的療癒效果，以及可能的安全隱患。尤其醫學相關文獻，基於經費來源和贊助單位的性質，大部分都著重在研究精油中的單一成分。也就是說，大多數的研究，都是以單一、個別的精油成分為研究對象，而不是精油本身。這樣的研究被稱為「成分研究」（constituent studies），而成分研究之所以是精油研究中相對常見的一種，是因為這些研究能幫助藥商透過複製、合成，將單一化學成分運用在藥品中。最顯著的例子，就是胡椒薄荷中的薄荷腦。在我撰寫本書的此時，光是討論薄荷腦的學術研究就有 2,741 篇，這些研究都是經過同儕審閱的專業學術著作，涵蓋關於薄荷腦的方方面面。[19] 而其中，只有 407 則研究和胡椒薄荷精油有關。[20]

　　特別提出這件事的重要原因是，有太多部落格文章或書籍內容，過分仔細地根據某些單一化學成分的研究結果，提出精油使用建議。這些文章的參考依據並不是針對完整精油所做的研究，這是非常誤導人的！

　　假設你讀到一篇部落格文章，裡面提到有個人長期受偏頭痛所苦，但在太陽穴使用稀釋過的胡椒薄荷精油後，頭痛就煙消雲散。因為她使用的精油中含有高比例的薄荷腦，而有研究顯示，薄荷腦可以幫助緩解偏頭痛，[21] 於是，她現在昭告天下，說只要使用含有高比例薄荷腦的精油，就能達到同樣的效果。她的故事在網路上四處轉載、瘋狂流傳。

針對這個故事，很重要的是要明白，偏頭痛之所以消失，究竟是薄荷腦的功勞，還是胡椒薄荷精油中豐富成分彼此協同作用的成果，還不得而知。即便胡椒薄荷精油當中含有薄荷腦，但兩者的療癒效果並不相同，因為胡椒薄荷精油中還有其他成分也在發揮功效。

除此之外，對成分研究的依賴，會讓人們在使用精油時變得戰戰兢兢。八角茴香和甜茴香當中的主要成分——洋茴香腦（anethole），就是個很好的例子。

假設有個一般水準的芳療師，提倡以安全、謹慎的方式使用精油。這位芳療師的一位個案正在服用抗凝血劑，但同時也在口服甜茴香精油，因為據說甜茴香精油當中的洋茴香腦可以預防血栓。[22] 這位個案有天受了傷，但卻因為傷口的血停不下來，必須趕去醫院處理。於是，這位芳療師便開始廣告週知，說所有正在服用這種抗凝血劑的人，千萬要避免使用含洋茴香腦的精油。這樣的言論開始在網路社群裡瘋傳。同樣地，這樣的結論並不合邏輯，因為我們無法確定血流不停的情況是來自洋茴香腦、甜茴香精油，還是壓力等其他外力因素！

在此，我想強調的訊息有兩個。

- 首先，我們討論過，每個人有不同的生物化學特性。因此我想強調的是，這不只關係到精油的療癒效果，也適用於精油的安全禁忌。也就是說，對某人構成危險的精油，不一定對另一個人也同樣危險。

- 第二，我們必須在邏輯上做出一個重大的跨越，不再從成分研究得到的資料，去對含有該成分的精油作出推斷性的結論無論是關於使用安全或關於療癒效果。你會在芳療圈子裡聽到許多人根據成分研究的結果，大聲疾呼該這樣或不該那樣使用精油。但這是一種誤導，也是一種偽科學。

用甜茴香是否會致癌？

巴帕斯和佐阿里教授都認為，我們不能只根據那些研究精油主要成分的資料，就對精油的療癒效果和安全性做出結論。他們並不是唯一這麼主張的學者。例如，有一篇相當精采的研究，就曾經對龍艾腦（estragole，又稱甲基醚蔞葉酚，是甜茴香精油當中的成分）的致癌性，做了一番理性的探討。

這是一群義大利研究者在二○一二年刊登於《互補和另類療法實證期刊》（*Evidence-Based Complementary and Alternative Medicine*）的研究報告。內容重新檢視了一項發表於一九八三年的研究。當時這項報告指出，由於龍艾腦使得未斷奶的幼鼠死於肝癌[24]，因此可以推斷，甜茴香精油具有致癌性。這項結論數十年來影響了無數精油使用者對甜茴香的認知。你一定能理解，哪個芳療師會建議個案使用可能致癌的精油呢？至少我能理解。可是，這項研究不是針對甜茴香精油所做的研究啊！它只是針對其中的一項成分而已。所以，難道甜茴香精油就該永遠被封殺嗎？

這群義大利研究者，在文中再一次提醒人們，不該只根據單一成分的研究結果，就對精油作出結論。「像這樣的主張，並沒有把精油（或療方）當作是多種物質綜合的整體，」文中提到：「近年已有研究指出，純龍艾腦的活性能被藥汁（滾煮植材，或是將植物放在水中加熱得到的液體）當中的許多成分抵銷。」

龍艾腦被許多研究者列為需要格外注意的黑名單，但甜茴香卻是人類史上長久使用的藥草。甜茴香的藥用方式如下：

- 精油被大量用在食物調味，也添加於藥品和美妝產品當中。
- 甜茴香茶是哺乳期飲用的經典藥汁，可預防脹氣與腸痙攣。
- 甜茴香粉可以在蛇咬時敷在傷口作為治療。

- 甜茴香（全株植物）在歐洲和地中海一帶，是赫赫有名
  的傳統藥草，可以帶來止痛、消炎、抗氧化、抗痙攣、利
  尿和促進泌乳的作用。

這群義大利研究者經過完整的文獻探討之後，發現所有顯示龍艾腦有毒性的動物研究，都是針對純龍艾腦所做的研究。因此，這些研究的結果，只能說明純龍艾腦具有毒性，但不能說擁有極複雜植物化學成分的甜茴香精油，也同樣具有毒性。

容我再說一次，根據針對單一成分所做的研究，就對來源植物或精油的安全性做出不成熟的結論，是一種不科學的作法。[25] 然而，你很容易就能在聲名赫赫的部落格上看到各種武斷的禁用清單，上面寫著甜茴香精油有致癌性，因此癌症患者不應使用。[26]

多可惜啊！

這是為什麼，除非有針對特定精油做出明確結論的研究，而不是只針對單一成分，我通常不會篤定地說，哪些症狀最適合用什麼精油，或哪些精油最好避免使用。當我提到某項研究建議如何安全有效地使用精油時，請你也在心中記得這一點。我會盡可能以平衡的觀點，來詮釋精油的療效和安全性，而我的最終目標，是希望幫助你在這困擾著許多人的網路資訊迷宮中，找到自己穿越的路徑。

當我提出一系列能幫助你達到某種健康狀態的精油時，我所做的是，讓你知道你有許多不同的選擇，同時，也是在指引你往對的方向前進。但這並不是說，只要使用我提到的精油，就一定會達到那樣的結果。請記得，每個人都是不同的個體，有不同的生物化學特性。基本上，我是在授人以漁而不是授人以魚。

第 2 章

基本工具與技巧

給人魚吃，是供他一天的食物；教人捕魚，能讓他一輩子有魚吃。

——邁蒙尼德

寫這本書，不是為了給你魚，而是提供一支釣竿，讓你找回對健康的掌握度。身為一個聖經健康教育者，我熱切地希望能為你獻上一支最好的釣竿，讓它成為你最好用的一支。同時，讓你清楚自己可以在什麼時候、什麼地方，用什麼方式使用它。

我在第 1 章介紹了關於芳香療法的基本知識。包括芳香療法演進史、精油萃取方式、不同種類的芳香產品、植物分類法，以及關於一般安全使用禁忌的討論。

在這章裡，我想談的是如何安全有效地將精油融入日常養生計畫中；此外，我也將談到你需要哪些工具、我的使用訣竅，並分享在各個學術期刊，熱烈討論的精油效用。

準備工具

如果我是超凡的工匠，就可以告訴你們如何蓋房子（可惜我不是！）。但要是你手邊沒有所需的材料，事情也沒辦法有什麼進展，不是嗎？使用精油的道理也一樣。在你踏上芳香療法的旅程，開始學習使用精油、體驗精油之美之前，你得先有正確的工具。

我保證盡可能把清單縮減到最少，也只列出一般人都可以負擔的項目，這樣你就不需要在這個段落停留太久。我當然希望你越快、越輕鬆地開始越好，但我也希望你的精油體驗能帶來顯著的改善，要是你在藥局架上隨便抓一罐非醫療等級的茶樹精油，然後塗在自己的香港腳上（多年前我就是這麼做的！），結果要不是沒有任何改變，就是你的皮膚會受到刺激，然後你會做出這樣的結論，那些關於精油的種種，我看只是說得好聽。

以下這些芳香療法所需的工具和器具，都可以在亞馬遜網站上找到。它們都很好找，而且不會太貴。請注意，在此我不會特別推薦任何品牌，但我稍後會在本章詳細告訴大家，如何選擇正確的精油品牌。

工具 1：精油

你可以透過許多不同途徑買到精油，包括網路上的賣家、保健品商店、天然食品雜貨店等等。我個人喜歡去經營熟客的特色商店，或是地方藥局，因為這些商店的店員，通常都很清楚自家篩選進貨品牌的標準。有些瑜珈教室和脊椎推拿治療師也會販售精油。

大型連鎖商店裡陳列的精油，需要格外小心注意。如果商品標示為100％純精油，卻以低廉的價格販售，很可能真的沒那麼好的事。比方說，某個大型連鎖商店裡販賣的真正薰衣草精油，就被驗出有大量化學合成的沉香醇和乙酸沉香酯混摻其中。[1]

尤其要特別仔細閱讀商品標籤。以精油來說，標籤上可以真正相信的資訊，只有植物學名、植物萃取部位、萃取方式和化學類屬。其他所有都不過是宣傳的花招。最常見的例子，就是所謂的「醫療等級」。你可以在許多精油標籤上看到這樣的標示，試圖暗示這罐產品比起那些非醫療等級的精油，品質更加優異。我不是刻意想潑誰冷水，但這真的只是一種行銷手法，而且一點意義也沒有。因為，只要是純正未經混摻的精油，任何一罐都具有療癒的效果！混摻的精油不是純精油，而是合成的化學分子，再加上一些精油成分，以及天知道還有什麼！

三件你需要了然於心的事：

1. 許多公司自創了內部的療癒等級判別標準，但那實際上不過是精油純度的檢測標準。也就是說，任何有聲譽的廠牌，都會將自家精油送往多個第三方機構檢測，以證明產品沒有經過合成化學分子、填充物或其他內容物的混摻。如果一個精油廠牌在這一點能提出證明，通常就可以被視為是提供優良產品的可信任來源。無論它用什麼方式「證明」這個過程，或用什麼華麗的話術來包裝，其實都不是那麼重要。

2. 即便如此，並不是沒有經過混摻的純精油，就一定能帶來某些療癒效果。精油的療效是由化學組成決定的，標示為純精油只代表這罐精油沒有被基底油稀釋，或是遭到合成化學分子的混摻。

3. 精油的情況，就像營養補充品和自然養生領域大部分的產品一樣，並不存在一個獨立的第三方監督機構，可以評估或證實精油是「醫療等級」或「純正」的。你在商品標籤上看到的所有內容，都只是精油廠牌內部檢測的結果，以及商家自己希望維持的標準而已。

　　許多廠牌會付費委託第三方單位來檢測自家商品，確認精油的純度，但至今，在自然養生界，並沒有和食品藥物管理局（FDA）同等分量的監督單位存在。就算你最愛的品牌付錢委託第三方對精油進行檢測，也沒有任何監督單位能規定精油商品標籤上的資訊必須百分百正確，或是限制商家只能販售純正、高品質的精油。容我提醒你，就算是「純」精油，也可能以不正確的方式蒸餾，或者來自同類植物當中較便宜的品種，因此可能不具有昂貴品種含有的某些有機揮發成分，或某種化學類屬。

　　當你明白這些資訊，接下來是我對於挑選精油品牌的建議：

1. 多問問別人。問問你尊敬或看重的家人、朋友，看看他們都使用哪些品牌的精油？不過還是要小心，別被某些直銷品牌的花招蒙蔽了雙眼。大家都喜歡的品牌就是最好的，不是嗎？尤其如果推薦你的人，自己就在賣精油！

2. **確認來源資訊。**透過電子郵件或電話，聯絡你感興趣的精油品牌，請對方提供精油來源和品質標準的相關報告。

3. **索取批量檢測報告。**針對你感興趣的幾支精油，向廠商索取氣相色譜質譜分析報告（GC/MS）。從這些線性圖表，可以看出精油有沒有被混摻，也可以辨別單一精油中含有的化學成分。這能幫助你確認精油的化學類屬、可能的療癒效果，以及安全上要注意的地方。

4. **試用看看。**自己親自試試幾個不同品牌的精油。檸檬、真正薰衣草和胡椒薄荷都是常見而不貴的精油，可以幫助你判斷這個品牌適不適合你。在你嗅聞、感覺和實際去嚐這個精油的時候，注意身體出現什麼樣的反應。如果你一打開某個品牌的胡椒薄荷精油就覺得頭痛，這並不表示這罐精油糟透了，可能只是這罐精油中的化學成分，是來自某個特殊時間採收的植材品種，或是某種化學類屬的品種，而你的身體對這樣的成分，反應並不是很好。這就是為什麼，每當你拿到一罐新的精油，絕不能偷懶，而必須親力親為進行感官測試。透過身體的六感去感受精油：味覺、觸覺、嗅覺、視覺、聽覺和直覺，以免其中的成分和你的身體化學系統不合拍。

請記得，許多小精油廠牌都是從同樣的供應商收購精油，只是貼上各自的品牌標籤而已。據我所知，較大的精油廠牌會有獨家合作的供應商，因此讓自家產品和其他競爭者有所區隔。大品牌的產品雖然可以說是獨家專賣，但也不能保證產品就一定純正，只是明白這一點，或許能幫助你比較放心。

■ 關於汙染的疑慮

　　精油是不是有機，很重要嗎？不必然。就像空氣汙染、食物汙染、水源汙染一樣，現在這個時代，已經越來越難找到任何東西，是沒有殺蟲劑和毒素的殘留。

　　二〇一四年，科學家和精油商在義大利羅馬的國際精油與香料貿易聯會上齊聚一堂，分享彼此對於全球精油品質和安全的疑慮。以下是美國保健科學學院創辦人、董事長、執行長和校長朵琳・彼得森當天分享的幾個重點：[2]

- 可惜的是，即使是有機認證的精油，也可能有殺蟲劑殘留。
- 即使種植的農人並不主動使用殺蟲劑，但某些「自然發生」仍有可能使植物或精油遭到被動感染，例如風吹、附近農地的水流入，或是不正確的精油儲存方式。
- 殺蟲劑很容易被脂質和油質溶解，因此很有可能滲入精油中。
- 冷壓萃取的柑橘類精油，比蒸餾萃取更容易出現殺蟲劑殘留，因為殺蟲劑通常有親水、耐熱、具揮發性等特質。

想要確認精油的品質，可以問以下問題：

- 廠家和蒸餾商關係如何？
- 廠家是否具備自家精油的 GC/MS 批量檢測報告可以提供？
- 廠家是否能應要求，提供精油安全資料表（material safety data sheets，MSDS）？
- 來源植物俗名、拉丁學名（屬名與種名）、來源國家、萃取部位、萃取方式（蒸餾或冷壓榨）、生長方式（有機或傳統農作），是否標示清楚？

　　我個人認為，最重要的因素之一，是精油是否來自傳統農作的來源。這意味著，精油是否來自於當地原生的植物？這很重要，因為當地原生的植物中，本就含有相當於殺蟲劑的精油成分，因此種植者並不需要像種植非原生植物一樣，額外使用更多的化學藥劑，畢竟非原生植物相對更缺乏這樣的天然防禦機制。更重要的是，非原生植物的養分和化學組成，比起原生植物也會相對貧乏。

我的丈人是已退休的農業科學博士，終其一生都在檢測植物的化學成分。他告訴我，當地原生的植物總是更有營養，也有更豐富的療癒成分，因為這些植物透過一次次的進化過程，已經能擷取當地土壤中特殊的養分組成，去適應當地的氣候環境。

原生植物的特質如下：

- 已經過長時間的演化，能在原生地區繁盛生長。
- 已適應當地的天氣和地理條件。
- 在乾旱和惡劣的天氣條件下，也能生長良好。
- 對當地掠食者已經發展出天然抗性，因此有利於不使用殺蟲劑的耕作方式，能促進環境永續。
- 對當地環境和生態系統能帶來正面的影響，和其他植物形成天然的「共榮圈」。

非原生植物則有以下特質：

- 並不是透過進化，而是以人為或意外的方式進入當地環境。
- 不太適應不使用殺蟲劑的農耕方式，因為對當地掠食者並不具有天然的抗性。
- 對當地環境和生態系統將帶來負面的影響，因為它們可能侵佔整個棲息地、需要殺蟲劑才能生存，而且也不是周圍野生動物天然的食物來源。

簡單來說，請盡可能尋找最高品質的精油。當然，最終那會決定精油在你身上帶來什麼樣的效果。如果你試著使用一支精油，卻沒感覺它帶來任何好處，或甚至出現不良反應，這時你該做的，或許是先換一個品牌試試看，而不是立刻放棄這款精油。

工具 2：基底油

相信我，真正的朋友決不會讓你在未經稀釋的情況下，直接將精油塗在皮膚上（這叫做「純油」塗抹）。根本沒有這樣使用的必要，而且這麼做也不安全。

許多精油都有極高的濃度，效用也很強大，因此，需要經過稀釋才能有效使用。稀釋的方式，就是在一般所說的基底油（萃取自核果或種籽的油質）當中，混入幾滴精油。要稀釋才會更有效，這樣的說法聽起來似乎有點過時，但就精油而言，這是千真萬確的事。如果你將純精油塗抹在身上，可能發生以下幾件事：

1. 你可能使皮膚受到刺激。你的皮膚對濃度緻密的精油有可能是敏感的，因此不會出現你期望的療癒反應。

2. 你可能為自己帶來永久性的傷害。更糟的是，如果不用基底油稀釋使用，你可能會對該種精油變得過敏。「敏化」（sensitization）是過敏反應的一種，身體的敏化機制可能讓你不再能使用那種精油。當你每次使用那種精油，就會出現各種徵兆和症狀時，你就知道了。可能的反應症狀包括：頭痛、搔癢、蕁麻疹、噁心想吐，或是其他各種不良反應。

3. 你會浪費錢。精油具有揮發性，塗擦在皮膚上會迅速揮發掉，而基底油的油質能幫助預防這樣的情況，確保精油更大程度地穿透進入毛孔。

4. 這不符合環境永續。精油的市場需求不斷高漲，許多植物可能很快會面臨危急或絕種的危機，除非我們改變自己的使用方式。用基底油稀釋精油，不僅精油用量更省、療癒效果不打折，還能用得更安全。更不用說，當你這麼做，也是在確保我們的下一代、下下一代，也同樣能享受這些經常被我們視為理所當然的大自然贈禮。這可是三贏啊！

雖然，也會有純油使用較為合適的少數情況，例如較溫和的精油，或是在專業芳療師監督指導下使用，但對你來說，最有勝算也最有利的方法，仍是每次都用基底油先稀釋再使用（本書第 7 章「滾珠瓶稀釋指南」的段落，將有更詳細的稀釋指導和說明）。

一旦你熟悉了稀釋的方法，把精油加入基底油混合的動作，幾乎不會花費任何多餘心力。接下來，我會帶你認識幾種常見的基底油，但如果你碰到未在以下討論之列的品項，可以花點時間查閱相關資訊，了解它、看看它能為你帶來什麼效果。

>>>> 我的網站上有一系列影片，分別介紹基底油、稀釋方法和滾珠瓶的調配訣竅，觀迎前往觀賞：thehealingpowerofessentialoils.com。

■ 入門款基底油：橄欖油、椰子油

- 橄欖油：標識為特級初榨的橄欖油是最理想的，因為那表示，橄欖油是透過冷壓的方式萃取，並且經過最少的精製程序。這樣的橄欖油顏色為淡綠色，味道濃重。不過，橄欖油就像精油一樣，也有嚴重的混摻問題。用以下方法測試你家裡的橄欖油，看看它是純橄欖油，或者摻入了其他較便宜的填充油品：純正的橄欖油在冰箱中會凝結成塊。

- 椰子油：椰子油是從椰子萃取而來的飽和脂肪。這氣味芬芳、觸感圓潤的油脂，能迅速被皮膚吸收，不太會留下油油的感覺。加入其中的精油，能被完美地傳導、調和。

- 液態椰子油：基本上就是椰子油經過分餾提取出來的產物通過蒸氣蒸餾法，所有長鏈脂肪酸會因水解作用而消失。因此液態椰子油在室溫下也能維持液狀，和一般椰子油有所不同。液態椰子油是一種輕爽的潤膚油，也是乾燥敏感肌膚必備的保養品。它可以說是性價比最高的一種基底油，因為它不會酸敗，將精油調入其中還可以幫助延長精油的保存期限。

■ 中階款基底油：甜杏仁油、荷荷芭油

- 甜杏仁油：氣味和味道都非常清淡溫和，營養成分相當高，運用的方式也很多。
- 荷荷芭油：荷荷芭油質地相對更稠一點，能夠很好地滲透進入肌膚。荷荷芭油的保存期限也較長，因此很適合備在家中，每當需要取少量進行稀釋時，可以隨時取用。

■ 進階款基底油

以下幾種果核油和上述油品一樣，都是可以食用的。這些基底油的價格可能稍微高一些，但在市面上很容易找到。在亞馬遜上直接就可以搜尋到，或者也可能就出現在你住家附近的健康食品商店裡。

- 杏桃核仁油：杏桃核仁油有可能透過榨油機處理（expeller pressed），或是冷壓萃取（cold pressed）。兩者的差別只在於油品的質地，所以你可以看看自己偏好哪一種，或者哪一種對你來說更容易取得，用這樣的方式來挑選就可以了。
  酪梨油：酪梨油萃取自果核周圍那滑順的果肉。
- 葡萄籽油：烹飪常用油品，質地輕爽，不太會留下油油的感覺。
- 琉璃苣油：來自多年生草本植物——琉璃苣的種子。人們經常服用琉璃苣油，來補充 γ－次亞麻油酸（gamma linolenic acid，GLA）。

- 月見草油：正如其名，月見草只在晚上開花。這是一種更細緻嬌貴的油，必須以冷壓萃取，並且需要存放在冰箱當中。月見草油可以加在食物中，也可以用來製備女性保健配方。

■ 齊博士的基底油首選配方

大部分精油配方中的基底油都是可以置換的，你可以選自己最喜歡的油品來使用，除非配方中特別指定要使用某些品項。在我們家，我們喜歡用的是一個複方的基底油組合，這是我太太懷上第一個孩子的時候設計的配方，她用這個基底油組合來幫助肌膚保濕，同時預防妊娠紋。她根據各個油品的功效，把自己最喜歡的成分加入配方當中。這些油品包括：

- 未精製的有機椰子油：有抗真菌、抗細菌的效果。
- 甜杏仁油：能幫助維持肌膚健康，並且不會蓋過精油的氣味。
- 荷荷芭油：能很好地滲透進入肌膚。
- 維生素 E：富含抗氧化物，能幫助修復肌膚。

齊媽媽已經是四個孩子的媽，但從她的肚皮可看不出來！她身材窈窕，皮膚滑潤，她將自己充滿光澤且沒有妊娠紋的肌膚，歸功於這十年前設計的配方。

本書接下來還會陸續提到許多精油配方，但我通常會建議使用這一個基底油配方，不僅因為它用途非常廣泛，也因為光是使用這個基底油，就能帶來療癒的效果。或許你會想在這一頁貼上標記，這樣日後你可以隨時快速找到這個配方，直到你調配多次，能夠完全能記住它！

齊媽媽的特調基底油

我們家不管做什麼，都用這個基底油！隨時有著備用是很方便的事，並且可以符合我們大多數的調配需求。

配　　方　純有機未精製椰子油（液體） 54 盎司（約 1596 毫升）
　　　　　甜杏仁油 16 盎司（約 473 毫升）
　　　　　荷荷芭油 8 盎司（約 237 毫升）
　　　　　維生素 E 4 盎司（約 118 毫升）

使用器具　946 毫升或 473 毫升的廣口梅森瓶 數個

步　　驟　1. 如果你住的地區氣候寒冷，椰子油需要經過融化處理的話，請以非直接加熱的方式慢慢加溫，而不是直接放上爐子加熱。這麼做能留住其中的養分。我們通常會把裝了椰子油的玻璃杯，擺在室內暖氣或瓦斯爐上，這樣當我們用瓦斯爐下面的烤箱一邊烤東西的時候，椰子油就能慢慢被融化。你也可以把裝了椰子油的大杯子浸入一大碗溫水中，也可以用平底鍋，但注意別用滾水。幾分鐘後椰子油就會融化了。

　　　　　2. 將配方中所有成分放進大鍋中，用攪拌棒或攪拌器混合，如果你想要的話，可以打到稍微像「打發」一樣的滑順質地。

　　　　　3. 將混和完成的油倒入廣口瓶，或是其他的玻璃容器中。在陰涼避光處，可以保存 1 ～ 2 年。

✎ Note｜當你準備好這個基底油配方，就可以開始調配自己的精油用品，每 1 盎司（約 30 毫升）基底油，調入 6 ～ 12 滴精油。

　　這個配方的分量很大，但它的用途就是這麼廣，可以用來製作多用途的香膏或油膏。基底油使用完畢請立刻收好，務必要避開陽光保存，椰子油當中的飽和脂肪酸不會壞掉，但甜杏仁油卻可能因此變得不新鮮。你也可以先以四分之一的分量，製作一小批的基底油就好。

　　根據你的室內溫度，這個基底油可能會回到固態或半固態的狀況（椰子油的溶點在 24℃）。要是油凝固了，你可以取一些在手上化開，或是把油放在暖氣出風口附近，或者在你煮晚餐的時候放在鍋爐附近。

>>> 　想看我和齊媽媽一起準備這個基底油，並分享更多和基底油有關的知識嗎？請到我的網站 HealingPowerOfEssentialOils.com，點入「Demo Videos」（示範影片）的頁面。

使用玻璃容器的好處

　　上述這個配方，還有接下來本書的許多其他配方，你都會看到，我請大家用玻璃碗或玻璃瓶，來混合或保存含有精油的產品。原因如下：

- 精油會使塑膠容器當中的石化成分釋放出來，可能使你的居家療癒產品當中，出現致癌物和其他危險的化學分子。
- 同樣地，最好也能避免使用鋁製或不鏽鋼容器，因為精油也可能讓這些材料當中的重金屬成份被釋出。

　　使用玻璃容器的唯一顧慮是，當你用玻璃容器盛裝在浴室（淋浴或泡澡）使用的產品時，浴室的磁磚和浴缸比較滑，因此有可能手滑掉落在地。如果你擔心這樣的情況有可能發生，可以把洗髮精、潤髮乳或身體去角質霜，裝在 PET（polyethylene terephthalate，聚乙烯對苯二甲酸酯）塑膠瓶中，這種塑膠材料不含雙酚 A（bisphenol-A）等內分泌干擾物，並且也很容易回收（通常在瓶底可以看到回收符號，當中標註著數字 1）。

工具 3：乳化劑、防腐劑和助溶劑

如果你打算自己享受精油 DIY 的樂趣，一定會想準備一些天然的防腐劑和乳化劑在手邊。簡單來說：

- 乳化劑帶有親水的頭基和厭水的尾鏈，因此能幫助精油和水混和在一起，創造出乳化的效果。乳化是讓兩種本身無法融和的液體，例如油和水，能夠完全混和在一起；乳液、乳霜，甚至美乃滋，都是乳化的例子。要是沒有經過乳化，精油就會浮在你用來清潔和保養身體的水性產品上層，這樣使用起來既不方便，還可能帶來危險。常見的乳化劑包括蘆薈油（不是蘆薈膠）、卡斯提亞橄欖液態皂（castile soap）、乳化蠟、卵磷脂（Lecithin）、有機穀物酒精（酒精濃度 190 proof，相當於 95％），以及水溶性維生素 E（vitamin E-TPGS，一種水溶性的維生素 E 衍生物）。

- 水性產品容易腐壞或滋生細菌，防腐劑能延長水性產品的保存期限，協助維持產品效用。一般常用的防腐劑有杰馬液（Liquid Germall Plus）和歐蒂芬（Optiphen），但這類化學防腐劑，有可能對人體造成危害。這些化學防腐劑當中含有丙二醇（propylene glycol），這是一種刺激皮膚的成分，也是人造煙霧的成分之一，消防演習和需要製造出某些戲劇效果時，都會用到它。[3] 可惜我對防腐劑較不熟悉，無法為喜歡日常手作的 DIY 愛好者提供安全的防腐劑建議。

- 助溶劑能幫助溶質在溶劑中分解，也就是能幫助油質溶解於水中。想像你經過一整天的工作，打算在睡前好好泡個澡，為自己紓解壓力。如果你不先讓精油被助溶，它們就會像一個個小泡泡一樣，浮在水面上，然後當你進入泡水裡，你的生殖部位就可能碰到這些未被稀釋的精油。常見的助溶劑包括精油溶解劑（solubol）和聚山梨醇酯 20（polysorbate 20，或稱吐溫 20）。我個人不推薦後者，因為其中可能含有二噁烷（1,4-dioxane），這是一種已知的動物致癌物，會透過皮膚滲入人體。精油溶解劑（solubol）是最佳的天然選擇，但在市面上並不是那麼容易找到，除非你知道專業芳療材料的購買門路。

芳療圈的眾多派別之間，對於使用化學乳化劑、防腐劑和助溶劑，在方便性和安全性的權衡，以及用上述產品來防止微生物孳生、品質腐敗，或是避免純精油塗抹在肌膚上帶來不良反應，都可能各持己見。

對我來說，在精油產品中加入化學產品，感覺就是不對，似乎和使用精油的初衷背道而馳。畢竟，使用精油產品照顧身體和居家環境，就是為了避免暴露在更多的有毒物質當中。

那麼，該怎麼解決呢？就防腐來說，首先確保你的水性產品（例如各種噴霧）在幾週內用完，或者考慮冷藏保存。此外，盡量用蒸餾過的純水，來減少細菌滋生的可能。因為純露容易腐壞變質，並且很容易滋長微生物，所以我選擇不在本書提供純露配方。如想了解更多關於純露的資訊，可以在本書最後「推薦資源」的段落，查看我推薦的芳療參考書。

至於安全的乳化劑和助溶劑，就沒有那麼難找了，現在在網路上都能找到。要製作噴霧、乾洗手或其他水性產品，就不可能不用到它們，否則就相當於直接把精油噴進空氣或噴在肌膚上，這不僅浪費，還很危險。就我個人而言，蘆薈油、卡斯提亞液體皂和有機穀物酒精，基本上就能滿足我的所有需求。

工具 4：擴香工具

超音波擴香儀是一種外型和加濕器很像的小型機器，能把精油分解成微小的分子，隨空氣擴散。飄散的空氣攜帶著極微量的精油，能直接散布在整個空間，最終進入你的呼吸系統。我和太太白天經常會多次啟

動擴香儀，晚上也會透過擴香，幫助我們睡得更好，香氣不僅能改善我
們的心情和身體，也會改善孩子的情緒與健康！

精油擴香能改善身體，外加節省荷包的另一個原因在於，你不再需
要購買那些插電的空氣芳香劑或空氣清新劑，那不過是在散發有毒化學
物質，可能影響心臟功能，造成偏頭痛、神經毒性，甚至致癌。[4]

基於以上原因，我認為家家戶戶都應該在每個房間裡準備一台精油
擴香器。甚至病房也是！這不僅能幫助家中飄散香氣、感覺神清氣爽，
同時還能讓芬芳的「精油分子」發揮重要的療癒效果。一台擴香器具的
價格大約在約 1500 元台幣，如果你能充分利用手上現有的物品，需要
的花費就更少了，這可是性價比很高的投資。多虧使用精油的群眾有爆
炸性的成長，目前，擴香儀器的選擇也如雨後春筍般出現，包括：超音
波擴香儀或水氧機、加熱式擴香器、霧化器、擴香竹、USB 車用擴香器
等許多不同種類。我個人最喜歡的是超音波擴香儀，因為用起來簡單，
清理也方便。只需要拿一塊乾抹布或紙巾擦一擦就可以了。此外，超音
波擴香儀的擴散能力也很優秀，可以適用到約 28 坪的空間面積，外觀上
也有許多漂亮有型的選擇。

■ 快速調香技巧

我很推薦大家預先用 5 毫升的精油瓶調好配方。像這樣的精油瓶，
在亞馬遜或住家附近的健康食品店，都很容易找到。調好配方後，無論
滴 2 滴（一般大小的車用擴香器）或 25 滴（一般大小的霧化器），用
到的都是完整的精油配方。

這裡提供一些調和精油的技巧，不需套用任何配方：

· 從小容量開始調配（例如總共最多只用 10 滴）。如此一來，要
  是你不喜歡這個味道，也不會浪費太多精油。

· 精油的化學作用不會因為個別精油的添加順序出現影響。

· 從這個比例開始嘗試：前調精油 25％、中調精油 50％、後調精

油 25 ％。可以參考接下來「跟著鼻子走」的段落內容。

- 使用玻璃滴管，能減少潑濺的可能，手上備著一些移液器，在調製配方的時候會方便許多。
- 原精的味道很持久，配方裡只需要一滴或兩滴就夠了。
- 記得把喜歡的配方記下來，這樣下次要調才知道比例！

■ 跟著鼻子走

調配精油的時候，很適合遵循傳統調香的做法，也就是按照「香調分類法」來考量。香氣的分類，將決定擦在身體上帶來什麼樣的感覺。簡單來說：

- 前調（top/head note）是所有配方給人的第一印象，香氣飄散速度很快，因此也會很快消散。前調氣味通常讓人感覺「清新」、「鮮明」。常見的前調精油有尤加利、檸檬與胡椒薄荷。
- 中調（middle/heart note）是前調飄散後出現的氣味，中調決定了配方的主要香氣。經典的例子包括快樂鼠尾草、橙花和依蘭依蘭。
- 後調（base/bottom note）是配方打底的基礎。後調香氣是一般認為穩重、凝鍊、渾厚的氣味，常見的例子有乳香、廣藿香和岩蘭草。

香調表格

前調	洋茴香、羅勒、月桂、佛手柑、檸檬薄荷、錫蘭香茅、尤加利、白松香、葡萄柚、真正薰衣草、醒目薰衣草、檸檬、檸檬香茅、萊姆、橙、胡椒薄荷、苦橙葉、綠薄荷、柑
中調	西印度月桂、白千層、胡蘿蔔籽、德國洋甘菊、羅馬洋甘菊、肉桂、快樂鼠尾草、丁香花苞、絲柏、蒔蘿、欖香脂、甜茴香、冷杉葉、天竺葵、牛膝草、茉莉、杜松漿果、菩提（椴花）、甜馬鬱蘭、橙花、肉荳蔻、玫瑰草、歐芹、黑胡椒、歐洲赤松、玫瑰、玫瑰天竺葵、迷迭香花梨木、雲杉、茶樹、百里香、西洋蓍草、依蘭依蘭
後調	歐白芷根、祕魯香脂、蜂蠟、安息香、雪松、乳香、薑、永久花、沒藥、橡樹苔、廣藿香、檀香、香草、岩蘭草

■ 擴香配方建議

　　根據前面提到的調香技巧和香調分類表，以下是幾個我和齊媽媽喜歡的擴香配方。我們會依照自己的心情、當下的季節，來轉換使用的配方。

- 假期配方：冷杉葉（膠冷杉、道格拉斯杉、歐洲冷杉）、胡椒薄荷與香草原精。
- 深呼吸配方：荳蔻、尤加利、檸檬、胡椒薄荷、迷迭香和茶樹。
- 專注配方：雪松、乳香、檀香和岩蘭草。
- 抗敏配方：真正薰衣草、檸檬與胡椒薄荷。
- 好好消化配方：洋茴香、藏茴香、甜茴香、薑、檸檬與龍艾。
- 現代聖油配方：中國肉桂、肉桂葉、乳香、沒藥。
- 增強免疫配方：肉桂皮、肉桂葉、丁香、乳香、迷迭香、橙與檸檬。
- 歡樂配方：橙、檸檬、佛手柑、葡萄柚與香草原精。
- 一夜好夢配方：羅馬洋甘菊、真正薰衣草和岩蘭草。

工具 5：聞香棒和其他 DIY 器具

由於精油可以被稀釋成許多不同產品使用，你會需要不同的容器來存放這些配方產品，每一種容器也需要準備一些數量。如果你手上已經具備這樣的容器，記得在重新填裝精油產品之前，要先放進洗碗機充分清洗，並確保完全乾燥才能使用。

- 1 盎司、2 盎司和 4 盎司的深色旋蓋玻璃瓶（約 30 毫升、60 毫升和 118 毫升），深色瓶身可以避免精油因為接觸光線而氧化或遭到破壞。最適合用來盛裝精油按摩油。

- 1 盎司、2 盎司、4 盎司、16 盎司和 32 盎司的玻璃噴霧瓶（約 30 毫升、60 毫升、118 毫升、473 毫升和 946 毫升）。最適合用來盛裝噴霧。例如空氣芳香劑、去汙劑、頭髮噴霧、乾洗手和居家清潔劑。

- 5 毫升、10 毫升和 15 毫升的深色玻璃滾珠瓶。最適合用來盛裝旅行攜帶組，或用來為動來動去的孩子塗擦或按摩。

- 一些精油聞香棒，這是一種像護唇膏大小的塑膠管，蓋子能輕鬆密合，打開來就能輕鬆嗅聞客製的精油配方。

精油使用技巧：嗅聞、皮膚塗抹、內服、料理、油漱法

看到這裡，你手邊應該已經有一些精油，也準備了一些基底油、容器，甚至連有擴香儀器可能都有了。在這個段落，你將學到幾個運用精油的關鍵技巧，幫助你根據自己的需求來客製使用，並且隨著時間慢慢微調使用的方法。好喔，帶上你的傢伙們，跟著我一起從零開始學釣魚吧！

1. 嗅聞

精油最有效也最熱門的兩種使用方式，就是擴香和嗅聞。透過氣體

擴香，能把這些有機揮發化合物打散成無數的細小分子，因此，將精油擴散到一整個室內空間中，對大多數的人來說，都是一種安全的作法。

想透過擴香的方式，享受芬芳精油的益處，你只需要：

- 在水氧機中加入自來水，直到機身標示的「滿位線」，或任何標記處。或者，就在爐子上直接加熱一鍋水。
- 在每 100 ～ 150 毫升的水中，加入 4 或 5 滴精油（精油的用量隨擴香儀器性能而有不同）。如果透過嗅聞的方式使用精油，只需要一點點的量，就能帶來極大的效果。

就這樣！即使擴香儀器運作結束，精油分子的作用仍在持續，因此沒有必要時時不斷地開著擴香儀器，除非你想這麼做。

安全須知：擴香時請注意通風良好，尤其當空間中有孩童與寵物時。當你剛開始擴香，或者初次嘗試一個新的配方時，先擴香幾分鐘，讓身體「感覺」一下對這個配方的感受。如果你沒有出現任何不良反應例如頭痛或鼻竇出現反應等等。那麼就可以把時間加長，例如一次擴香數個小時。

使用聞香棒來嗅聞精油，只需要先把裁切好的有機棉片放進聞香棒中，再將喜歡的精油滴在棉片上就可以了。最好使用專門用來精油嗅吸的棉片。一旦製作完成，擴香棒的味道可以持續一年之久；香味持續的時間，和你多常打開來嗅聞有關。越是經常打開，精油就暴露在越多氧氣之中，也就會越快氧化、飄散。

2. 皮膚塗抹

將精油塗抹在皮膚表面（大部分時候都會先以基底油進行稀釋），是透過精油療癒身心的第二常見用法。如我在前文的說明，稀釋後再使用不僅是較明智的做法，也是確保精油能安全發揮效用的必要措施。根據你想達到的效果，我通常建議按照以下濃度來稀釋：

- 0.5%～1%：適用於孩童、臉部、敏感性肌膚、生殖部位和腋下。
- 2%：適用於大部分標準成人用的 DIY 產品。
- 3%～5%：適用於慢性症狀，例如各種酸痛和疼痛。
- 5%～10%：適用於急性症狀，例如燙傷、割傷，以及特定疾病的改善，至多連續使用一週。
- 10%以上：必須非常謹慎注意，並且只能短期使用。
- 25%以上：只能在專業健康照護者的監督下使用。

以下是濃度和精油滴數的速查表：

	濃度百分比（%）	每盎司（約30毫升）使用的精油滴數	每大匙（約15毫升）使用的精油滴數
嬰兒與孩童	0.5%	3	1.5
	1.0%	6	3
成人	2.0%	12	6
	3.0%	18	9
	5.0%	30	15
	10.0%	60	30

✎ Note 1 盎司約等於 2 大匙。將精油滴入基底油中，再根據配方或療方的指示，針對特定不適，塗抹在需要的地方。現在，你不僅成功稀釋了精油，還能享受基底油帶來的額外滋養。

■ 稀釋好的精油要塗在哪裡？

　　或許你曾聽說過，把精油塗在腳底，是最讓這些療癒成分進入血流最有效的方法。事實上，不是這樣的。根據研究，以下是全身肌膚穿透性的排序，從最容易穿透到最不容易穿透分別是：[5]

1. 生殖區域
2. 頭部和頸部
3. 軀幹（胸、胃、背部）
4. 手部（包括手掌和手指）
5. 腿部（包括腳掌、腳趾）

不過，這可不表示你要把精油擦在生殖部位！發表這篇研究的學者，提出這樣的建議：「經皮穿透的配方，應該施用在軀幹或手部，因為這兩個部位比較不容易產生刺激或過敏反應，毛髮分布也較稀疏，因此容易附著也容易清除。」這也表示，把精油用在腳底，其實是讓精油透過皮膚進入血液循環效益最低的一種方式，更別說還很容易腳滑！雖然這和大家普遍的認知並不相同。

安全須知：當你在皮膚塗上一種新的精油或配方，請先進行皮膚測試：以 1% 的濃度塗在手背或腳底。皮膚測試的道理就像清理地毯一樣，先在不顯眼的地方試用看看，確保清潔劑不會造成掉色，一下子汙染到一大片區域。塗好之後，靜待幾分鐘觀察一下。如果身體在十分鐘內沒有出現任何不良反應，如凸起、疼痛、紅疹等，就表示目前沒問題，能繼續調高濃度試試看。

■ 光敏性的危險

某些精油可能增加皮膚的光敏性。舉例來說，柑橘類精油可能含有的佛手柑內酯，就以光毒性著稱。當肌膚留有佛手柑內酯，又暴露在陽光底下，就可能放大紫外線的影響力，導致曬傷或曬斑。有些人會因此決定不將任何含大量佛手柑內酯的精油塗在身上，不過，只要在使用後避免暴露在陽光下，例如在夜裡使用就足以避免光敏反應發生。或者，也可以選擇蒸氣蒸餾法萃取的柑橘類精油，這類產品的佛手柑內酯含量較低，光敏反應也較緩和。

具有光敏性的精油

精油名稱	拉丁學名
歐白芷根（angelica root）	*Angelica archangelica*
佛手柑（bergamot）	*Citrus bergamia*
苦橙（冷壓萃取）（bitter orange, expressed）	*Citrus aurantium*
小茴香（cumin）	*Cuminum cyminum*
葡萄柚（grapefruit）	*Citrus paradisi*
檸檬（冷壓萃取）（lemon, expressed）	*Citrus limon*
萊姆（冷壓萃取）（lime, expressed）	*Citrus medica*
芸香（rue）	*Ruta graveolens*

不具光敏性的柑橘類精油

精油名稱	拉丁學名
FCF 佛手柑（bergamot bergaptenless）（FCF 表示不含呋喃香豆素）	*Citrus bergamia*
檸檬（蒸餾萃取）（lemon, distilled）	*Citrus limon*
萊姆（蒸餾萃取）（lime, distilled）	*Citrus medica*
橘（桔）（mandarin）	*Citrus reticulata*
甜橙或野橙（sweet or wild orange）	*Citrus sinensis*
橘柚（tangelo）	*Citrus tangelo*
柑（冷壓萃取）（tangerine, expressed）	*Citrus reticulata*
日本柚子（Yuzu oil）	*Citrus juno*

資料來源：滴莎蘭德（Tisserand）與楊（Young）撰寫的《精油安全專業指南》（*Essential Oil Safety*）。[6]

夏天用柑橘類精油必須格外當心，尤其當用在孩童身上；不過並不需要完全避免使用。許多芳療師都同意，只要稀釋成較低濃度，就能大幅減輕光敏反應的風險。

3. 口服精油的考量

某些精油可以安全內服。常見的方式是在飲料中（例如水）加入幾滴精油，然後喝下去。不過，這樣的做法並不理想，最好能先透過助溶劑溶解精油，例如酒精，或用我最喜歡的甜菊萃取液（liquid stevia extract）。重點是先將精油溶解在甜菊萃取液（或其他乳化劑）中，再加入水、果汁、茶或其他你喜歡的飲料。請記得，精油不溶於水，因此直接加入水中，滴入的精油將無法被稀釋。某些精油有刺激性，而所有的精油都非常濃烈，因此，最好留意安全，並先以能食用的基底油（例如椰子油）進行稀釋。

有些芳療師主張精油絕對不可食用，而大部分的芳療師會建議必須在專業人士的指導下才可以內服。不過，大家都該明白，人們每天都在不知不覺中，攝取了許多精油。要不然，你覺得那些加工食品的味道是從哪來的呢？基本上，所有用天然方式調味的食品，很可能都含有精油成分在內。

除此之外，至今沒有任何科學、實證研究、解剖學、生理學或邏輯論理的資料顯示人類口服精油是不安全的。包括美國國家整體芳療師協會（NAHA）在內的諸多大型專業機構，也支持以安全的方式口服精油。NAHA 主張：「精油可以塗抹在皮膚（皮膚外用）、嗅聞、擴香或內服。以上方式都有需要格外注意的安全使用方式。」[7]

除此之外，享譽全球的名著《精油安全專業指南》（*Essential Oil Safety: A Guide for Health Care Professionals*），在談到安全有效的精油內服方式時，也一再強調精油的「最大口服劑量」。[8]

使用精油就像許多事情一樣，只需要一點點，就能起到很大的作用。這是為什麼，在談到口服精油時，我想提出以下這些我親自驗證過的訣竅：

1. 永遠先用可食用的基底油稀釋精油。無論是要用來料理，或是裝在膠囊中內服。
2. 別貪多，每次只用 2 滴或 3 滴，務必間隔至少 4 小時再服用下一劑。
3. 聆聽身體的聲音。
4. 要是出現任何不良反應，立刻停止服用。

安全須知：如果你正在服用處方藥，內服精油有可能帶來藥物交互作用的風險。可惜，目前針對精油與藥物交互作用所做的研究，都只以單一化學成分為研究對象，基本上沒有研究評估過服用藥物的病患對精油的反應。不過，正如你我所知，從單一成分來論斷精油的影響，並不是真正科學的做法，因為精油當中可能含有至少數十、甚至多至數百種成分。人們總說安全第一，如果你是剛入門的精油新手，並且正服用處方藥物或成藥，較明智的做法是在服用精油之前，先向你的醫療服務提供者諮詢確認。

4. 讓精油為料理增添風味

將營養的食物和氣味豐富的香料與香草結合在一起，是歷久不衰的人類傳統。為花園增色的花朵和香草，同樣也能成為美味和健康的來源。把這樣對植物的慶賀，延伸到精油的使用上，能讓我們更對精油驚人的多樣性和豐富的用途更加稱羨。而這一切美好，就在你我的指掌之間。

我和我的家人都喜歡將精油運用在料理中。原因如下：

1. **精油讓食物更美味。** 精油強大而提振情緒的香氣，能讓人更加食慾大開。

2. **精油能還原食物的味道。**現代農作方式大大剝奪了土壤中的養分，同時，有許許多多的農產品在採收之後，是經過長距離的飛行，才來到你購買的商店當中，因此，許多食物嚐起來已經不是它們原本該有的味道了。如果你年紀夠大，或許會記得以前的水果和蔬菜吃起來是什麼味道，那麼你就能明白其中的差異。在料理中加入精油，能把那樣的味道帶回來！

3. **使用精油更符合經濟。**當你要做蛋白酥餅，需要一些檸檬皮屑帶來香氣的時候，是花 60 塊買一顆有機檸檬比較便宜，還是加幾滴檸檬精油呢？使用一滴精油帶來的氣味，相當於使用一小匙的乾燥香草。此外，精油的保存期限比乾燥香草還要長兩到三倍。

4. **用精油比用香草還輕鬆。**打開瓶蓋，加入 1 ～ 2 滴精油，比洗切新鮮香草省時多了，而且還省了洗刀子和砧板的時間。

5. **精油讓食物更安全。**除了氣味之外，精油增進食品安全的能力，一直被研究員定期測試檢驗。根據研究顯示，食品製造商如在包裝時加入有抗微生物作用的精油，就能最大程度減輕產品造成食物中毒的可能性。

用精油料理可不是什麼新鮮事。重要的是以安全的方式使用精油，並且欣賞香草或香料和精油之間的差別。並不是每一種精油都適合用來料理。有時，精油的味道並不像香草植物那樣可口，有時精油當中某種成分含量太高，就不適合過量攝取，甚至有可能造成安全疑慮。甜茴香就是一個明顯的例子。曾經有位女性，就在吃下含精油的甜茴香蛋糕後，出現了癲癇症狀，而資料顯示「食用分量保密」。[9]

精油料理的關鍵，是在「料理合適劑量」的範圍中，享受精油的美好。這樣的劑量，通常是一盤菜使用 1 ～ 3 滴精油。當我們看到資料中針對任何用量寫到「分量保密」，通常都表示是使用了極大的量，遠遠超過料理應有的範圍。

很重要的是，請全面性的瞭解你想使用的精油，包括它的安全須知、精油檔案和使用禁忌。只要方式得當，精油料理可以安全又有趣。

■ 在料理中使用精油的安全作法

1. **減量**。請記得，精油是來源植物的濃縮版本。就像使用肉桂粉，用量會比肉桂枝減少許多一樣，精油的用量也應該比使用來源植物時大幅減少。一個簡單的使用原則是，1 滴精油就相當於是 1 小匙來源植物的分量，因此，每道料理會用到的量，不會超過 1 或 2 滴精油。

2. **稀釋**。另一件需要謹記在心的事情是，即使是將精油加在料理中，也需要將精油先加入油質中稀釋。這不僅能確保使用上的安全性，也能幫助精油（以及它的氣味）均勻擴散到整道料理中。鹹口味料理可以用橄欖油或椰子油稀釋。先稍作攪拌，再加入料理中。做甜點時，蜂蜜或糖漿會是好幫手。

3. **延遲**。最後，熱騰騰的菜最好等到料理結束時，才加入精油。精油叫做「揮發油」是有原因的，它們相對脆弱，在高溫下會快速消散。也就是說，如果太早加入精油，味道就散光光了！

做瓦斯爐料理時在起鍋前，將稀釋好的精油加入菜餚中拌一拌。加入烘焙料理則必須有心理準備，有可能會在烘烤過程中失去部分的氣味和功效。稀釋使用會有幫助，但無論如何，你都能享受成品的美味！

無論甜點或鹹點，生食或熟食，都只需要一、兩滴精油就夠了。料理中加入越少量的精油，就能在有多種精油可選擇的前提下，吃得更安全。

5. 神奇的精油油漱法

讓我來介紹一個古老的阿育吠陀養生法。這是印度人千年來，用以處理各種疾病症狀的保健方式，從頭痛、蛀牙，到糖尿病和氣喘全都適用。這個養生法，叫做油漱法（oil pulling，也叫油拉法、油拔法），過去幾年重新引發熱烈的討論，這或許是因為椰子油（油漱法的經典用油）目前被人們推崇為全方位的保健食品，也因為有越來越多人，開始嘗試自己透過保健法養生。參與我精油革命高峰會的十六萬五千名與會者，就是最好的證明！

油漱法之所以有效，是因為它能為口腔排毒，就像肥皂能把髒碗盤洗乾淨一樣。由於大部分的毒素都是脂溶性的，因此，油漱真的能把口腔中的汙物（細菌和食物殘渣）帶走，創造出清潔消菌的口腔環境。這麼做能幫助唾液流動，而這是預防蛀牙和疾病的必要條件。

 精油漱口配方

份　　量　1 次油漱的量

配　　方　丁香、檸檬或橙精油 1 滴

　　　　　有機未精製的液體椰子油、橄欖油，或未經炒製的芝麻油 1 大匙

步　　驟　1. 將精油加入植物油中，再一起倒入嘴裡。

　　　　　2. 在口腔中輕輕漱一漱。注意，別吞下去喔！

　　　　　3. 持續油漱 20 分鐘。我知道 20 分鐘聽起來很長，不過如果你一邊漱著，一邊進行早上該做的事，例如洗澡、穿衣服、準備一天的開始，很可能等時間到了你都還不知道呢！

　　　　　4. 請注意不要把口中的油吐在水槽裡，否則椰子油可能會堵住你的水管但是橄欖油是家家戶戶廚房經常沖洗的油品，直接沖下水槽也沒有關係，只要記得隨後讓一些溫熱的水流過就好；椰子油在室溫下會結塊，就不那麼合適。或你也可以把口中的油吐進垃圾桶罐子、其他容器

裡，稍後再一併處理。

5. 將口中的油吐掉後馬上用溫水漱口。如果發現嘴裡吐出來的油與唾液混合物是乳白色或黃色的，也別嚇到喔！

6. 最後，像平常一樣刷牙就好。

✎ Note 油漱應該是一個放鬆的活動，因此別認為自己需要從頭到尾認真地在嘴裡漱著油，這樣下巴的肌肉會很酸！你只需要讓油液在口中移動、穿梭於牙齒之間，然後注意別吞下去就好。我建議每週最多油漱三到四次就可以了。

此外，如果你有感染的困擾，可以參考本書第 62 頁的增強免疫配方，在油中加入 1 滴進行油漱。

第 **3** 章

為藥箱增加進階工具

耶穌在屋裡吃飯的時候，有很多稅吏和罪人來與他和門徒一起吃飯。法利賽人看見了，問他的門徒說：你們的老師為什麼跟稅吏和罪人一起吃飯呢？耶穌聽見了，說：健康的人不需要醫生，有病的人才需要。

—— 《聖經・馬太福音》，9：10－11

 從上面這段引言可以看出，一開始，醫生這個職業是為了生病的人，而不是為了健康的人存在的。維持健康是每個人自己的責任，醫生只在人們需要恢復健康的時候提供諮詢。不過，不知從何時開始，這個基本的事實有了變化。現在，醫療不僅是處理疾病的首要途徑，就連預防疾病也要包辦。

西藥無法預防疾病

　　我對這樣的說法很有意見，原因有幾個。首先，專業醫生的訓練並不包括預防疾病。醫生擅長的是疾病診斷，以及透過用藥和手術等程序來處理疾病。

　　想一想。比方說，醫生並沒有受過營養學的訓練，而營養卻是地球上每個人維持健康的基礎。一個沒有適當工具能幫助你的身體驅走疾病、啟動自我療癒機制的人，要怎麼協助你預防疾病呢？

　　二○一五年，一項研究調查了美國醫學院的營養教育狀態，並且將調查結果和建議的教學指標進行比對。[1] 研究者針對全美 133 家提供四年學程，並要求學生必須修習營養教育相關課程的醫學院進行調查，結果發現，有 71% 的學校無法提供營養教育課程的最低建議時數（25 小時），營養學實作時數平均只達 4.7 小時。此外更嚇人的是，情況正在往更糟的方向發展！二〇〇〇年以來，無論是營養教育的平均必修時數，或是要求學生必須修習營養課程的醫學院數量，都在減少當中。

研究者於是做出以下結論：「目前美國醫學院校提供的訓練，仍然不足以讓這些未來的準醫師們，實際在診療中能夠應付和日常營養攝取相關的挑戰。如果醫學院校沒有在學校和住院醫師時期，提供辨識和處理以營養為病根的疾病處置訓練，我們就無法合理地期望，醫生能有效處理肥胖、糖尿病、新陳代謝症候群及住院病患營養不良等許多病症。」[2]

這是為什麼，西醫沒有辦法真正幫助我們剔除病根。除非，你的醫療服務提供者，曾經接受其他進階訓練，例如關於營養、運動和自然療法（例如使用精油）的核心概念。

不過你知道嗎？這都沒關係！因為這本來就不是醫生該做的事。醫生的存在（感謝主），是為了在自然療法和自我處理不能帶來改善的時，幫助我們度過特殊的危急情況。

重點是用正確的角度看待事情。如果你想活得健康、真正處理疾病的根源，就必須在你的小藥箱裡準備好天然的幫手，因為關於這兩部分，你不太可能從醫療服務提供者那裡，得到太大的協助。

以下是藥箱裡首先必備的重要精油，也是能幫你常保健康的好幫手。

新手上路的八支精油

精油種類繁多，幾乎可以說，有多少植物就有多少精油。那麼，你要如何決定該買哪些呢，尤其在剛開始入門的時候？為了幫助你避免購買太多，或是在眾多精油商品面前想破了頭，在這裡，我列出 8 支最常見且用途最多的精油。這些精油不僅很容易找到，性價比也非常高。多數廠牌推出的新手組合裡面，都會包含以下精油（部分或全部），所以，你將可以輕輕鬆鬆就享受到這些精油的療癒效果！

還有其他精油值得放進你的藥箱裡面嗎？當然！我會在第 6 章針對這個部分，提出更詳細的介紹。以下這些精油，是適合新手上路的選擇。有這些精油在手，你就能調出許多強大的配方，甚至比你需要的還多。

1. 真正薰衣草（Lavender，*Lavandula angustifolia*）

據文獻記載，從古到今，真正薰衣草在藥學和宗教方面的運用，已經有超過兩千五百年的歷史。最早的使用紀錄，就是在古埃及作為製作木乃伊的材料之一。而後，真正薰衣草成為羅馬人在公共浴池、香氛和料理時，大量使用的香草。真正薰衣草橫跨各個年代、文化、世代，歷久不衰的地位，就是它用途廣泛最好的證明。

真正薰衣草有知名的安撫、鎮定特質，能加速燙傷、割傷、叮刺和各種傷口的癒合速度。真正薰衣草還有滿滿的抗氧化能力，已被證實能幫助改善睡眠、焦慮和憂鬱的情況。我把真正薰衣草放在必備精油的第一位，就是因為，如果你只想買一罐精油，那麼真正薰衣草是你無庸置疑的選擇。

以下是真正薰衣草的五大療癒效果：

1. **強大的抗氧化力。** 抗氧化物是現代人最需要的超級療癒師。生活中的毒素、汙染源、化學分子，甚至壓力，都是造成大量細胞損傷、免疫功能不佳和無數健康危害的罪魁禍首，包括各種慢性病與癌症。二〇一二年，中國研究者發現，真正薰衣草能在實驗進行的第一天，就對小白鼠體內的三大抗氧化酶濃度，帶來正向的調節效果。[3] 羅馬尼亞研究者則發現，讓大鼠每天嗅聞一小時的真正薰衣草，也能帶來類似的效果。[4]

2. **幫助調節新陳代謝**。二〇一四年，有一項針對糖尿病大鼠進行的十五日研究，研究發現，施用真正薰衣草精油能預防糖尿病的顯著病徵：高血糖、新陳代謝疾病、體重增加、抗氧化物不足和肝腎功能不全。[5]

3. **維護神經健康**。真正薰衣草精油一直以來都被人們用來紓解壓力、憂鬱和焦慮，這些情況都算是神經症狀的表現。許多研究一再證實了真正薰衣草維護神經健康的能力，其中最著名的，就是收錄在二〇一三年《國際精神臨床實踐期刊》（*International Journal of Psychiatry in Clinical Practice*）一篇全面性的文獻探討。研究也發現，將真正薰衣草精油放入吉利丁膠囊殼中服用，能有效紓解包括睡眠障礙、焦慮和生活品質低落等症狀。[6]

除此之外，目前還沒有任何關於使用真正薰衣草精油的副作用、交互作用和戒斷反應報告。如果你曾經為了上述情況而不得不吃藥處理，你就知道這句話的意義是多麼不可思議！

4. **抗微生物**。將近有一百篇公開發表的文獻，都記載著真正薰衣草的抗微生物和預防感染的作用。南非金山大學（University of the Witwatersrand）的科學家曾經針對 45 種抗微生物的配方進行檢測，發現協同作用最高、效果最強大的組合是：真正薰衣草加上肉桂葉，以及真正薰衣草加上橙精油。[7]

5. **舒緩肌膚不適**。尤其當真正薰衣草精油和具有安撫性質的基底油（例如蘆薈油或椰子油）調和在一起的時候，效果更好。每盎司（約 30 毫升）基底油中，加入 12 滴真正薰衣草精油，按這樣的比例調和就可以了。真正薰衣草精油對於曬傷、乾燥的肌膚、輕微的擦傷和切傷，以及口腔潰瘍，能帶來非常強大的效果。就連某些突發的急性過敏反應，也可能被真正薰衣草舒緩下來！[8]

■ 安全說明

- 危險性：無。
- 使用禁忌：無。[9]

> ✎ **Note** 羅伯特‧滴莎蘭德和羅德尼‧楊合著的《精油安全專業指南》（*Essential Oil Safety: A Guide for Health Care Professionals*）是芳療圈中關於精油安全建議、使用禁忌和劑量，最具分量的一本參考書。它是許多芳療學生重要的參考資料，我在本章把兩位作者對個別精油的論述重點整理列出，確保你對這些精油可能帶來的危險，具有基本的認識。

■ 我的安全筆記

真正薰衣草被人們認為是最安全的一種精油，全家大小都適用。使用時要注意的是，就像所有的精油一樣，請遵循建議的稀釋濃度，避開眼睛，不使用在鼻腔內部，並總是聆聽身體的聲音。

或許你在網路上會看到一種說法，認為男孩應避免使用真正薰衣草精油，否則可能會在前青春期，出現短期的男性女乳症（男孩長出膨脹柔軟的胸蕾，持續一至五個月左右）。這樣的說法之所以流傳開來，是因為在 2007 年《新英格蘭藥學期刊》（*New England Journal of Medicine*）中，刊登了一份不甚嚴謹的研究，名為＜前青春期的男性女乳症：與真正薰衣草和茶樹精油的關係＞（"Prepubertal Gynecomastia Linked to Lavender and Tea Tree Oils"）。這項研究指出，三位出現乳房發育的男孩（研究對象）都曾使用含有真正薰衣草和茶樹精油的洗髮精、乳液、肥皂或油膏，因此，研究者便根據初步的體外評估，推斷這兩種精油有「雌激素」的作用。[10]

從流行病學的角度來看，有好幾個理由，都能說明這樣的結論是不成立的，而要說明任何一個理由，都可能超過本書要探討的規模。不過，在此我簡單提供各位一個思考的方向：即使真正薰衣草和茶樹精油，是男孩們使用的產品中常見的成分，也無法證明這兩種精油就是引起男性女乳症的原因。這就是一個搞混了相關性和因果關係的經典數據謬誤範例。男孩們出現的女乳症，還有無數的變因沒有被考慮在內，例如飲食、環境觸發物，以及處方藥物等等。

精油安全專家羅伯特‧滴莎蘭德強調，「真正薰衣草精油和雌激素並不相仿，也不會提高身體內部的雌激素濃度。因此，真正薰衣草不會干擾體內荷爾蒙，於是不會是年輕男孩（或任何年紀的女孩）長出乳房的原因。除此之外，任何患有雌激素依賴性癌症的病患，也都可以安全地使用真正薰衣草精油。」[11] 這表示，真正薰衣草沒有雌激素的作用，因此不會造成或加重乳癌。近年來，已有越來越多研究證實了滴莎蘭德上述的結論。[12] 茶樹精油也是一樣。

2. 胡椒薄荷（Peppermint，*Mentha piperita*）

胡椒薄荷可能是除了真正薰衣草之外，功能最多最廣的一種精油了。胡椒薄荷可以：

- 處理多種不適，包括壓力、偏頭痛、皮膚症狀和消化問題。
- 消除和一般癌症治療有關的副作用。
- 透過呼吸、消化和皮膚塗擦，對身體帶來影響。
- 價格一直相當親民，多虧了薄荷本身容易繁殖的特性。
- 經得起全面透徹的研究。
- 能安撫消化系統，能在患病期間，幫助預防噁心、嘔吐，和任何嚴重的腸胃絞痛。
- 能作為替代的方案，處理對抗生素已產生抗性的感染情況。[13]

以下是我最喜歡使用胡椒薄荷的十一種方式：

1. 退燒。齊媽媽和我發現，沒有什麼比胡椒薄荷加上橙精油，更能有效退燒的了。把這兩種精油按1：1的比例調和均勻，再以2%～3%的濃度調入基底油中，沿著脊椎從頸椎根部，一路塗擦到薦骨。

2. 舒緩肌肉緊繃。胡椒薄荷精油是最好的天然肌肉鬆弛劑和止痛劑。試著稀釋到2%～3%的濃度，用來改善背痛、牙痛或緊張性頭痛。

3. 消除鼻竇阻塞。在空間中用幾滴胡椒薄荷精油擴香，就能讓頑固的鼻竇，和喉嚨痛的情況很快獲得緩解。如果在感冒、咳嗽、支氣管炎、氣喘或鼻竇炎發作的時候，把胡椒薄荷當作祛痰劑來使用，效果會很持久，並且有效。

4. 舒緩關節疼痛。用胡椒薄荷搭配真正薰衣草精油，可以為疼痛的關節，帶來清涼安撫的消炎效果。

5. 幫助止饞。在進食之前，用胡椒薄荷在空間中擴香，可以讓食慾緩和不張狂，也能幫助你更快獲得飽足感。或者，將胡椒薄荷按摩油塗在胸前或後頸，能有助於在正餐之間不感到飢餓。

6. 自然提高精力。長途開車、熬夜讀書或任何你覺得自己精力下降的時候，胡椒薄荷是隨手拿來嗅聞的提神好選擇，而且不含毒素，可以幫助你保持清醒、再接再厲。

7. 為洗髮精帶來清新感受。將幾滴胡椒薄荷加入洗髮精和潤髮乳中，能刺激頭皮，喚醒你的感官。除此之外，胡椒薄荷的抗菌效果，還能預防並減少頭蝨和頭皮屑。

8. 改善過敏。胡椒薄荷可以透過放鬆鼻腔通道與祛痰的作用，緩解過敏好發季節中的不適症狀。將稀釋到2%～3%濃度的胡椒薄荷按摩油，塗擦在後背或後頸處。

9. 緩解過動。噴一點胡椒薄荷噴霧在衣服上，或者用胡椒薄荷精油來擴香，可以在需要專注時，幫助提高注意力和警覺性。

10. **止癢。**用清涼的胡椒薄荷，加上舒緩的真正薰衣草，可以緩解蟲咬、曬傷，甚至是痔瘡的不適。不過務必記得，一定要稀釋！容我提醒，2％是標準、安全的成人用稀釋濃度。不過我發現，將濃度提高到 10％，能對那些真的很癢的地方，帶來一定程度的改善！

11. **防蚊。**研究顯示，胡椒薄荷精油能驅除攜帶瘧疾、絲蟲病和黃熱病源的蚊子；塗擦後，效果可以維持三小時！ [14]

■ 安全說明

- 危險性：激勵膽汁、刺激黏膜，具有神經毒性的風險（低度）。
- 使用禁忌：心房顫動與蠶豆症患者不可使用，不可用於臉部周圍，也不可用於嬰兒。
- 使用注意：胃食道逆流患者。
- 成人每日最高口服劑量：152 mg（大約 5 滴）。
- 皮膚塗擦最高濃度：5.4％。[15]

■ 我的安全筆記

　　你會看到許多網路上的文章，提到孩童不應接觸胡椒薄荷精油，因為有可能造成呼吸問題。根據滴莎蘭德的說法，三歲以下孩童最好避免使用胡椒薄荷，而對三至六歲孩童來說，室內擴香和 0.5％的塗擦濃度是安全的。[16] 對我來說，目前臨床實驗資料並不充分，根據我自己帶大四個孩子，以及幫助全球無數民眾透過精油增進家庭健康的經驗，上述的建議標準有點嚴格了，如果你在通風良好的空間中，用含有胡椒薄荷的配方擴香，你的孩子應該也不會有事。只要別把擴香器直接放在嬰兒床旁邊就好；另外，如果你發現任何不良反應，請立刻停止使用。

　　至於為孩子塗擦在身體，齊媽媽和我曾經用稀釋到極低濃度的胡椒薄荷精油（小於 1％），來幫助我們 1 歲的孩子退燒。當然，我會建議你小心謹慎使用，如果心中有任何疑慮，就不要用。為孩子使用精油的時候，永遠記得安全第一，要是出現不良反應，請立刻停止使用，並連繫你的小兒科醫師。

3. 尤加利 ── 藍膠尤加利與澳洲尤加利（*Eucalyptus*，*Eucalyptus globulus* 與 *Eucalyptus radiata*）

尤加利有強大的抗細菌、抗痙攣和抗病毒作用，澳洲的原住民大量用這種植物來處理村子裡的大小疾病。尤加利就像丁香精油一樣，對葡萄球菌感染有優秀的效果。很奇妙的是，近年印度韋洛爾理工大學（VIT University）的一項實時研究顯示，當金黃色葡萄球菌觸碰到尤加利精油，不過十五分鐘的時間，那能致人於死地的細菌，就完全失去了生存能力！[17]

目前市面上常見的兩種尤加利精油，分別是藍膠尤加利和澳洲尤加利。兩者的不同，只在於些許的療效和氣味差別。藍膠尤加利兩方面都更加猛烈，而澳洲尤加利療癒性很高，並且相較之下氣味更加柔軟、香甜，因此更受精油新手的青睞。

以下是尤加利精油美妙的七種用途：

1. 祛痰劑與淨化劑。當你得了感冒或流行性感冒時，要是痰液一直排不出去，有可能讓你感覺頭就像快爆炸一樣。尤加利精油可以做為祛痰劑，幫助緩和這樣的不適感，除此之外，還可以幫助身體排出毒素與細菌，讓感冒症狀不容易加劇。試著在睡覺時用幾滴尤加利精油擴香，這麼做能清理你的呼吸道，幫助你好好休息。或者，如果想要效果更強一些，可以在一碗熱水中滴入 5 滴尤加利精油，側身向前，然後拿一條大浴巾蓋住頭部，就像躲在「帳篷」裡面一樣。花幾分鐘的時間深呼吸，享受尤加利為你帶來症狀的舒緩。

2. **調理頭皮。**把尤加利精油調入椰子油或橄欖油中，取幾滴用在頭皮和頭髮上，就能帶來清潔與清新的效果。基底油能帶來滋潤，而尤加利精油能止癢、消除頭皮屑。

3. **尤加利可以清潔手腳。**任何油脂遇到尤加利都會清潔溜溜，因此，居家清潔產品非常適合加入尤加利精油使用。或者，如果你想好好犒賞自己，可以為手腳泡一個提振身心的鹽浴（參考本書第 163 頁「留住益菌洗手液」的配方）。

4. **強大的清潔劑。**如果你喜歡尤加利的氣味，或許你的清潔產品中早就已經有尤加利的身影。尤加利也有強大的抗微生物效果，能消除物體表面可能帶有的細菌。如果你正打算製作任何一種清潔劑，請務必加入尤加利精油（可以參考本書第 180 頁「茶樹柑橘浴廁清潔劑」的段落，配方雖然用的是檸檬尤加利，但也可以用任何一種尤加利來替換）。

5. **去漬。**如果你有任何布料染上汙漬，記得用尤加利精油來試試看。取一塊乾淨的白布，滴幾滴精油，慢慢把污漬摩擦去除。不過，請先在布料上找塊不起眼的地方試試看，確認布料能良好吸附，以免尤加利精油在布料上無法起作用。

6. **清新空氣。**快速製作一罐噴霧，用來清新思緒、提振心情：將 10 滴尤加利精油、10 滴金縷梅純露和 10 滴的有機穀物酒精（酒精濃度 190 proof，相當於 95％）混和在 1 盎司（約 30 毫升）的噴霧瓶中，然後注滿蒸餾水。這個噴霧的製作方式非常簡單，即使你工作累了一天，也能輕鬆做好。接著就把噴霧噴在房間各處，好好享受吧！

7. **調整氣味。**夏天玩了一整天回家後，洗衣房的味道可能變得恐怖。在你洗好這些臭衣服，準備放進烘衣機時，可以加入一塊撒了點尤加利精油的濕布。要為鞋子除臭，只需要在布料上滴幾滴尤加利精油，塞進鞋子，然後放在有陽光的地方曬一曬。不僅能幫助鞋子除臭，還能維持鞋子的形狀完整！

■ 安全說明

- 危險性：富含 1,8- 桉油醇的精油，可能導致幼童出現中樞神經系統和呼吸的問題。
- 使用禁忌：不可用於 10 歲以下孩童及嬰兒的臉部附近。
- 成人每日最高口服劑量：600 mg（大約 20 滴）。
- 皮膚塗擦最高濃度：20％。[18]

■ 我的安全筆記

你會看到網路上有許多資料，說孩子不能使用尤加利精油。根據滴莎蘭德的說法，三歲以下孩童可以透過擴香，或是最高 0.5％的稀釋濃度塗擦在身體表面。至於三至六歲孩童，擴香一樣是安全的，塗擦的濃度可以提高到 1％。[19] 關鍵在於避開臉部，如同上述安全說明中提到的。我在第 2 章已介紹過如何計算各種稀釋濃度的量（參考本書第 65頁）。不過，我和齊媽媽使用尤加利精油的經驗就像胡椒薄荷一樣，我們也曾經在孩子處於上述年齡段的時候使用尤加利精油，並沒有出現任何問題。這裡也是一樣，要是出現不良反應，請立刻停止使用，並連繫你的小兒科醫師。

4. 檸檬（Lemon，*Citrus limon*）

許多柑橘類精油都可以用來幫助淋巴排毒、使無生氣的肌膚恢復活力，還有驅蟲的效果。正如研究資料所示，檸檬精油在此勝出的原因，是它抗微生物與消炎的作用。[20] 除此之外，檸檬精油消除食物病原的功用也大大為人稱頌。[21] 另外，檸檬精油還有出色的抗氧化功能，可以幫助抗癌。

目前，針對檸檬精油所做的研究就有將近七百篇，當中檢測了各種檸檬的傳統用法。檸檬精油中最主要的成分，d- 檸檬烯，被認為是檸檬強大效用的主要來源。檸檬精油還有美妙宜人的香氣，很適合加在清潔產品中。

以下是在清潔用品中運用檸檬精油的六種方式：

1. 殺菌劑。漂白水太刺激了，對身邊的孩童來說更是如此。將 20 滴檸檬精油加入 8 盎司（約 237 毫升）蒸餾水、8 盎司（約 237 毫升）白醋，以及 2 盎司（約 60 毫升）有機穀物酒精（酒精濃度 190 proof，約 95％）。這個混合液可以用來清洗發霉的浴巾，以及帶有細菌的桌面。

2. 衣物清香劑。每個人都有忘記及時把洗好的衣服取出來的時候。在清洗程序中加入幾滴檸檬精油，就可以去除那難聞的氣味。

3. 殘膠去除劑。當貼紙出現在窗戶或家具上，孩子的貼紙簿就成了家長的折磨的來源。檸檬精油可以幫助你去除貼紙、口香糖，或任何物品上的殘膠！

4. 洗淨油漬手。肥皂不一定能把所有油漬洗乾淨，尤其當你剛修理完車子或腳踏車的時候。不過，只要在肥皂或洗手液中加入幾滴檸檬精油，油汙就能馬上清潔溜溜！

5. 保養皮革。在布料上沾一點檸檬精油，就可以讓皮製家具、皮鞋和皮衣恢復原本的光彩。

6. 擦拭銀器。同樣地，檸檬精油也可以讓黯淡的銀器和銀飾，回復原本的光亮。

■ 安全說明

- 危險性：氧化後有刺激皮膚的風險（低度）。
- 使用禁忌（皮膚外用）：有光毒性，使用後 12 小時內應避免皮膚暴露於陽光，或接受紫外線床照射。
- 使用注意：避免使用放置過久氧化的精油。
- 皮膚塗擦最高濃度：2％。[22]

■ 我的安全筆記

如果你想在水裡加入檸檬精油服用，請注意適當稀釋，或使用助溶劑。當我還是個精油新手的時候，我把檸檬精油直接滴在水裡服用，很快就出現胃酸逆流的問題。當我停用一陣子，身體就舒服了，火燒心的情況也很快消失。

5. 乳香（Frankincense，*Boswellia carterii, frereana, sacra* 和 *serrata*）

雖然市面上四種常見的乳香品種，在化學組成上有所不同，但許多芳療師都同意，這幾種乳香的療癒效果大致上是一樣的。大部分的時候，除非有更新的研究有不同結果，否則要在配方中使用哪一種乳香，可根據你個人的偏好決定。我個人則喜歡把四種乳香混合在一起使用。

乳香是地球上最有效用的療癒物質之一，作為精油界的王者，現在終於得到了應有的關注。乳香是強大的消炎劑、止痛劑[23] 和免疫激勵劑，[24] 經體外研究證實可以殺死癌細胞（體外研究〔in vitro〕是個聽起來很艱澀的專有名詞，其實就是指「在培養皿中做的細胞研究」，而不是以人類或動物做的活體研究。）

期刊《腫瘤學快報》（*Oncology Letters*）在二〇一四年曾經刊登一篇文章，強調這在聖經中提及的樹種能殺死癌細胞，尤其是能造成乳癌和其他腫瘤的 MCF-7 與 HS-1 等細胞系。[25] 相關研究仍在繼續，膀胱[26] 和皮膚[27] 方面的癌症經證實也有類似效果。

不過，在你打算屯下 1 公斤的乳香精油之前，請記得，這些研究就像其他討論精油能抗癌的研究一樣，都是體外研究。儘管研究結果令人振奮，我們還是必須明白，這些在培養皿中進行的細胞研究，也只能證明在這樣的環境條件下是有效的。說是這樣說，不過我個人倒是見證許多使用精油、乳香抗癌的人們，都得到很好的成效。

乳香精油也能有效處理和消化、免疫、口腔保健、呼吸問題和壓力焦慮等情況。

■ 對乳香精油的安全說明

- ・危險性：氧化後可能造成肌膚刺激。
- ・使用注意：避免使用放置過久、氧化的精油。[28]

■ 我的安全筆記

別為了抗癌或預防癌症，就把乳香往身上狂灑，或甚至往嘴裡滴。我在網路上看到太多這樣的人了。雖然乳香是一種安全的精油，使用上也沒有什麼限制，但它依然是濃縮的植物化合物。好好運用你的常識，根據本書第 2 章提到的安全建議去使用，就已經很足夠了。

6. 迷迭香（Rosemary，*Rosmarinus officinalis*）

迷迭香是一種歷史悠久的多用途藥草，幾百年來從幫助人們改善記憶力和腦功能，到處理常見的痠痛與疼痛不一而足，甚至還能刺激頭髮生長。不過，迷迭香還有一個經常被人們忽略的美妙效用，就是能幫助血壓回復正常。

針對這個主題進行的人體研究並不多，其中一項研究，來自西班牙的馬德里康普頓斯大學（Universidad Complutense de Madrid）。研究者針對 32 名低血壓患者進行研究，觀察他們低到危險的血壓指數，在 72 週的迷迭香精油使用下，能帶來什麼樣的不同。研究者除了發現迷迭香可以幫助大多數志願者的血壓回復到正常值，也發現患者整體身心狀況和生活品質，都獲得大大的提升。研究結果進一步證實了這歷史悠久的藥草精油，對於促進健康和幸福確實有極大的療癒功效。[29]

迷迭香還有另一個重要功能，就是能夠減緩癌細胞生長。雖然目前只有體外研究能證實這樣的效果（沒錯，又是在培養皿裡面做的細胞研

究），研究者依然認為，迷迭香精油可以預防、處理一系列癌細胞株的
生長。在迷迭香的三十多種成分當中，有幾個主力選手如下：α-松油萜
（pinene）、龍腦、（－）樟烯、樟腦、馬鞭草酮，以及乙酸龍腦酯。

這篇研究發表在《分子》（Molecules）這本期刊當中。透過體外研
究，研究者檢測了迷迭香精油和 α-松油萜、β-松油萜與 1,8-桉油醇
等單一成分，在抗細菌和毒理學方面的效用分別如何。結果發現，「迷
迭香精油對三種不同類別的人類癌細胞，帶來的毒性都最強。」[30]

■ 安全說明

- 危險性：具有神經毒性（取決於其中樟腦的含量）
- 使用禁忌：將桉油醇迷迭香（富含 1,8-桉油醇的迷迭香精油）
  使用於臉部附近，有可能導致中樞神經系統或呼吸方面的問題。
  不可使用在嬰兒或十歲以下孩童的臉部附近。
- 成人每日最高口服劑量：樟腦迷迭香（513 mg）、α-松油　迷
  迭香（676 mg）、馬鞭草酮迷迭香（192 mg）。
- 皮膚外用最高濃度：樟腦迷迭香（16.5%）、α-松油　迷迭香
  （22%）、馬鞭草酮迷迭香（6.5%）。[31]

■ 我的安全筆記

迷迭香精油和尤加利有類似之處，因為兩者都含有 1,8-桉油醇。網
路上有一些說法，認為孩子不該使用迷迭香精油。不過，使用時要注意
的是避開臉部，就像上述安全說明中提到的。我在本書第 2 章說明了如
何計算稀釋各種濃度的劑量（參考本書第 65 頁）。然而，就像胡椒薄
荷與尤加利的例子一樣，我和齊媽媽也曾經在孩子處於這些年齡段的時
候，為他們使用迷迭香精油。不過，只要出現不良反應，就請立刻停止
使用，並連繫你的小兒科醫師。

7. 茶樹（Tea Tree，*Melaleuca alternifolia*）

茶樹有悠久的使用歷史，能修復傷口、為燙傷和燒傷局部消毒，還可以處理多種細菌和真菌感染包括香港腳和胯下癢。其他適合用茶樹處理的症狀還包括：

- 青春痘
- 水痘
- 唇皰疹
- 呼吸道感染和阻塞
- 耳痛
- 各種真菌感染
- 口臭
- 頭蝨
- 牛皮癬
- 指緣角質乾硬
- 蚊蟲叮咬、疼痛和曬傷
- 葡萄球菌感染引發的膿腫

我在本書第 15 章討論念珠菌感染的內容當中，會更詳細說明如何使用茶樹精油來處理真菌感染。

■ 安全說明

- 危險性：有造成肌膚刺激的風險（低度）。
- 使用注意（皮膚外用）：避免使用放置過久、氧化的精油。
- 皮膚外用最高濃度：15％。[32]

■ 我的安全筆記

茶樹精油具有抗微生物的作用，因此經常被人們用來處理各式各樣的感染。我身邊就有一個人，在不清不楚的情況之下，把茶樹精油滴入結膜炎發作的眼睛。我不是在開玩笑！他諮詢 google 醫生，發現茶樹精油可以派上用場，卻沒有仔細閱讀使用的方式（正確的使用方式，是適當稀釋之後輕輕拍在眼窩周圍），直接就把精油滴到眼睛裡。好在，當他發現眼睛刺痛灼熱，至少知道要用椰子油來清洗。

使用精油時，請務必注意安全。不要做什麼驚世駭俗之舉，只要好好運用常識，並根據本書第 2 章提到的安全建議去使用，就已經很足夠了。

8. 依蘭依蘭（Ylang Ylang，*Cananga odorata*）

如果乳香是精油中的王者，那依蘭依蘭肯定穩坐后位。從糖尿病、高血壓到焦慮等其他症狀，依蘭依蘭都能帶來幫助！它對以下情況尤其拿手，包括：憂鬱症、自由基、炎症、細菌和真菌、蚊蟲，以及黑色素過多（可能進而導致皮膚病，依蘭依蘭能抗黑色素生成）等情況。[33]

有趣的是，依蘭依蘭還有不可思議的協調作用。曾有一項研究探討 24 名健康成人在使用依蘭依蘭精油進行芳香療法之後，出現什麼樣的反應。結果發現，受試者的血壓和脈搏大幅降低，但專注力和警覺性同時大幅提高。[34] 這個結果意義非凡，因為一般來說，當人們啟動生存本能進入戰逃反應，脈膊和血壓會升高，來提高警覺性，並且變得格外專注。然而，這項研究卻告訴我們，依蘭依蘭能在不啟動戰逃反應的情況下，提高專注力和警覺度，立刻打破了把依蘭依蘭視為「鎮定類」精油的迷思。依蘭依蘭是一種萬用精油，無論身體現在需要什麼，都能獲得滿足！

依蘭依蘭的例子能讓我們清楚看到，精油如何為相互矛盾的生理作用帶來平衡，並且真正的讓身體「回復和諧」。

■ 安全說明

· 危險性：有造成肌膚刺激的風險（中度）。

- 使用禁忌（皮膚外用）：受損、患病或高度敏感的肌膚不可使用，兩歲以下孩童不可使用。
- 皮膚外用最高濃度：0.8％ [35]

■ 我的安全筆記

研究發現，高劑量服用依蘭依蘭根的乙醇萃取物，會帶來殺精效果。[36] 於是，研究者便接著探討，依蘭依蘭是否有可能成為天然避孕藥。這項研究花了 60 天時間，以每公斤 1 克的劑量，為公鼠餵食依蘭依蘭，也就是總共餵食 2.5 盎司（約 70 公克）的量。一般人要吃到這麼大量的依蘭依蘭是幾乎不可能的，就連皮膚塗擦的量也遠遠不及。不過，依蘭依蘭精油是女性配方常用的精油，也被公認具有催情效果，但如果你正準備懷孕，或許會想避免使用含有它的配方來滋潤身體。

所以，你感覺怎麼樣？是不是蓄勢待發，準備好把這八種超好用、超強大的精油趕快帶回家呢？要掌握哪種精油適合用在什麼健康情況，確實需要一段練習的過程，但相信我：一切都是值得的！

第 4 章

快速學會使用精油，
改變生活

世界上最好的藥，是教會人們不需用藥。

——希臘醫學之父希波克拉底

我第一次教精油課程的時候，當提到有哪些配方可以協助改善情緒問題，聽眾席裡的一位女性就打斷了我。我看到她坐在人數不多的教室後面，眼睛閃閃發亮，忍不住興奮地說：「就是這些精油，在五年前幫助我擺脫了焦慮症的藥物！」

她接著說到，當時沒有任何方法管用，她整個人求助無門。最後，她還是拿了醫生開的藥，因為那似乎是她唯一的希望，直到她遇見了精油。聽著她說精油幫助自己再次重生的故事，真的很美妙。

不過，最讓我印象深刻的，並不是她為自己的困擾找到天然的解決方式，而是即便已經每天規律使用精油長達五年，那時的她仍然參加了這堂新手入門課程，試著學習能怎麼讓精油更加改善自己的生活。她就是學無止盡的最佳示範，不管我們認為自己已經了解多少，永遠都還是能夠帶著學習的心，更加深化自己的理解。

你有多渴望改變？

我希望你能漸漸知道，你不需要聽從醫生、藥師、酒類商店的老閥，或菸商的支配。你完全可以掌控自己的健康，而且，最棒的是，這不必是件辛苦的事。

我猜你應該聽說過，可以用精油來製作無毒清潔產品，或用天然的香氣來取代空氣芳香劑。這些都是精油常見的用途，也能帶來很大的幫助。誰不想要能少碰點毒素，還順便節省荷包呢？只是，大多數的人都不知道，精油能為自己的健康和幸福感，帶來多大的影響。

精油是了不起的療癒師。有些人，包括前面提到那個在我課堂中分享的女性，甚至把精油當成是自己生命中的英雄。想像一下，一個深色的玻璃瓶披著披風飛在空中，準備拯救被外星人攻陷的城市。好啦，這或許有點幻想過頭，不過，許多人確實就是靠著精油，戰勝了需要服用焦慮藥、血壓藥和強效消炎劑的情況。

精油能幫助你睡得更好、痛得更輕，它能療癒消化問題、支持減重計畫，並且幫助你在生活的方方面面，都更有活力去追求一種全面、富足、閃閃發亮的健康狀態。這樣看來，說它是你我的超級英雄也不誇張吧？

精油的好處，同時也是壞處，就是這些小小英雄的用途實在太多了，多到你我窮極一生都可能還學不完。精油知識之深，運用程度之廣，很可能多到嚇人。因此，我希望為你提供簡單快速的入門引導，讓你很快掌握精油能為健康帶來什麼樣的巨大改變。

雖然我希望你能成為活到老學到老的精油愛好者，但我也知道，一旦你親自體驗到精油強大的轉化力量，你對於這趟旅程的興致也會越高昂。因此，在此我想和你分享，我個人認為能馬上享受到精油益處的 7 個步驟。首先從以下步驟中選定一項，當你感受到其中的益處時，再接著去到下一項。當你在這些基本領域都感覺獲得改善，就能進一步參照本書稍後的其他章節，去處理個人的特定症狀與問題。

我想你會欣然發現，只需要一點精油和技巧，就能為整體健康帶來極大的改善。我也相信，你會想繼續深化自己的精油使用經驗，讓精油強大的療癒力為你帶來更多改變。

第一步：睡得更好

良好的睡眠，是維持身體健康最有效，卻又最常被忽略的一件事。沒有良好的睡眠，我們將無法從一整天累積的壓力和憂慮中恢復過來。

精油能幫助你獲得身體需要的睡眠品質，而你需要做的，不過就是在皮膚上擦一些稀釋好的真正薰衣草精油而已。研究顯示，在皮膚上塗擦調入基底油的真正薰衣草精油，有可能是睡眠障礙者最有效的紓困方法之一，因為當你我把按摩油塗在皮膚上，真正薰衣草當中的化學分子，能在 5 分鐘之內就進入身體血液循環。[1] 如果你擔心真正薰衣草鎮定的效果會太過持續，讓你到早上都還昏昏沉沉，同一篇研究結果也顯示，90 分鐘之後，真正薰衣草就會從血液中排出了。

我在許多個案身上親眼見證過，真正薰衣草精油能幫助人們戒除從成藥店購買，或來自醫院的安眠藥。根據一九五五年的一項臨床研究，服用苯二氮類藥物（Benzodiazepines）的年長患者，睡眠時間會大大減少。然而，當這些患者開始規律以芳香療法的方式使用真正薰衣草精油，睡眠品質和睡眠時間都回到先前的標準，即使不再繼續服用助眠藥物。最好的是，精油不像一般安眠藥或苯二氮類藥物一樣具有副作用；使用真正薰衣草或其他鎮定類精油來幫助睡眠，只要方式正確，基本上不會有任何副作用產生。[2]

> 💧 **Try** 今天晚上睡前，就將 1 滴真正薰衣草精油，調入 1 小匙液態椰子油，塗在腹部按摩，因為腹部是全身上下最容易吸收的部位之一。

第二步：減輕壓力

內在不平靜，就表示有某種混亂存在。壓力不僅是內在混亂的主要禍首，也很可能是許多現代慢性疾病的主要成因，甚至，壓力就是我這本書最主要想處理的全民公敵。近年在台灣的一項研究指出，工作場所造成的壓力相關疾病已經成為像流行病一樣普遍的存在，而精油能透過直接降低血壓、降低心律變異、平衡自主神經系統等方式對應壓力，效用非常顯著。自主神經系統負責控制所有無法由意識控制的生存機能，例如呼吸、心跳和消化。

　　真正薰衣草是不會令人失望的紓壓精油，但可以用的精油也還有很多。只要一點點檀香精油，就能在任何情況下安撫焦慮與煩躁的神經。壓力的來源有許多可能，因此你可能也需要從許多不同的紓壓幫手中，找到對你來說最有效的那一種。天竺葵、橙花、依蘭依蘭和穗甘松都是不錯的選擇，並且經過實驗測試，有優秀的安撫、舒緩效果。

　　🔵　Try　下一次當你感覺壓力爆表的時候，只需要打開你的依蘭依蘭、穗甘松或橙花精油，閉上眼睛用鼻子嗅聞，做幾次深呼吸，同時觀想一些正面的事物。

第三步：改善心情

　　嗅聞的能力，是來自嗅覺系統的功能，這是唯一一個由大腦杏仁核與邊緣系統控制的感官——這兩個大腦部位，也是和心情與情緒有關的大腦部位。[4] 香氣和大腦邊緣系統有直接的連結，這很可能是為什麼氣味能觸發情緒，也是為什麼，某些特定的香氣，能對情緒帶來強大的影響。說到用香氣改善心情，就不能不提到玫瑰和胡椒薄荷精油。許多研究一再指出，玫瑰和檸檬等柑橘類精油，能有效提高情緒、帶來放鬆的感覺，進而舒緩焦慮。[5] 清涼的胡椒薄荷精油則能在感覺低落的時候，大大地振奮感你的大腦。除此之外，胡椒薄荷精油也是天然的頭痛緩和劑——畢竟，頭痛的時候，誰還能有什麼好心情呢？

　　🔵　Try　下次當你又落入情緒低谷，就用 2 滴檸檬、2 滴萊姆加上 2 滴佛手柑精油來擴香，好好享受心情大大變好的感覺。

第四步：清理混沌的思緒

無論你是否接受，每個人不管老小，都可能出現思緒不清晰的情況，程度從一般的思緒混沌（記憶斷片或思維遲鈍）到無法集中注意力的過動症都有可能。精油能有效緩解注意力不足過動症（ADHD）的症狀，幫助孩子或大人的注意力更加集中。包括岩蘭草[6]、胡椒薄荷和迷迭香，都是特別有效的選擇。數百年來，迷迭香甚至是人們口中的「記憶之草」，經證明能改善記憶力與回憶的能力，幫助年長的失智症患者適應並改善生活。[7]

 專注清晰聞香棒

配　　方	迷迭香精油 10 滴	
	歐洲赤松精油 5 滴	
	山雞椒精油 5 滴	
使用器具	預先裁切好的棉片	
	芳香療法專用聞香棒	
步　　驟	1. 將棉片放入聞香棒中。	
	2. 直接將精油滴入聞香棒中的棉片。或者，你也可以把精油滴在玻璃碗中，讓棉片在碗裡前後滾動吸收精油，再用鑷子把棉片塞入管中。	
	3. 打開聞香棒，閉上眼睛，用鼻子做幾次深呼吸。每當需要的時候，就重複這個動作，直到感覺思緒恢復清晰。	

▼ Note 　雖然歐洲赤松和山雞椒並不是每個人家中常見的精油，也不在我們前面討論的推薦精油之列，但我發現這兩種精油，一般認為有提振和紮根的作用。加上迷迭香，會是一個提高專注力和清晰度的極佳配方。

不過，如果你手上沒有這些精油，一樣可以用其他幫助思考清
晰的精油來替代，例如尤加利、胡椒薄荷與綠薄荷。如果想更
加了解有哪些精油能增進機敏度，可以參考本書第 5 章「每日
晨間儀式：起床出發！的段落。

》》》 想看我親自示範如何配製專注清晰聞香棒，並了解更
多消除思緒混沌的精油選擇嗎？歡迎造訪我的網站：
HealingPowerOfEssentialOils.com。

第五步：平衡荷爾蒙

女性的荷爾蒙是來自上帝的恩賜，因為有荷爾蒙，新的生命才能被
孕育誕生，不過，這些荷爾蒙也經常伴隨著令人困擾的症狀，例如情緒
擺盪、身體浮腫、易怒、疲累和憂鬱。雖然這些症狀都很常見，但並不
表示你一定需要承受它。研究已證實，精油能有效取代為了避孕或荷爾
蒙補充療法，而開立的人造荷爾蒙藥物。

資料顯示，經痛的年輕女性，能透過精油獲得舒緩，減輕的程度甚
至比乙醯胺酚止痛藥還要有效。[8] 月經不調的女性，也在另一項研究中
得到同樣的舒緩效果。[9] 女性進入更年期之後，服用抗憂鬱藥物的人數
大幅增加。快樂鼠尾草能幫助減緩這充滿壓力的過渡時期，同時降低體
內皮質醇的濃度，帶來抗憂鬱的效果。[10]

橙花精油來自橙樹開出的花朵，同樣也被證實能調理荷爾蒙失衡的
各種症狀。二〇一四年，一群韓國的研究者針對橙花精油對更年期症狀
的影響進行研究，結果發現反應相當好。光是透過嗅聞香氣，就能帶來
降低壓力、改善性慾和調整血壓的正面作用。[11]

◉ Try 翻閱本書第三部關於女性保健的內容，從中選擇適
用於你的荷爾蒙症狀的天然配方。

第六步：戰勝食慾

在通往健康幸福的道路上，無法控制的食慾和不斷增加的體重，讓人困擾。好在，這部分精油也能發揮作用。

二〇一四年發表於《自主神經科學期刊》（Autonomic Neuroscience）的一篇研究顯示，葡萄柚和真正薰衣草有影響自主神經功能的效果。或許你曾經聽過這兩個詞語：「或戰或逃」和「休息消化」，它們就是分別在描述掌管戰逃反應的交感神經和掌管身體的休息與消化功能的副交感神經這兩大系統的功能。這兩大神經系統也是調節身體新陳代謝功能，以及心、腸、胃等體內器官的重要機制。

研究發現，嗅聞葡萄柚精油能降低食物攝取，並激勵身體的脂肪分解和熱生成（運用卡路里創造身體熱能）效果。有趣的是，真正薰衣草的作用完全相反，這可能是因為它更偏向放鬆、支持副交感神經的特質。因此，葡萄柚精油是抑制非正常食慾的天然好幫手，能幫助你控制體重。[12] 這項研究同時指出，如果有減重需求，最好避免在正餐之間用真正薰衣草精油擴香，因為它可能帶來增進食慾、減緩卡路里燃燒的作用。不過，在晚上使用就不需擔心，因為精油的效果迅速而短暫，最多只會停留 90 分鐘，因此在晚上用真正薰衣草擴香助眠，不會阻礙你的減肥計畫。

> ◆ Try　把 1 滴葡萄柚精油調入一些甜菊萃取液，放進 32 盎司（約 946 毫升）的玻璃瓶中，注滿氣泡水。氣泡水能讓你在口感上感到滿足，而葡萄柚除了味道宜人，還有幫助燃脂的功效！記得白天的時候別使用真正薰衣草。

第七步：減輕疼痛

我們來談談目前在醫學界最重要的一個字，說不定你早就已經對它有所研究。那就是：發炎。

最近，發炎變成很流行的一個字眼。這也難怪，畢竟幾乎每一種慢性疾病都和炎症有關，包括癌症、糖尿病、心臟病，甚至自閉症！根據馬克·海曼醫生所言：「自體免疫系統的各種症狀，都和一個核心的生物化學過程有關：一種不受控制的全身性發炎反應，導致身體開始攻擊自己的組織。」[13]

那，發炎究竟是什麼？

一般來說，發炎是免疫系統遇到刺激時產生的自然反應。例如細菌、病毒、切傷、擦傷、化學物質、放射線，或任何被身體視為威脅的東西都可能帶來刺激，包括壓力和有害的情緒也算在內。[14]

大部分時候，在英文裡帶有 -itis 字根的字，就表示是某種炎症。包括支氣管炎（bronchitis）、中耳炎（otitis media），都是居家常見的炎症。這兩種炎症算是急性炎症，也就是突然出現，但不會持續太久，當然，要是身體沒有足夠的能力抵抗它們，也可能停留比預計還要長的時間。

你一定曾經遇過急性發炎的情況，通常當身體發炎的時候，會伴隨一個或多個以下的主要症狀：

- 發紅
- 發熱
- 腫脹
- 失去功能
- 疼痛

我們先專注在最後這個症狀吧！大多數的疼痛，都是來自發炎，不管受傷或慢性疾病都一樣。因此，消炎類精油是對抗疼痛的重要工具，無論是頭痛、肌肉僵硬，或是像關節炎這樣的情況。好在，消炎的精油選擇相當多，包括古巴香脂、乳香、膠冷杉、歐洲冷杉和胡椒薄荷，都是很好的選擇。

　　一般認為，含有單萜烯（一種揮發分子）的精油就具有消炎的能力。根據研究指出，高達 90％的精油都符合這項條件。[15] 因此，當你想用天然的方式紓解疼痛，選擇確實多不勝數。只要記得一定要稀釋使用，可以參考本書第 65 頁的稀釋說明！

　　🔹 Try　試試本書第 16 章的消炎舒緩配方。我在那裡對這個主題提出的詳盡的說明。

第 5 章

每日精油使用

釘子能頂出釘子，習慣會克服習慣。

—— 伊拉斯謨，文藝復興時期鹿特丹神學家

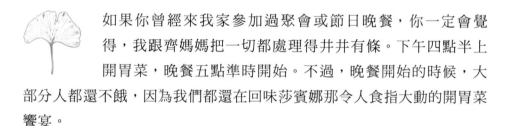如果你曾經來我家參加過聚會或節日晚餐，你一定會覺得，我跟齊媽媽把一切都處理得井井有條。下午四點半上開胃菜，晚餐五點準時開始。不過，晚餐開始的時候，大部分人都還不餓，因為我們都還在回味莎賓娜那令人食指大動的開胃菜饗宴。

莎賓娜不只精心打點食物，空間的氣氛也不馬虎。擴香器讓全家充滿香氣，為心情定調，而且她似乎總是能透過料理，發揮自己新開發的配方。我們經常聽到客人說：「你說『這些』都是健康的食物？」「這是你自己做的？」「我不可能做得出來！」

而且你知道嗎？他們說得對極了！齊媽媽做的事情，一般人真的做不到。至少需要練習才可能辦到。我太太花了十年以上的時間，不斷從錯誤中學習，並且測試過無數的配方，才達到今日的水準。

網路上，也有很多人這樣讚嘆我的生活方式：齊博士，你在網站上說的那些，我根本不可能做到。

對，你說得沒錯！建立健康的習慣需要時間，我這樣生活已經超過十五年了！我也經歷過無數的嘗試、失敗、祈求和努力。但好消息是，到了我現在這個階段，這樣生活一點都不感覺吃力，因為大部分我做的事，都是出於一種習慣而已。

從科學看健康習慣的養成

你知道建立一個健康的習慣需要多久嗎？你經常聽說的二十一天並非事實。二十一天的說法是一個六〇年代流傳至今的迷思，最早是麥斯威爾·馬爾茨博士（Dr. Maxwell Maltz）在《心理控制術》（Psycho-Cybernetics）這本書中提出來的。這本銷量千萬的書，被翻譯為多國語言，難怪人們都以為馬爾茨提出的理論千真萬確，在過去五十年裡，被無數關心自我成長的讀者與醫療專家奉為圭臬。

從科學的角度來看，你我可能需要超過兩個月的時間，才能建立一個習慣，並且讓這個新的、健康的舉措，成為自發性的行為。事實上，二〇一〇年《歐洲社會心理學期刊》（European Journal of Social Psychology）刊登的一篇重要研究指出，平均來說，人們需要的時間是六十六天。[1]

這項研究透過十二週的時間，對近一百位受試者進行研究。每一位受試者都選擇一項要專注心力建立的全新健康習慣，例如午餐時喝一瓶水，或是晚餐前跑步 15 分鐘。受試者每天回報自己今天是否完成了該做的事，以及在做的時候是否感覺是自發性的。有些人只用十八天就做到了，有些人花了兩百四十五天。也就是說，要建立新的習慣有可能需要很長的時間，並且沒有放諸四海皆準的答案。

我很喜歡這項研究，因為它鼓勵我們不需要和他人比較，只需要盡力就好。身為一位聖經健康教育者，我發現，對於我的追隨者來說，有時我也扮演著諮詢者或老師的角色。我經常鼓勵人們對自己多點耐心，也要接受偶爾的退步和失敗，都是這趟旅程必經的過程。

如果你願意花時間建立使用精油的習慣來改善生活，下面是我開發的一系列每日練習，它們都經過我親身測試，可以做為你按表操課的參考。

建立每天使用精油的習慣

我設計了兩種建立每日精油使用習慣的方法，可以根據你的需求來選擇：一個兩步驟的晨間練習，幫助你的身心靈準備好迎接一天；一個三步驟的夜晚練習，幫助你睡好睡滿 7 小時。如果你不知道自己能不能堅持下去，就先試一天看看。明天、後天、大後天都還想要做，最後精油就會成為你每日生活的一部分！

晨間練習有兩種，你可以從以下內容選擇：

1. 如果你是自然早起的晨型人，而且在早上有充裕的時間可以祈禱、靜心或讀經，那麼你可以試試我的「精油祈禱與靜心練習」。其中包含四個簡單的配方，使用任何一個或四個都用。
2. 如果你像我每天在趕著送小孩上學之前，幾乎連好好沖個澡的時間都沒有，那我猜你應該想把祈禱或靜心留待其他時候進行。我特別設計了一個「起床出發！」練習，讓你度過更愉快的早晨！

無論你是以上哪一種類型的人，下面這些晨間儀式的配方，也都可以在一天的任何時候，甚至在夜晚想安靜獨處的時候使用。在你的包包、抽屜和車子前座置物箱裡都放上一罐，隨時想用，就在手邊。

晨間儀式：精油祈禱與精油靜心

沒有什麼比精油更能在一天的開始，幫助你專心集中，進入靈性和靜心的狀態了。用現代的方式調製古老的聖油，能幫助你尋回內在平和，安撫焦慮、消除壓力、戰勝憂鬱，並且平衡情緒。你只需要使用擴香器或滾珠棒就能辦到，以下我提供的技巧就包含這兩種。

調配最適合你的晨間靜心配方，首先選出能幫助你達到正念狀態的精油，然後組合成美妙的香氣，讓你會想一直、一直使用的香氣。

以下是自古以來能幫助頭腦清晰、靜心和正念的一些精油，說不定你手上就有！

阿米香樹（也叫西印度花梨木，或西印度檀香）

歐白芷根	佛手柑	佛陀木（Buddha wood）	
雪松	乳香	欖香脂	永久花
墨西哥萊姆（Key Lime）		真正薰衣草	檸檬
萊姆	沒藥	橙花	紅沒藥
甜橙	玫瑰草	祕魯聖木	廣藿香
祕魯香脂	苦橙葉	羅馬洋甘菊	玫瑰
迷迭香	檀香	貞潔樹	纈草
依蘭依蘭			

試試用柑橘類精油（例如檸檬、萊姆、橙花或橙）加上樹脂（乳香、沒藥或紅沒藥），或是用花香類精油（真正薰衣草、玫瑰或依蘭依蘭）加上樹木類（雪松、檀香或祕魯香脂）。一開始先用 2 ～ 3 種精油就好，之後可以慢慢增加精油的數量，但最多不要超過 6 種。

如果你需要更多指引，可以試試我最喜歡的組合：乳香、廣藿香、岩蘭草、依蘭依蘭，加橙花或用日本柚子帶來柑橘的香氣。我超愛這個味道！

 晨間靜心擴香配方

配　　方　乳香、廣藿香、岩蘭草、依蘭依蘭和橙花精油 各 1 滴
使用器具　擴香器
步　　驟　1. 根據擴香器的說明注入水。
　　　　　2. 加入精油。

3. 開始祈禱或靜心前 5 分鐘開啟，讓香氣佈滿空間。

4. 完成祈禱或靜心之後，把擴香器關起來。

✎ Note　精油可留在機器中，每天早上開啟使用，直到水用完。

晨間靜心聞香棒

　　如果你在外面，身邊沒有擴香器，那麼有聞香棒在手就再好不過。如果你對香氣特別敏感，想要控制靜心時吸入精油的量，也很適合用聞香棒來替代擴香器。

配　　方　乳香精油 5 滴　　　　岩蘭草精油 5 滴
　　　　　廣藿香精油 3 滴　　　　依蘭依蘭精油 3 滴
　　　　　橙花精油 3 滴

使用器具　預先裁切好的棉片
　　　　　芳香療法專用聞香棒

步　　驟　1. 將棉片放入聞香棒中。
　　　　　2. 直接將精油滴入聞香棒中的棉片。或者也可以把精油滴在玻璃碗中，讓棉片在碗裡前後滾動吸收精油，再用鑷子把棉片塞入管中。
　　　　　3. 開始靜心或祈禱前，打開聞香棒，閉上眼睛，用鼻子做幾次深呼吸。

晨間靜心身體按摩油

配　　方　乳香精油 5 滴　　　　岩蘭草精油 5 滴
　　　　　廣藿香精油 5 滴　　　　依蘭依蘭精油 5 滴
　　　　　橙花精油 2 滴

任一基底油，或使用齊媽媽的特調基底油

（參考本書第 56 頁） 2 盎司（約 60 毫升）

使用器具　中型玻璃碗

乳液瓶或玻璃罐

步　　驟　1. 將精油滴入碗中。

2. 加入基底油調和均勻。

3. 洗完澡後用按摩油滋潤身體，幫助你進入祈禱和靜心
的狀態。

4. 記得每月更換配方。

5. 放在乳液瓶或玻璃罐中保存。

✎ Note　你知道身體是以每個月為一個循環嗎？皮膚幾乎每
四週就會進行一次汰換更新，這也是為什麼，我堅信大約每一
個月就要調換一次配方。這麼做的原因是，我想讓身體摸不著
頭腦—這樣的話，就不會產生抗性。我最不想要的，就是一再
重複某種干預措施，讓身體習慣了它的存在，之後我就得用兩
倍的劑量，才能達到同樣的效果。

晨間靜心滾珠棒

如果你喜歡滾珠棒多過身體按摩油，不妨讓這個配方幫助你更加
進入祈禱和靜心的狀態。

配　　方　乳香精油 2 滴　　　　岩蘭草精油 2 滴

廣藿香精油 2 滴　　　依蘭依蘭精油 2 滴

橙花精油 2 滴

足以注滿滾珠瓶的基底油，液態椰子油、荷荷芭油或甜杏
仁油都是很好的選擇！

使用器具　10 毫升的玻璃滾珠瓶

步　　驟　1. 將精油滴入滾珠瓶中。

　　　　　2. 注入你最喜歡的基底油。

　　　　　3. 大力搖晃 10 秒混合。

　　　　　4. 一早起來先用於身體的主要激痛點（trigger point），
　　　　　　 例如手腕、後膝蓋、後頸部和腳底，然後再進行祈禱。

晨間儀式：起床出發！

　　如果你像我一樣，更喜歡在一天的其他時候祈禱或靜心，你應該會喜歡以下的起床出發配方，它們能幫助你充滿精神、提振心情，活力四射的香氣，會讓你想一再使用它。以下是經常被用來增加警覺性和行動力的經典精油：

月桂	佛手柑	樟樹
尤加利	葡萄柚	萊姆
檸檬	檸檬尤加利	檸檬細籽
檸檬香桃木	檸檬香茅	萊姆
山雞椒	橙	胡椒薄荷
歐洲赤松	芳香羅文莎葉	桉油樟（羅文莎葉）
迷迭香	綠薄荷	茶樹
冬青（白珠樹）	山地香薄荷	

 擴香配方

　　如果你喜歡滾珠棒多過身體按摩油，不妨讓這個配方幫助你更加進入祈禱和靜心的狀態。

配　　方　橙精油 3 滴　　　　　　胡椒薄荷精油 2 滴

迷迭香精油 1 滴

使用器具　擴香器

步　　驟　1. 根據擴香器的說明注入水。

2. 加入精油。

3. 早上起床立刻開啟擴香器，讓香氣伴隨你一天的開始，佈滿整個空間。

4. 完成後就把擴香器關起來。精油可以留在機器中，每天早上開啟使用，直到裡面的水用完。

》》》　想看我親自示範怎麼調配起床出發擴香配方，同時分享更多正確開啟一天的秘訣嗎？歡迎造訪我的網站：HealingPowerOfEssentialOils.com。

聞香棒

配　　方　橙精油 10 滴

胡椒薄荷精油 6 滴

迷迭香精油 6 滴

使用器具　預先裁切好的棉片

芳香療法專用聞香棒

步　　驟　1. 將棉片放入聞香棒中。

2. 直接將精油滴入聞香棒中的棉片。或者，你也可以把精油滴在玻璃碗中，讓棉片在碗裡前後滾動吸收精油，再用鑷子把棉片塞入管中。

3. 早上一睜開眼，人還躺在床上的時候，就先打開聞香棒，做幾次深呼吸。接著直接起床，一邊站起來，一邊再嗅聞幾次，這麼做能增強身體的血液與能量流。

身體按摩油

配　　方　橙精油 12 滴

胡椒薄荷精油 4 滴

迷迭香精油 2 滴

任一基底油，或齊媽媽的特調基底油（參考本書第 57
頁） 2 盎司（約 60 毫升）

使用器具　中型玻璃碗

乳液瓶或玻璃罐

步　　驟　1. 將精油滴入碗中。

2. 加入基底油調和均勻。

3. 洗完澡後使用，讓這個身體按摩油幫助你清新提振、注
滿活力。

4. 記得每月更換配方。

5. 放在乳液瓶或玻璃罐中保存。

 滾珠棒

這個滾珠配方就像前述按摩油一樣，也可以幫助你在早上快速充
滿能量，起床動起來！

配　　方　橙精油 15 滴

胡椒薄荷精油 3 滴

迷迭香精油 1 滴

足以注滿滾珠瓶的基底油，例如液態椰子油、荷荷芭油或
甜杏仁油

使用器具　10 毫升的玻璃滾珠瓶

步　　驟　1. 將精油滴入滾珠瓶中。

2. 注入你最喜歡的基底油。

3. 大力搖晃 10 秒混合。

4. 早上起床後，用於身體的主要激痛點（trigger point），
例如手腕、後膝蓋、後頸部和腳底。

夜間儀式：準備進入睡眠，恢復身心活力

如果每天早上起床時，你並沒有感覺精力充沛、足以應付一天的工作，那麼很有可能，你的睡眠品質並不夠好。在睡眠中規律的休養生息，是豐盛生活的必備要素，卻也是經常被人們忽視的一環。

下面這三個睡前儀式，可以幫助你進入夜間模式，讓身體準備好迎接一夜好眠。除此之外，你也可以考慮每天在睡前寫下讓你感恩的一切事物。當你覺得一切分崩離析、人生荒腔走板的時候，這個感恩清單將為你帶來很好的支持。

 排毒泡澡配方

或許你不是每一天都有時間在睡前好好泡個熱水澡，但一週一次的排毒澡，能幫助身體釋放每日生活中累積的壓力──和毒素！這個泡澡配方應該成為你睡前儀式的首選。

配　　方　真正薰衣草精油 3 滴　　羅馬洋甘菊精油 2 滴
依蘭依蘭精油 2 滴　　荷荷芭油 1 大匙
一般瀉鹽 1 杯　　有機蘋果醋 ¼ 杯
使用器具　中型玻璃碗

步　　驟　1. 將精油與荷荷芭油倒入玻璃碗中。

2. 加入瀉鹽和醋，混和均勻。

3. 在浴缸中注入熱水，溫度是你能承受的最熱程度。

4. 一邊放熱水，一邊緩緩注入上述的油醋混合物。

5. 全身浸入熱水，持續 20 ～ 30 分鐘。

6. 要離開浴缸時先慢慢坐起來，再呈跪姿，最後才站起來。這麼做比較不會有暈眩感。

 身體按摩油

　　泡完澡之後，我非常建議用含有真正薰衣草或岩蘭草的按摩油來按摩身體，這是最熱門也最有效的兩種助眠精油。

配　　方　真正薰衣草或岩蘭草精油 10 滴（也可以兩者各用 5 滴）
快樂鼠尾草精油 6 滴
甜馬鬱蘭精油 4 滴
任一基底油，或齊媽媽的特調基底油（參考本書第 56 頁） 2 盎司（約 60 毫升）

使用器具　中型玻璃碗
乳液瓶或玻璃罐

步　　驟　1. 將精油滴入碗中。

2. 加入基底油調和均勻。

3. 作為泡完排毒澡之後使用的身體按摩油。

4. 記得每月更換配方。

5. 放在乳液瓶或玻璃罐中保存。

滾珠棒配方

　　滾珠棒可以作為身體按摩油的替代方案，讓這個滾珠棒配方幫助你睡得更好。

配　　方　真正薰衣草或岩蘭草精油 6 滴（或兩種精油各 3 滴）
　　　　　快樂鼠尾草精油 3 滴
　　　　　甜馬鬱蘭精油 2 滴
　　　　　液態椰子油或任何一種基底油

使用器具　10 毫升的玻璃滾珠瓶

步　　驟　1. 將精油滴入滾珠瓶中。
　　　　　2. 注入你最喜歡的基底油，混和均勻。
　　　　　3. 睡前用這個滾珠棒配方按摩脖子、肩膀、手、手腕、腳和腳踝。
　　　　　4. 一邊花點時間為自己輕輕按摩，一邊回想今日發生的種種，把注意力放在讓你感謝的事情上，至少想一件事。

 擴香配方

配　　方　真正薰衣草精油 3 滴
　　　　　快樂鼠尾草精油 2 滴
　　　　　甜馬鬱蘭精油 1 滴

使用器具　擴香器

步　　驟　1. 根據擴香器的說明注入水。
　　　　　2. 加入精油。
　　　　　3. 準備上床的 10 ～ 20 分鐘前開啟擴香器。
　　　　　4. 讓擴香器整夜保持開啟。

聞香棒

配　　方	真正薰衣草精油 10 滴
	快樂鼠尾草精油 6 滴
	甜馬鬱蘭精油 4 滴
使用器具	預先裁切好的棉片
	芳香療法專用聞香棒
步　　驟	1. 將棉片放入聞香棒中。
	2. 直接將精油滴入聞香棒中的棉片。或者，你也可以把精油滴在玻璃碗中，讓棉片在碗裡前後滾動吸收精油，再用鑷子把棉片塞入管中。
	3. 躺在床上時打開聞香棒，深呼吸 2 分鐘。

保持耐心

如果你正打算建立新的健康習慣，我衷心希望，也祈願你們能對自己保持耐心，明白這一切都需要時間。請記得，無論失敗多少次，我們永遠都可以再重新站起來。不然，你又會陷入那個嚴以待己，最後乾脆放棄的迴圈裡。

我相信，這是人們不使用像精油這樣的自然療法，來處理健康問題的最常見原因之一。處方藥一下子就能簡單了事，而要了解如何用精油改善不適卻需要時間。但就像人生中大部分的事情一樣，這趟旅行也是一趟不休止的旅程。本書所說的一切，和西醫在根本上就是背道而馳的，我提倡的是一種全新的生活方式。我希望你能願意採納這樣的方式。

第6章

擴充藥箱

真不敢相信，我從每天要吃這麼多藥物，加上放療和化療，到現在只需要精油，其他什麼也不用。我的腫瘤科醫師完全被打敗了。

——抗癌成功的伊凡

　莎賓娜最要好的朋友之一，去年被診斷出最致命的一種癌症。二○一六年六月的時候，伊凡還覺得身體好好的，她和深愛的伴侶成功活出美國夢，和美麗的 15 歲女兒一家三口幸福美滿，她的保險工作也蒸蒸日上。不到幾週之後，她的生活就出現天翻地覆的變化。七月，她在家族旅遊時咳了血，去到醫院檢查後，發現自己得了第四期的非小細胞型肺癌 (Non-small cell lung cancer)。人生彷彿墜入谷底。癌細胞很快轉移到她的腦部，接著遍佈脊椎，直到全身。十二月的時候，她幾乎已經離死神不遠了。那時，她的血小板檢測值已經太低（低到 9.0），白血球計數也只達到 0.5，因此，腫瘤科醫生停止了一切醫療措施。她接受的治療，並沒有發揮效果。

醫生並不願意告訴伊凡她正在逐漸死去，因此他選擇告訴伊凡的先生史考特，請史考特代為轉達。然而，史考特與伊凡並沒有放棄。「就是從這時起，我們全權接手自己處理，」去年史考特在我的播客頻道接受訪問時這麼說。在似乎只能寄望神蹟出現的當下，史考特和伊凡只有不斷祈禱，請求神的指引，同時做自己唯一知道能做的事。

他們開始將乳香、沒藥和檸檬香茅精油，塗在伊凡全身，一天多達七次。二○一七年二月的時候，伊凡頸部一個高爾夫球般大的腫瘤就消失了，即使那時的她，已經超過兩個月都沒有接受化療。

在我書寫這本書的時候，伊凡仍然固定在使用精油。她的腫瘤科醫師為她的調養方式加上免疫療法，現在，她的全身癌指數都在降低當中。事實上，目前在她大腦和肺部已經偵測不到任何癌細胞，她的體重也幾乎回復到發病之前。她吃得健康、恢復了行走，視力回復正常，整個人都在康復中！

從那時起，伊凡和史考特就致力於為所有正在抗癌的親朋好友加油打氣，而那人數多到似乎沒有止盡。透過深邃的痛苦，她的牧師魂就這樣誕生了。哈利路亞！

預先準備的重要性

你有聽說過這句 5P 格言嗎？這句話是由五個 P 開頭的英文字組成的：「完善的計畫能讓表現不失常。」（Proper planning prevents poor performance.）伊凡和史考特跟隨直覺的作法值得你我學習，而這句話是其中最精髓的原因——我們都需要未雨綢繆，做好萬全準備。

伊凡的療癒之路，是一趟關於愛、勇氣、正面思考、希望和堅定信仰的旅程，也是一個關於防範於未然的故事。

伊凡被診斷罹癌的時候，家裡早有一整櫃品項完善的精油。從我的經驗可以看出，光是擁有精油這件事，就表示伊凡具備真正的力量，因為使用精油本身，就是一種帶來力量的行為，這讓你我能安心自在地生活，因為知道萬一出了什麼問題，這些天然小幫手都在身邊。沒有人喜歡半夜匆匆趕去二十四小時藥局買咳嗽糖漿，不是嗎？使用精油也是一樣的道理！

精油療癒方案的注意事項

現代科技讓所有人只要點點滑鼠，就能連通全世界，但在這之前，人們是怎麼生活的？比方說，如果你住在一千年前的澳洲，基本上那片土地長什麼，你和你的家人就用什麼。也就是說，你會用茶樹、尤加利和其他當地原生的藥草，來處理任何不適。如果你住在大溪地，你會用岩蘭草；如果在法國，真正薰衣草就會是不二的選擇。同樣地，義大利人會用佛手柑和檸檬等柑橘類植物。我們的祖先，很擅長運用住家附近就能取得的資源。當你清楚這件事，就會知道，沒有一種精油是所謂的仙丹，能對所有人都帶來同樣的效果。每一個人的療癒之路都是獨一無二的，因此，要達到同樣的療效，很可能需要的是不同的精油，就像我們的祖先一樣。

就拿伊凡和史考特來當例子好了。當人們聽到這樣的故事，很容易忘記每個人在生物化學上的差異，而是直接去買一堆乳香、檸檬香茅和沒藥往身上擦。如果你想跟隨伊凡獨一無二的療癒路徑，很可能會在沒有體驗到同樣效果時，就感到沮喪，甚至對精油幻想破滅。我很能理解。但是，很可能你只是沒有注意到，你的身體需要的是其他不同的東西。我真不希望你就此覺得精油「沒有效」，並且喪失一切信心。

說實話，許多精油都有抗癌的效果。所以別只是急著去買伊凡用的那些精油。記得我先前提過，每個人都是獨一無二的個體嗎？我無法保證，我在這本書中提出的所有配方，對每個人都會有一樣的效果。所以，很重要的是除了本書提供的資訊之外，你還必須自己不斷親身研究。一直有更新的精油相關研究在出現，因此，本書不可能涵蓋所有的精油知識。除此之外，很重要的是不斷嘗試不同途徑、聆聽身體的聲音，然後同步做出回應。

為藥箱增加工具

一旦你感覺基本精油用得上手，就會想要接著再買更多精油。下面這個建議列表，能作為第 3 章建議精油的延伸選擇。這些精油在市面上也同樣都很好找到，並且能幫助你處理各式各樣的疑難雜症，從料理、清潔到預防疾病，都能派上用場。

如果你想要配置某些特殊配方，或是自製配方，或許你還會需要更多其他的精油。但對大部分人來說，下面這些精油，加上第 3 章建議的 8 支精油，就足以應付日常生活的一切所需。

在第 3 章，我針對最熱門的療癒精油一一提出詳細的說明，在這裡則只會簡短介紹能幫助你處理更多問題、值得添購入手的精油選擇。在接下來的章節中，我會示範如何透過這 14 支精油，以天然療方處理你的各種問題。同時我也會提供超過 150 個具體配方，讓你能立刻就照著做做看。當然，安全、劑量和使用禁忌，仍需要列入考量。你可以參考滴莎蘭德重新再版的《精油安全專業指南》（*Essential Oil Safety: A Guide for Health Care Professionals, 2nd edition.*），從中查閱關於這些精油的安全使用資訊。

1. 佛手柑（*Citrus bergamia*）：光是研究佛手柑效用的研究，至今就有超過一百篇。佛手柑可以說是最常被研究的精油之一。佛手柑的效用很廣，從幫助減重[1]，到消除壓力[2]，到抗細菌的作用[3]，多到說不完。我們有些人還喜歡把佛手柑稱作是「液體贊安諾」（Xanax，一種抗焦慮藥），因為佛手柑的最大賣點，也是經實驗證實的結果，就是能大幅減輕焦慮感。[4]

2. 快樂鼠尾草（*Salvia sclarea*）：快樂鼠尾草是女性保健的重要精油，其中含有許多以消炎、鎮定著稱的成分，例如沉香醇（真正薰衣草精油的主要成分）、乙酸沉香酯（用在肌膚上有極佳的消炎效果），以及一種叫做快樂鼠尾草醇的成分，經實驗證明能影響癌細胞增生路徑、讓癌細胞消亡。[5] 除了消炎效果之外，快樂鼠尾草還能幫助人們放鬆，具有抗憂鬱、抗真菌、抗微生物和抗氧化的特質。

3. 丁香（*Syzygium aromaticum*）：氧自由基吸收能力（ORAC）是一套評量食物和飲料抗氧化能力的測量法，丁香的測量分數非常高，而丁香精油也經常被使用在市面上常見的提振免疫飲料中。丁香也是極佳的口腔保健用油，不僅經實驗證明，可以減緩牙齒蛀蝕的速度，也可以用來取代牙膏中的有毒成分，即氟化物。[6]

4. 甜茴香（*Foeniculum vulgare*）：它是腸道保健的重要幫手，也能為哺乳中的媽媽帶來極大的支持，還可以改善經痛。甚至還有實驗證明，甜茴香可以改善嬰兒的腸絞痛。[7]

5. 天竺葵（*Pelargonium graveolens*）：天竺葵是另一個女性保健的重要精油，它的療癒功效多到說不完，包括能降低發炎反應，以及發揮強大的抗真菌效果。[8]

6. 義大利永久花（*Helichrysum italicum*）：永久花一直是相當受到人們重視的精油（使用紀錄可以追溯到古希臘時代）。永久花用途多元，可以抗細菌、抗真菌、消炎，還是一種抗氧化劑。即使低濃度使用，也能帶來強大的抗氧化效果。不過它最了不起的能力，可能還是修復肌膚、凍齡回春的效果。永久花能讓肌膚看起來更加年輕，[9] 這也是為什麼，人們會稱它為「永久花」，也叫「不凋花」。

7. 香蜂草（*Melissa officinalis*）：香蜂草是一種非常強大的精油，能改善認知能力，讓人明顯感覺到更平靜、更有專注力。香蜂草也是非常強力的抗癌用油，[10] 還能有效管理糖尿病。[11] 除此之外，它也有很好的驅蟲作用喔！雖然香蜂草是一種價格昂貴的精油，但只要你有能力負擔，它決不會讓你失望！

8. **檸檬香茅**（*Cymbopogon flexuosus*）：我個人認為，檸檬香茅是最沒有受到合理重視的一種精油：實驗證明，檸檬香茅能消滅抗藥金黃色葡萄球菌（MRSA）和其他對抗生素產生抗藥性的細菌。它還可以幫助膽固醇過高的問題，外加平衡血糖、安撫焦慮，簡直是精油中的王牌選手啊！[12]

9. **沒藥**（*Commiphora myrrha*）：沒藥是優秀的外商要，抗癌的功效甚至勝過乳香。[13] 沒藥精油很容易凝固、變硬，所以一次別買超過幾個月使用的量。研究發現，沒藥具有細胞毒性，能止痛、消炎、抗癌、抗寄生蟲，還有降血脂的功用。[14]

10. **橙花**（*Citrus aurantium*）：橙花是另一個未受到應有重視的精油，具有優秀的止痛 [15] 和紓壓 [16] 效果。二〇一四年的一則研究還發現，橙花有強大的抗抽搐效果，是天然的抗癲癇藥。[17] 橙花也是價格較高的一種精油，所以請為了它好好存錢吧，一切都會是值得的！

11. **甜橙**（*Citrus sinensis*）：甜橙是 d- 檸檬烯的豐富來源，具有極大的療癒效用，是我推薦清單中數一數二的重要精油，也是價格最實惠、用起來安全，又有強大效用的一種精油。

12. **野馬鬱蘭**（*Origanum vulgare*）：人們經常說野馬鬱蘭是一種「天然抗生素」，可以用在所有和感染有關的情況：細菌感染、真菌感染和病毒感染都適用。野馬鬱蘭有強大的藥用效果，使用上也有較大的危險性。使用野馬鬱蘭精油的時候一定要稀釋，否則肌膚很可能受到嚴重刺激，甚至出現燒灼感！

13. **檀香**——澳洲檀香、東印度檀香和夏威夷檀香（*Santalum spicatum, album, 和 paniculatum*）：檀香是另一種價格相對昂貴的精油，對焦慮、專注力、護膚都有很好的效果，很適合搭配乳香和沒藥一起，有集中注意力和抗癌等功效。[18] 檀香就像依蘭依蘭一樣，以「平衡」的效果著稱。[19]

14. 岩蘭草（*Vetiveria zizanoides*）：岩蘭草是一種極度紮根的精油，可以幫助增強注意力，經實驗證明能協助過動症的情況。[20] 現在，岩蘭草已經成為最受歡迎的精油之一，研究者還發現，它可以有效驅除壁蝨！[21]

善用精油的協同作用

精油具有加乘效果，也就是說，當不同精油混合在一起使用時，效果有可能大大增加。植物精油當中的成分會彼此互動，發展出更加卓越的療癒力。例如乳香和沒藥就是很好的例子。單獨使用每一種精油，就可以處理許多不同疾病，但精油通常被調和在一起使用，因為這麼做，能帶來更大的消炎或消腫、止痛的效果。[22]

真正薰衣草和茶樹是另一個協同作用顯著的例子，在本書第 3 部關於女性保健的部分，會談到更多。這兩種精油加在一起，能更好地對抗真菌感染。

要想發揮精油的協同作用，可能的組合多到數不盡。研究者仍在不斷嘗試不同的組合，以求為常見的病痛找到最有效的解決方式。本書的內容也參考了這些研究的結果，在第 2 部與第 3 部的許多配方，都是直接參考研究結果設計的。

調製個人配方

隨著你的小藥箱越來越齊備，我衷心希望你能透過調配，創造出對你的身體最有效果的協同配方。與其說調香是一種科學，它更像是一門藝術。此外，需要經過一定的實驗，才能找到最適合自己的配方。

在此，讓我們抗焦慮的配方作為練習，看看能用怎麼運用上述提及的精油來調配自己的複方產品。

1. 首先，找一個適合盛裝精油，同時符合使用需求的容器。

2. 如何選擇要用什麼精油呢？首先想想，有哪些香氣是你喜歡的？
   你喜歡的是柑橘類水果活力奔放的氣味嗎？那就從檸檬、橙花或
   佛手柑來選擇。你喜歡更沉穩、更木質的氣味嗎？那就從沒藥、
   乳香、岩蘭草或檀香來選擇。或者，你更喜歡的是花香嗎？那麼
   就考慮天竺葵、快樂鼠尾草、真正薰衣草或依蘭依蘭。還是，你
   喜歡香草、草葉的氣味？那就試試檸檬香茅、香蜂草或甜茴香。

3. 選定兩到三種精油，每種滴幾滴到容器裡，輕輕搖晃混合。

4. 當你混合完成，就閉上眼睛，嗅聞混合後的香氣。你感覺怎麼
   樣？你有什麼想法？你喜歡這個氣味嗎？

5. 接著，請用感官來評估這個配方（也就是透過嗅覺、視覺與直
   覺，來觀察身體對配方的感受），根據自己的偏好，從選定的精
   油種類中，再添加幾滴，比例不一定要相同。也就是說，如果
   你在嗅聞一個新的配方之後開始頭痛，那你就知道有那裡不對勁
   了。這就是芳香療法的科學與調香藝術派上用場的時候，有時需
   要多多嘗試、打磨，才能找到對你來說最完美的配方。

6. 試著將這個完成的配方加幾滴到擴香器中，花上幾分鐘，讓它的
   香氣佈滿你在的空間。要是你發現思緒和情緒開始安定下來，焦
   慮感也似乎不見了，那麼恭喜，這就是適合你的配方！

橙類精油：精油界的超級新星

　　沒有多少精油能像橙類精油一樣，大大提振情緒、振奮精神。我總
說，橙類精油就像是液態的抗憂鬱藥劑一樣，我是說真的！只要打開瓶
子嗅聞一下，腦袋就會立刻切換到「開心」模式。也難怪，橙類精油是
食品工業常用的調味料，也是體香劑、肥皂和乳液等各種身體保養產品
常見的成分。

研究證實,光是嗅聞橙類精油,就能為情緒、心理和生理帶來多樣的改善。相關的內容我接下來會提到更多。想像一下,要是你能有意識地將它調為按摩油塗在身體上,或者用更多有創意的方式去使用,那會帶來多大的不同!

在我們討論橙類精油的時候,很重要的是,要學會分辨不同的橙。因為來自不同橙類植物的精油,具有不同的療癒效果,造成光敏性的程度也有所不同。其中的特例是甜橙與野橙,因為這兩種橙其實來自同一種植物—— *Citrus sinensis*。有些精油生產商會標示為「橙」(orange),有些叫它「甜橙」(sweet orange),有些則稱為「野橙」(wild orange)。這三種產品的安全性基本上是一樣的,因為它們都來自 Citrus sinensis,而這個品種的橙樹是沒有光毒性的。不過,沒有誰能拍胸脯掛保證。在本書中,我會用「橙精油」來代表來自這個植物的精油,你可以用你能找到的 Citrus sinensis 精油來使用。

- 甜橙或野橙(*Citrus sinensis*):透過冷壓榨法,從甜橙或野橙的果皮萃取精油。
- 橙花(*Citrus aurantium*):透過蒸氣蒸餾法,從苦橙的花朵萃取精油。
- 苦橙(*Citrus aurantium*):透過冷壓榨法,從苦橙的果皮萃取精油。
- 苦橙葉(*Citrus aurantium ssp. Amara*):透過蒸氣蒸餾法,從苦橙的葉子和嫩枝萃取精油。
- 橘(桔)或柑(*Citrus reticulata*):透過冷壓榨法,從橘(桔)或柑的果皮萃取精油。橘(桔)和柑的名稱經常相互混用,不過事實上,柑是橘(桔)的一種次分類,兩者之間還是有細微的差別。
- 佛手柑(*Citrus bergamia*):透過冷壓榨法,從佛手柑的果皮萃取精油。佛手柑是一種芸香科植物,是苦橙(*C. aurantium L.*)和檸檬(*C. limon L. Burm. f.*)的雜交種,不過也有一說,認為是苦橙與萊姆（*C. aurantifolia*）的雜交。[24]

橙精油的五大療癒力

由於橙精油富含 d- 檸檬烯（稍後會有更詳細的說明），因此可以說，它是市面上功效最廣、性價比最高的一種精油。讓我們來看看，橙精油可以從哪五個方面帶來療癒效果：

1. 抗癌

橙精油中最主要也最重要的成分，就是能夠幫助人體抗癌的重要成分—— d- 檸檬烯。不過，這並不是橙精油獨有的成分，所有柑橘類精油當中都有 d- 檸檬烯。雖然我們還不能完整說明 d- 檸檬烯的抗癌機制，根據研究顯示，d- 檸檬烯不僅可以抑制腫瘤生長，還能促進細胞凋亡（讓癌細胞自己滅亡）。[25] 橙精油當中也含有多甲氧基黃酮（polymethoxyflavones，PMFs），這是一種能讓人類肺癌細胞生長減緩、甚至滅亡的植物性成分。[26]

如想透過精油抗癌，很重要的是必須明白，這樣的做法目前還未能證實，學界也眾說紛紜，因為大部分討論精油抗癌效果的研究，都是體外研究（將細胞放在培養皿裡做的研究）或動物研究。好在，只要安全明智地使用精油，幾乎不會有副作用。不過請先諮詢你的醫師，確保你使用的精油不會干擾目前正服用的藥物。

使用方式：用柑橘類精油加上含有香荊芥酚（carvacrol）的精油，配製具有柑橘療癒力的抗癌滾珠棒。香荊芥酚是一種單萜烯成分，也是為野馬鬱蘭和百里香精油，帶來抗微生物與激勵免疫效果的主要成分。

抗癌滾珠棒

配　　方　葡萄柚精油 2 滴

橙精油 2 滴

柑精油 2 滴

野馬鬱蘭精油 2 滴

百里香精油 2 滴

冬季香薄荷精油 1 滴

適量的任選基底油，荷荷芭油和液態椰子油吸收速度最

快，效果也最好

使用器具　10 毫升的玻璃滾珠瓶

步　　驟　1. 將精油滴入滾珠瓶中。

2. 注入你最喜歡的基底油，均勻混合。

3. 每天塗抹一到兩次。如果腫瘤在固定位置，就塗擦在該

處，如果已經擴散，就塗擦在腹部。

✎ Note 請勿長時間使用同一個配方。每個月更換配方是我們
進行療癒的大原則。你可以換用其他有抗癌效果的精油，也可以
同樣使用這些精油，只是換成不同比例。要是出現發紅、疼痛或
不舒服，請立刻停止使用。其他知名的抗癌精油還包括：快樂鼠
尾草、丁香、乳香、檸檬香茅、香蜂草、沒藥和檀香。

≫≫≫ 想看我親自示範怎麼調配這個抗癌滾珠棒，並了解更
多和精油與癌症相關的內容嗎？歡迎造訪我的網站：
HealingPowerOfEssentialOils.com。

2. 改善認知功能

《老年精神病學期刊》（*Psychogeriatrics*）曾經刊登過一篇有趣的
研究。研究者針對 28 位患有失智症的年長者，測試使用芳香療法的效

果，受試者大部分也同時被診斷出阿茲海默症。受試者每天早上嗅聞迷迭香和檸檬，晚上嗅聞真正薰衣草與甜橙。經過多重測試和分析發現，「病患的個人定向感（personal orientation）有了顯著的成長」，並且沒有副作用產生。[27] 這則研究顯示，甜橙精油，搭配迷迭香、檸檬和真正薰衣草一起使用，能增強認知能力，而且這樣的用法，比調和成多功能的複方，效用更強大。

使用方式：夜晚在擴香器中滴入 3 滴真正薰衣草與 3 滴橙精油，在睡眠中好好休息、恢復活力。

3. 緩解焦慮

　　研究也證實，橙精油有助於緩解牙科病患在手術前的焦慮。這項研究觀察使用橙精油、真正薰衣草精油、聆聽音樂和什麼都不做的病患，有什麼樣的差別。研究者發現，無論是使用真正薰衣草或橙精油的病患，對於手術的焦慮感都大幅降低，心情也提升許多。[28] 我特別提到這項研究，是因為這些病患在進行牙齒手術之前，內心確實經歷著極度的焦慮煎熬。如果這樣的研究告訴我們，橙精油（和真正薰衣草精油）在遇到這類情況時，發揮了多麼大的效用，可想而知，用在每日生活的效果會多麼強大！

使用方式：配製抗焦慮聞香棒，隨時使用緩解心情。

抗焦慮聞香棒

配　　方　　橙精油 5 滴

　　　　　　佛手柑精油 5 滴

　　　　　　檀香精油 5 滴

　　　　　　依蘭依蘭精油 5 滴

使用器具　預先裁切好的棉片

　　　　　芳香療法專用聞香棒

步　　驟　1. 將棉片放入聞香棒中。

　　　　　2. 直接將精油滴入聞香棒中的棉片。

　　　　　3. 蓋好蓋子，放在書桌抽屜、包包或車子前座置物櫃等隨手可以拿到的地方。

　　　　　4. 當恐慌症發作或感到焦慮，就直接打開聞香棒，用幾次深呼吸嗅聞香氣。

4. 減輕關節疼痛

　　研究柑橘類精油止痛效果的文獻並不多，不過，有一篇有趣的研究，在二○○八年探討了橙精油與薑精油緩解老人膝蓋疼痛的效果。59位受試患者，在六週中接受了 6 次精油按摩（按摩油的成分是 1％的薑精油〔 Zingiber officinale 〕和 0.5％的橙精油〔 Citrus sinensis 〕，基底油是橄欖油）。才進行第一週，患者的疼痛感就開始降低。這些受試患者都是經常性地經歷著「中度至重度」的膝蓋疼痛，所以這樣的緩解效果實在是莫大的福音。有趣的是，疼痛並不會因為施用精油就永久受到緩解，研究完全結束後，效果只持續了一週。也就是說，想用精油來幫助關節問題（例如晨僵），或是其他炎症疾病，就必須建立起規律使用的習慣。[29]

使用方式：配製止痛滾珠棒，隨時帶來立即性的暫時緩解。

 柑橘止痛滾珠棒

配　　方　橙精油 5 滴

　　　　　古巴香脂精油 5 滴

乳香精油 5 滴

適量的任選基底油，荷荷芭油和液態椰子油吸收速度最

快，效果也最好

使用器具 10 毫升的玻璃滾珠瓶

步　　驟 1. 將精油滴入滾珠瓶中。

2. 注入你最喜歡的基底油，混和均勻。

3. 疼痛發作時，塗抹在疼痛的關節部位，一天兩次。

　　橙精油也像許多精油一樣，有抗微生物的作用。曾經有一項研究探討 10 種精油對 22 種細菌株和 12 種真菌株的效用，其中有 4 種精油對所有菌株都能帶來消滅的效果，橙精油就是其中之一。這項研究選擇了多樣的細菌、酵母菌和真菌進行測試，結果顯示，橙精油能用來處理各種不同的微生物侵襲。[30]

使用方式：將橙精油加入本書第 2 章介紹的各種居家清潔產品中。

5. d- 檸檬烯的功效

　　d- 檸檬烯是大自然中最常見的一種萜品烯，大部分出現在柑橘類水果的果皮當中。一篇刊載在《另類醫學評論》（*Alternative Medicine Review*）的文章，相當仔細地歸納了 d- 檸檬烯的療癒效果。[31] 其中提到，d- 檸檬烯具有以下特質：

- 「對人體不會帶來突變、致癌或危害腎臟的風險。」[32]
- 「在臨床上被用來分解含有膽固醇的膽結石。」[33]
- 「被用來緩解火燒心和胃食道逆流（GERD）等情況。」[34]
- 「對於多種癌症，有顯著的化學預防（chemopreventive，減緩或防止癌細胞發展）的效果。」[35]

除此之外，d-檸檬烯還有以下幾種眾所皆知的強大功效：

· 增強免疫。d-檸檬烯是強大的抗氧化和消炎劑。[36]

· 修復肝胰損傷。一則探討另類療法如何幫助非酒精性脂肪肝疾病的研究指出，d-檸檬烯能逆轉大鼠在高脂肪飲食下造成的身體危害，修復肝臟和胰臟的損傷。[37]

· 能夠消滅病原體，作為防腐劑使用。d-檸檬烯能有效消滅真菌，真菌無法孳生、黃麴毒素受到抑制，因此能延長加工食品的保存期限。[38]

· 協助減重。一篇針對萊姆精油做的研究發現，萊姆不僅能抑制食慾，還能幫助減重。研究者認為，這樣的效果是來自其中大量的d-檸檬烯。[39]

· 減輕壓力。就像佛手柑精油一樣，研究也發現d-檸檬烯對人類和動物都有強大的抗壓效果。[40]

· 增進睡眠品質。研究發現，d-檸檬烯能活化大腦的腺苷A（2A）接受器，帶來鎮定的效果，也因此能讓人們睡得更好。[41]

富含 d- 檸檬烯的精油

除了橙精油之外，還有許多精油也是 d- 檸檬烯的豐富來源。[42]
以下是各種精油的 d- 檸檬烯含量比較。

· 葡萄柚（84.8%～95.4%）
· 克萊蒙橙（94.8%～95.0%）
· 柑（87.4%～91.7%）
· 檸檬（冷壓萃取）（56.6%～76.0%）

- 芹菜籽（68.0%～75.0%）
- 橘（桔）（65.3%～74.2%）
- 橘柚（Tangelo）（73.2%）
- 檸檬（蒸餾萃取）（64.0%～70.5%）
- 蒔蘿籽（35.9%～68.4%）
- 欖香脂（26.9%～65.0%）
- 祕魯聖木（58.6%～63.3%）
- 日本柚子（63.1%）
- 萊姆（冷壓萃取）（51.5%～59.6%）
- 萊姆（蒸餾萃取）（55.6%）
- 歐洲冷杉（54.7%）
- 佛手柑（冷壓萃取）（27.4%～52.0%）
- 藏茴香（36.9%～48.8%）

　　如我先前提過的，看待針對單一化學成分進行的研究必須多留心，不能將這樣的研究結果一概而論。然而，因為柑橘類精油當中的 d- 檸檬烯含量可以高到 95%之多，因此，你可以放心認為使用柑橘類精油，就像是在使用 d- 檸檬烯這個單一成分一樣！

自己實際嘗試

　　看到這裡，你已經跟著第 5 章的說明，開始進行每天使用精油，同時也準備了所有需要的器具，了解安全有效使用精油的方法。現在，該是時候試試身手，進一步學習配製更多的配方了！

PART 2

萬用精油推薦

完善的計畫能讓表現不失常。

———英國陸軍諺語

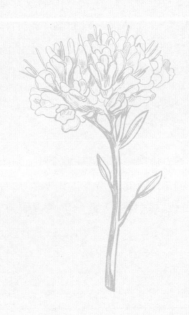

旦精油開始進入你的日常生活，你很快就會發現，它們為生活的方方面面都帶來改善。它們幫助你更好地控管特定疾病或身體情況，但除此之外，精油還能幫助你用更天然的方式清理居家，比起一般清潔用品的化學毒物更少、花費也更低，你可以用精油幫助生命中的寵物，甚至讓臭臭的鞋子散發芬芳！

　　在接下來的章節裡，我會向你推薦一系列基本精油配方，同時也讓你明白如何根據自己的獨特需求客製調整，為你的身體、你的家和你心愛的人帶來最大的幫助。

第 7 章

基本配方

一旦你學會一個技巧，幾乎就不再需要重看配方，而是能用自己的方式進行。

————美國廚師茉莉亞・柴爾德

一旦花點時間掌握調配精油產品的基本配方，例如搭配基底油、製作噴霧等，你之後能創造的變化，將是無窮無盡的。

毫無疑問，我最愛的基底油配方，就是齊媽媽的特調基底油配方（參見本書第 56 頁）。我想你會跟我一樣愛上它。不過，要是你不喜歡，只要親自試試其他的基底油，找到適合自己的選擇就可以了。本書第 52 頁 有關於基底油的介紹可以參考，祝探索愉快！

從這個章節開始，你需要了解的就只是：哪些類型的精油，適合用在哪裡。舉例來說，你想要更深度休息放鬆嗎？在配方中加一點真正薰衣草吧！想要心情愉快一些嗎？那就加一兩種柑橘類精油。

這個章節將帶著你學會更多基本配方，並了解調配個人配方的通用概念。這麼一來，你就能開始根據自己的需求，去調配精油配方。在後續章節，我們會更進一步針對特定的疾病，深入探討更進階的配方。現在，只需要了解基礎概念就可以了。

基本鹽浴配方

分　　量　1 份

配　　方　瀉鹽 1 杯

　　　　　布朗博士無香潔膚露（Dr. Bronner's liquid castile soap）
　　　　　（作為乳化劑） 1 盎司（約 30 毫升）

　　　　　基底油（請勿使用一般椰子油，因為凝固後會阻塞管
　　　　　路） 1 盎司（約 30 毫升）

　　　　　精油 10 滴

使用器具　中型玻璃碗

步　　驟　1. 在碗中混和所有材料。

　　　　　2. 一邊放熱水，一邊將混和後的材料倒入浴缸。用你能耐
　　　　　　受的最高水溫，以便材料順利溶解。

 基本按摩油配方

分　　量　1 ～ 2 份

配　　方　任選基底油 1 盎司（約 30 毫升）

　　　　　精油 12 滴

使用器具　小玻璃碗

　　　　　乳液瓶或玻璃罐

步　　驟　1. 在碗中均勻混合所有材料。

　　　　　2. 在任何痠痛的地方使用按摩油。或者在洗澡後塗在濕潤
　　　　　　的肌膚上，帶來滋潤的效果。

　　　　　3. 將剩下的油存放在乳液瓶或玻璃罐裡。

◣ **Note** 這個配方調製的濃度是 2%，這是芳香療法中針對成
人使用的標準濃度。如果想調配全家大小都適合使用的濃度，請
參考本書第 2 章的換算表，以及關於外用精油的安全禁忌說明。

133

基本滾珠棒配方（濃度：2%）

配　　　方　精油 6 滴

液態椰子油或你選擇的基底油

使用器具　10 毫升的玻璃滾珠瓶

步　　　驟　1. 將精油滴入滾珠瓶中。

2. 注滿你最喜歡的基底油，輕輕搖晃混合。

■ **滾珠棒稀釋濃度對照表**

　　滾珠瓶的容量通常是 5、10 或 15 毫升，因此第 2 章的濃度換算表並不適用。下面是針對滾珠瓶的容量，特別列出的稀釋速查表，方便你參考使用。

濃度	5 毫升滾珠瓶（1 小匙）	10 毫升滾珠瓶（2 小匙）
0.5%	不到 1 滴	1 滴
1.0%	1.5 滴	3 滴
2.0%	3 滴	6 滴
3.0%	4.5 滴	9 滴
4.0%	6 滴	12 滴
5.0%	7.5 滴	15 滴

 基本擴香配方

配　　　方　每 150 毫升水加入 5 滴精油

使用器具　擴香器

步　　驟　1. 將水注入擴香器中直到滿位線，通常是 150 毫升。

2. 滴入精油。

3. 啟動擴香器，直到機器中的水用完。注意讓房間通風。

Note　在下次使用之前，先用乾燥的紙巾清理擴香器。

 基本噴霧配方

配　　方　每 1 盎司（約 30 毫升）蒸餾水，搭配：

有機穀物酒精（酒精濃度 190 proof，或 95%）　10 滴

精油 10 滴

金縷梅純露 10 滴

使用器具　1 盎司（約 30 毫升）或 2 盎司（約 60 毫升）噴霧瓶

步　　驟　1. 將穀物酒精、精油和金縷梅純露加入瓶中混和均勻。

2. 加入蒸餾水大力搖晃。

Note　這個配方大概可以存放數週時間。我曾經放了兩個月
左右，也沒有觀察到任何細菌滋生，如果是純水性產品很可能早
已變質。剛開始變質的時候，可能還不太明顯，但氣味會漸漸變
酸，顏色也會改變。

 基本膠囊配方

分　　量　1 劑

配　　方　精油 4 滴

有機未精製椰子油或橄欖油

使用器具　滴管

緩釋膠囊殼 00 號

步　　驟　1. 用滴管把精油滴入膠囊下半部（開口較小的半殼）。

2. 用滴管把剩下的空間注滿椰子油或橄欖油。

3. 將開口較大的半殼卡緊。

4. 立刻就水吞服，注意須空腹。一天兩次。

◥ Note 請勿預先製作較多的量，製作完成請馬上吞服。

開始嘗試

到這裡，我已經介紹了好幾種基本配方。我建議從齊媽媽的肌膚修復霜開始試試看，配方就在本章最後面。雖然看起來有點進階，但它能作為後續更多配方的基礎，不僅深層修復肌膚，還可以用來處理各式各樣的皮膚問題。

這個修復精華液的背後，是我太太幫助丈人從皮膚癌中康復的故事。我衷心希望並祈求，這個故事能激勵你自己也製作一份，甚至多做一些，送給需要的親友。

齊媽媽的故事

我父親是一位退休的農業科學家，他一直都是，大概也一輩子都會是一個充滿熱誠的業餘農夫。從我有記憶以來，爸爸在本職工作之餘，每週有超過 40 小時的時間，都在花園裡工作。遇到植物生長季，只要不是上班時間，他幾乎都在外頭，我們的家庭活動也經常是一起拔草，或採收農作物。甚至到現在，早就退休的爸爸，還是一年到頭都在花園裡。我的工作魂、綠手指和敏感肌膚，都是遺傳自爸爸的恩賜啊！

好多年前，爸爸就禿頭了。一直以來，他的頭皮上都有癌症病灶。他一直戴著棒球帽，就像我和媽媽必須穿絲襪一樣，但那仍無法完全阻擋陽光照在他混著愛爾蘭與斯堪地那維亞人血統的肌膚上。幾十年來，爸爸一直和頭皮上的黑色素瘤搏鬥，最近更在手臂和手上也找到癌症前期的病灶。

爸爸最近一次抗癌治療期間，拿了一條醫生開給他的乳膏給我看。而其中一個副作用，就是致癌啊！這是在開玩笑嗎？我到現在都還無法明白，一條抗癌乳膏竟然可能導致身體其他部位發生癌症，這究竟是什麼道理？

爸爸自從拿掉幾個腫瘤之後，幾個月來都持續在使用這條乳膏。可惜，這乳膏也沒有發揮該有的作用。事實上，皮膚不斷在脫屑，還出現了念珠菌感染。

我問爸爸，你希望病能好嗎？他說：「當然！」於是我問他，願不願意試試看我最喜歡的抗老保養乳霜。他說好，但要等他用完手上這條處方乳膏。「好噢」，我這麼說，然後就去上班了。

最後，我做了兩種抗老乳霜讓爸爸嘗試：一種只有真正薰衣草精油，另一種混合了真正薰衣草、茶樹和乳香精油。有段時間，他交替用著醫生開的乳膏和我的乳霜，最後，他只繼續使用我的乳霜。目前，我們知道的是，爸爸身上的前期病灶並不是念珠菌感染，而且就此消失了，沒有發展成黑色素瘤。

6 個星期之後，爸爸的手和手臂都完全修復了。現在他成了虔誠的精油信徒！

齊媽媽的肌膚修復霜

　　這個修復霜的做法超級簡單，可以當作基底油，加入任何你喜歡的精油。就算單獨使用對肌膚也非常好，但加入精油是好上加好！

配　　　方　蘆薈膠 4 盎司（約 118 毫升）
　　　　　　有機未精製椰子油（需為液體） 4 盎司（約 118 毫升）
　　　　　　真正薰衣草精油 32 滴
　　　　　　乳香精油（任何品種都可以） 16 滴
　　　　　　茶樹精油 16 滴
　　　　　　檀香精油 8 滴
使用器具　食物調理機或果汁機
　　　　　　玻璃容器
步　　　驟　1. 將蘆薈膠、椰子油和精油放入食物處理機或果汁機中攪拌，直到質地變得滑順。
　　　　　　2. 均勻混合後，裝進玻璃容器或膏霜瓶中，放在陰涼的地方保存，例如冰箱中，這樣椰子油才不會融化。
　　　　　　3. 每天至少一次，塗擦在皮膚有問題的地方。

》》》　想看我和齊媽媽親自示範怎麼調配肌膚修復霜（Healing Skin Serum）嗎？歡迎造訪我的網站：HealingPowerOfEssentialOils.com。

　　根據網路粉絲給我們的回饋，這個修復霜的效果相當好。網友們幾乎什麼都用這個修復霜來處理，從牛皮癬、皮膚癌到曬傷全都適用。歡迎你一起試試看，請到網站上留下你的想法。我會很高興看到你的留言！

第 8 章

自我照護

河的兩岸，必有各種果樹生長。樹上的葉子不枯乾，果子也不斷絕。每月必結新果子，因為樹所需的水是從聖所裡流出來的。樹上的果子可作食物，葉子可以治病。

——《聖經·以西結書》，47:12

關於我個人的療癒故事，點點滴滴都已經和全球超過百萬民眾分享過了。就像這些年來我有幸幫助的人們一樣，我也曾因為輕信錯誤的資訊而受苦。我越是鑽研聖經中關於健康的字句、研究醫學文獻對健康和疾病預防的說法，就越明白，腸道健康是身體健康的首要根本。

在你追求健康的這條道路上，我的建議是，先好好注意你的腸道健康，因為那會是你健康的基石。這也是為什麼，我選擇以腸胃道健康作為改造藥箱的第一個主題！

藥箱改造計畫

在這個章節，我會提供關於下列五種症狀的有效精油療癒配方：

1. 腸胃健康
   - 口腔健康
   - 胃與消化功能的健康
   - 腸道健康

2. 心理健康

- 精神與專注力
- 改善心情
- 壓力

3. 感染

- 增強免疫力
- 一般性感染處理方式（其他特殊感染情況，例如念珠菌感染，會在後續章節做更詳細的討論。）

4. 疼痛管理

- 一般性疼痛
- 頭痛與偏頭痛
- 痔瘡

5. 睡眠和減重

- 放鬆入睡
- 抑制食慾
- 燃燒脂肪

（一）腸胃健康

腸胃道上通口腔，下至肛門，當中的每一個部分都極為重要，不可忽視。接下來，我會針對其中三個重要部分：口腔健康、胃部與消化功能健康，以及腸道健康，分別討論對應的精油配方。

腸胃健康對於身心全方位的健康絕對有舉足輕重的地位，但要處理卻可能並不容易。為了確保精油能通過胃酸到達腸道，就必須透過腸溶膠囊（也叫緩釋膠囊）來服用精油。腸溶膠囊是一種由多分子聚合物製成的膠囊殼，是專門設計要在腸道中溶解的膠囊。不過，在亞馬遜上不是那麼容易買到，通常也需要一次購買較大的量。

　　我也建議大家在處理消化與腸道問題時，可以在腹部塗抹療癒腸胃的精油按摩油。雖然這麼做的效用還未經實驗證實，但我曾親眼見證過許多神奇的效果。我想，這是因為精油透過皮膚吸收，進入了血液當中。至於口腔和胃部就簡單多了，直接在口中使用精油配方，或是裝入一般藥局買的到的軟膠囊服用，就可以到達胃部。

1. 口腔健康

　　照顧腸胃健康的第一站，就是口腔。口腔也是腸胃道的起點。毫無疑問的是，每週數次的油漱，是預防口腔問題最有效的方式。當你在油漱用的油中，加入丁香和胡椒薄荷等精油，效果會大大增強。你可以在第 2 章看到更多與精油油漱相關的介紹。

　　我個人認為，口腔保健最佳用油的前三名是：丁香、橙與胡椒薄荷。下面簡短說明你能怎麼使用精油來保養口腔。

- 口腔潰瘍：將我的增強免疫配方，包含有肉桂皮、肉桂葉、丁香、乳香、檸檬、橙與迷迭香，以 25 % 的濃度調入液態椰子油，一天兩次直接塗擦在患部。
- 口臭：製作我在第 9 章介紹的自製牙膏和自製漱口水，每天使用。
- 敏感性牙齒：用丁香精油做油漱，對於改善敏感性牙齒非常有效。如果想要更多支持，可以將丁香或橙精油，以 50 % 的濃度調入液態椰子油，直接塗擦在不舒服的牙齒和牙齦部位。
- 牙菌斑與牙漬：肉桂葉、丁香、尤加利、迷迭香和橙精油都有很好的美白效果，也能幫助清潔牙菌斑。我喜歡交替使用這些精油，或是將它們調配在一起，成為一個口腔保健複方，然後以至多 1％的濃度，加入我的自製牙膏中。

- **血泡**：將真正薰衣草精油以 25％的濃度，調入液態椰子油。一天兩次，直接塗擦在患部。

2. 胃部與消化功能健康

從口腔再往下看，消化道的下一站，就是胃部和整個消化系統。精油能幫助你處理許多常見的消化不適，包括：

- **噁心想吐**：想吐的時候，只要打開檸檬精油嗅聞一下，就能大大獲得改善。除此之外，也可以用薑精油擴香。或者，也可以將胡椒薄荷、薑和荳蔻精油調和成複方，然後加 2 或 3 滴到膠囊裡吞服。記得膠囊中除了精油之外，也要加入可食用的基底油，這麼做才能吃得安全有效。
- **放屁與脹氣**：將我在第 2 章提到的好好消化配方，稀釋成 3％～5％的濃度，塗抹在肚子上，就能神奇地消除你的脹氣。
- **胃潰瘍**：丁香精油和其中的主要成分丁香酚（eugenol）有保護胃部的功效，目前已有動物實驗證實，兩者都有強大的抗潰瘍作用。[1] 除此之外，薑精油和薑黃精油也有類似的效果。[2] 想好好享受丁香，或其他含丁香酚精油（肉桂皮、肉桂葉、羅勒、月桂和神聖羅勒等）的潰瘍防護功效，可以將 2 滴精油放入 00 號膠囊，再加入料理用油，例如椰子油或橄欖油，每天服用兩次。

3. 腸道健康

沿著消化道繼續往下走，就來到了腸道。這不只是負責消化和排泄的部位，對於身體免疫力和心理健康，也扮演著重要的角色。精油可以透過以下方式支持腸道保健：

■ 腸躁症

　　全球有超過 10％的人口，都有腸躁症的困擾。不過，其中只有不到三成的人會為此求醫。[3] 腸躁症（Irritable bowel syndrome）通常可以透過飲食和藥物調整，不過精油，尤其透過腸溶膠囊服用，也能幫助控制腸躁的症狀。

　　關於精油對腸躁症的作用，或許還有更多研究的空間。不過在二〇〇八年，一篇詳細的研究指出，胡椒薄荷精油對患者的作用，甚至勝過效用等同於抗痙攣藥物的安慰劑與膳食纖維。[4]

使用方式：為了確保精油順利抵達小腸，請使用腸溶膠囊。將 3 滴胡椒薄荷精油和可食用的基底油加入膠囊中，一天服用兩次，持續一周。觀察身體的反應。

■ 腸道菌叢失衡，以及小腸細菌過度生長

　　腸道菌叢的平衡會因為許多原因而變化，這樣的情形通常被歸類為「腸道菌叢失衡」（dysbiosis）。在腸道菌叢失衡的症狀當中，最令人憂心的一種，就是「小腸細菌過度生長」（SIBO），那意味著，原本應該在結腸裡的細菌，現在出現在小腸當中。無論是廣義的腸道菌叢失衡，或是其中具體的小腸細菌過度生長，都可能導致其他的健康問題，例如腸躁症或新陳代謝失調。[5]

　　二〇一二年的一項研究發現，精油搭配益生菌可以緩解小腸細菌過度生長，以及其他腸道菌叢的問題。[6] 另一項研究則指出，藏茴香、真正薰衣草和橙花在 8 種效果卓越的精油中勝出，能幫助體內益菌更加平衡。[7] 這些研究都說明了精油能優秀地降低體內害菌，卻不會使益菌同時減少。

使用方式：用 1：1：1 的比例，調和藏茴香、真正薰衣草和橙花精油，作為小腸細菌過度生長的使用配方。將混和完成的精油和可食用的基底油加入膠囊中，一天服用兩次，觀察身體的反應。

■ 腸漏症

腸漏症（Leaky gut）在精油圈子裡，仍算是一個比較新的主題。腸漏症（「小腸穿透性」），是一種上皮細胞之間的緊密連結（tight junctions）出現不完整的情況。當小腸的緊密連結出現裂縫，或稍微分離開來，會像水壩出現漏洞而滲水一樣，腸道的內容物就會穿透進入血液。腸道功能正常時，這些毒素、蛋白質和分解到一半的食物碎屑通常會排泄出體外，滲入血液後，對身體將帶來不良影響，因為那將觸發身體的發炎反應，進而導致自體免疫疾病、乳糜瀉（celiac disease）、腸躁症、情緒失調、食物過敏、敏感與肥胖等症狀。[8]

二〇一六年，發表於《國際生物醫學研究期刊》（*BioMed Research International Journal*）的一則研究指出，野馬鬱蘭精油能透過修復腸道屏障，改善腸漏的情況。也就是說，野馬鬱蘭能把水壩的洞補起來（修復腸道滲漏的部位）。[9]這項研究指出，受測的豬隻血毒濃度也大幅降低——這是很好的消息，表示服用野馬鬱蘭精油，也能預防毒素透過腸道滲入血液中。

使用方式：試試看，將 2 或 3 滴野馬鬱蘭精油加入膠囊中，一天服用兩次，持續一周，看看腸漏的症狀是否獲得減輕。記得除了精油之外，在膠囊中還要注入用可食用的基底油，幫助你服用得更安全也更有效。

（二）心理健康

雖然，有些時候和專業諮商師共同合作，或甚至服用處方藥，都有可能為心理健康帶來極大的改善，但精油也可以透過許多方式，支持你我的心理狀況。從增進專注力，到降低壓力、焦慮、改善心情，精油都能帶來很大的幫助。

1. 專注與清晰

　　精油能幫助你專注在真正重要的事情上，並且以清晰的方式思考，這是兩個非常重要的技巧，能幫助你持續將思緒導向積極面，避免因為落入猜疑和恐懼，而錯過了其中許多美好的深意。

　　當你沉迷於臉書黑洞，需要被拉一把才能回到手邊的事務上，下面這個混合了尤加利、胡椒薄荷和迷迭香的配方，能幫助你回到當下。

活力專注聞香棒

配　　　方	尤加利精油 4 滴
	乳香精油 4 滴
	胡椒薄荷精油 4 滴
	迷迭香精油 4 滴
	檀香精油 4 滴
使用器具	預先裁切好的棉片
	芳香療法專用聞香棒
步　　　驟	1. 將棉片放入聞香棒中。
	2. 直接將精油滴入聞香棒中的棉片
	3. 當你需要迅速回到專心的狀態，補充活力、回復清晰的時候，就打開聞香棒，做五次深呼吸。

2. 減輕焦慮和壓力

　　精油經常被人們用來改善心情、緩解憂鬱，這都得歸功於它簡單的使用方式和迅速的效果。光是嗅聞精油的芳香，就能迅速有效抵達大腦，並帶來相應的效果，直到現在，我仍然常深受震撼！許多研究都告訴我們，精油能改善情緒，降低焦慮和壓力。下面只是列舉幾種：

- 佛手柑 [10]
- 乳香 [11]
- 天竺葵 [12]
- 德國洋甘菊 [13]
- 真正薰衣草 [14]
- 檸檬 [15]
- 橙花 [16]
- 甜橙 [17]
- 玫瑰草 [18]
- 胡椒薄荷 [19]
- 玫瑰 [20]
- 穗甘松 [21]
- 依蘭依蘭 [22]

　　以下提供我個人最喜歡的紓壓配方和情緒改善配方，他們總是能讓我心情輕盈、精神振奮。

 ## 齊博士的紓解壓力配方

配　　方　乳香精油 20 滴
　　　　　真正薰衣草精油 20 滴
　　　　　玫瑰草精油 20 滴
　　　　　穗甘松精油 10 滴
　　　　　依蘭依蘭精油 10 滴

使用器具　小玻璃瓶或玻璃罐

步　　驟　1. 將精油滴入瓶子或罐子中，搖晃均勻。
　　　　　2. 用聞香棒、擴香器，或調入你的身體按摩油，幫助自己紓解壓力！

好心情聞香棒

配　　方　佛手柑精油 10 滴

墨西哥萊姆（key lime）精油 10 滴

使用器具　預先裁切好的棉片

芳香療法專用聞香棒

步　　驟　1. 將棉片放入聞香棒中。

2. 直接將精油滴入聞香棒中的棉片。

3. 當你覺得壓力龐大、需要救援的時候，就打開聞香棒，做五次深呼吸。

✎ **Note**　如果你手邊沒有墨西哥萊姆，也可以用甜橙或野橙、橙花、檸檬或柑精油取代。

（三）感染

當免疫系統沒有正常行使它的功能，身體就容易出現感染。現在你我身處的世界，四處充滿環境毒素，幾乎不可能找到真正純淨的空氣、食物和水，這樣的生活條件，使得身體的免疫系統漸漸系統性地瓦解。如果我們經常有意識地用更健康的方式生活，就能阻擋某些來自身體毒素的不良影響。

談到增強免疫，乳香絕對是精油隊伍中的明星球員。研究顯示，乳香能促進免疫系統重要成員的生成，包括細胞激素（cytokines，幫助傳遞訊息）和免疫球蛋白（immunoglobulins，即抗體），同時還能改善 T 細胞抵擋外來侵襲的功能。

除了乳香之外，也有其他精油具備極優秀的增強免疫效果。作為一般性的基本配方，我會建議調配增強免疫的複方精油，就像我在第 2 章提供的建議，使用肉桂皮、肉桂葉、丁香、乳香、檸檬、甜橙或野橙和迷迭香等精油。

使用方式：試試我的免疫增強劑，為你的免疫系統加油打氣！

 免疫增強劑

配　　方　脂質體維生素 C（Liposomal Vitamin C），我推薦 LivOn
　　　　　Labs 這個品牌 1 包

　　　　　生蜂蜜 1 小匙

　　　　　有機未精製椰子油 1 小匙

　　　　　增強免疫複方精油（參見本書第 62 頁） 1 或 2 滴

　　　　　有機南瓜派香料粉 ¼ 小匙

　　　　　喜馬拉雅岩鹽 一小撮

　　　　　適量的溫水

使用器具　容量中等的水杯

步　　驟　1. 將所有材料放進杯中混和拌勻，加入溫水溶解。

　　　　　2. 感冒時一天喝兩次，預防感冒或感冒好發季節時，一天
　　　　　　喝一次。

✏ Note　這不是一個長期使用的配方，不建議連續超過 2 或
3 週規律飲用。如果你因為自體免疫問題，正服用藥物來抑制
免疫功能，請諮詢你的醫療服務提供者，確認是否適合飲用。
如果出現不良反應，請停止服用。

 多用途抗感染滾珠棒

　　如果你感覺自己免疫力較弱，容易受到感染，如細菌、真菌或病
毒，可以試試這個多用途的滾珠棒。

配　　方　檸檬香茅精油 2 滴

甜橙或野橙精油 2 滴

野馬鬱蘭精油 2 滴

茶樹精油 2 滴

百里香精油 2 滴

液態椰子油，也可以用甜杏仁油或荷荷芭油

使用器具　10 毫升的玻璃滾珠瓶

步　　驟　1. 將精油滴入滾珠瓶中。

2. 注入你最喜歡的基底油，輕輕混和。

3. 當身體出現系統感染時，每天兩次塗擦在腳底和腹部。

✎ Note　請勿連續使用超過 3 週。如果出現不良反應，請立刻停止使用。同時，請避開任何開放性傷口。要治療開放性傷口，建議使用濃度 3% 的真正薰衣草精油，每 4 小時塗擦一次。調配 3% 的濃度，相當於每盎司〔約 30 毫升〕的基底油中，調入 18 滴精油。請使用具有抗真菌效果的基底油，例如未精製椰子油。

（四）疼痛管理

1. 一般性疼痛

　　胡椒薄荷搭配真正薰衣草精油，能為疼痛的部位帶來清涼、安撫的消炎效果。研究也發現，香蜂草精油能改善炎症和患部腫脹。[23]

使用方式：為自己準備好下列任何一種精油配方。這麼一來，下次疼痛發作的時候，隨手就能迅速獲得緩解。

身體按摩油

配　　方	真正薰衣草精油 10 滴
	胡椒薄荷精油 10 滴
	香蜂草精油 5 滴
	基底油（我們家用齊媽媽的特調基底油，請參考本書第 56 頁） 1 盎司（約 30 毫升）
使用器具	玻璃罐
步　　驟	1. 將精油滴入玻璃罐中。
	2. 加入基底油調和均勻。
	3. 視需要按摩疼痛的關節或痠痛的肌肉。

　　如果需要更深度的緩和效果，可能就得再加碼。這時，乳香能帶來很好的幫助。曾有研究者在癌症病患身上，測試乳香的止痛效果，受試者分為兩組：其中一組，每天以精油按摩油（將佛手柑、真正薰衣草和乳香精油等比調入甜杏仁油中，濃度 1.5 %）按摩 5 分鐘，持續 1 週；另一組每天以基底油（使用甜杏仁油，不另加精油）按摩 5 分鐘，持續 1 週。兩組都未接受其他止痛藥物。結果發現，精油按摩組的疼痛感有大幅的減輕。[24] 疼痛感和發炎具有相互關聯，因此，能夠消炎的精油，通常也可以止痛。而乳香正同時具備這兩種功效。

　　其他能大大減輕疼痛的精油還包括：古巴香脂（Copaifera langsdorffii）和甜馬鬱蘭（Origanum majorana）。[25]

使用方式：試試左頁這個不再痛複方精油，讓它帶來更深度的止痛效果。

不再痛複方精油

配　　方	古巴香脂精油 25 滴
	乳香精油 25 滴
	甜馬鬱蘭精油 25 滴
使用器具	5 毫升精油瓶
步　　驟	1. 將以上精油滴入精油瓶中，混和均勻。
	2. 完成後的複方精油，可以運用在下列各種配方中。

精油滾珠棒

配　　方	不再痛複方精油 15 滴
	液態椰子油
使用器具	10 毫升的玻璃滾珠瓶
步　　驟	1. 將精油滴入滾珠瓶中。
	2. 注入基底油，液態椰子油效果最佳，混和均勻。
	3. 按摩痠痛或疼痛的肌肉與關節。每次塗擦需隔 4 小時。

精油膠囊

分　　量	1 份
配　　方	不再痛複方精油 2 或 3 滴
	橄欖油
使用器具	滴管
	凝膠膠囊（軟殼膠囊）00 號
步　　驟	1. 用滴管將 2 或 3 滴不再痛複方精油注入膠囊中，接著注滿橄欖油。

2. 視情況服用，每天至多兩次。

這不是一個長期使用的配方，不建議連續超過 2 或
3 週規律使用。如果你正接受藥物治療，請務必諮詢你的醫療
服務提供者，確認是否適合服用。如果出現不良反應，請停止
服用。

2. 頭痛與偏頭痛

　　精油可以大大幫助你減輕頭痛和偏頭痛的困擾。清涼辛香的胡椒薄
荷精油，能幫助緩和肌肉緊繃，避免形成頭痛；而當胡椒薄荷和真正薰
衣草與冬青（白珠樹）搭配使用，將成為非常有效的頭痛棒。

 即刻舒緩配方

| 配　　方 | 胡椒薄荷精油 7 滴　　　　真正薰衣草精油 7 滴 |

配　　方　胡椒薄荷精油 7 滴　　　　　真正薰衣草精油 7 滴
　　　　　古巴香脂精油 2 滴　　　　　乳香精油 2 滴
　　　　　冬青（白珠樹）精油 2 滴
　　　　　任一基底油，或齊媽媽的特調基底油（參考本書第 56
　　　　　頁） 1 盎司（約 30 毫升）

使用器具　小玻璃碗
　　　　　玻璃罐或玻璃瓶

步　　驟　1. 將精油滴入碗中。

　　　　　2. 加入基底油調和均勻。

　　　　　3. 頭痛發作時，在太陽穴附近和頸部後方塗抹並輕輕按摩。

　　　　　4. 多於的按摩油，放在玻璃罐中保存。

3. 痔瘡

痔瘡的成因，通常是腸道運動壓力過高。精油沒有辦法預防這件事，但可以降低身體復原期間可能的不適。如果想預防這樣的情況發生，可以注意健康飲食，並多攝取纖維與益生菌。絲柏精油（*Cupressus sempervirens*）是傳統上用來幫助血管收縮的精油，能避免靜脈擴張造成痔瘡腫脹，也是下列自製配方中的重要成分。

 坐浴

配　　方　瀉鹽 1 杯

月見草油 1 盎司（約 30 毫升）

荷荷芭油 1 盎司（約 30 毫升）

布朗博士無香潔膚露（Dr. Bronner's liquid castile soap） 1 盎司（約 30 毫升）

絲柏精油 1 滴

乳香精油 1 滴

真正薰衣草精油 1 滴

羅馬洋甘菊精油 1 滴

適量的熱水

使用器具　大玻璃碗

步　　驟　1. 將瀉鹽放進碗中，加入基底油和潔膚露，混拌均勻。

2. 加入精油，混拌均勻。

3. 加入熱水，熱水的量只需要足夠使瀉鹽溶解就可以了。

4. 在浴缸中注入約 10 ～ 12 公分高的溫水，確保溫度不會讓臀部覺得太燙。

5. 將鹽油混和物加入水中。

6. 坐進熱水裡，確保臀部完全浸泡在水中，持續 15 ～ 20 分鐘。

7. 完成後為自己沖洗身體，也清潔浴缸。

 油霜

配　　方	齊媽媽的特調基底油（參考本書第 56 頁） 2 盎司（約 60 毫升） 絲柏精油 15 滴 胡椒薄荷精油 10 滴 乳香精油 5 滴 真正薰衣草精油 5 滴
使用器具	小玻璃罐
步　　驟	1. 將所有材料放進玻璃罐中，蓋緊瓶蓋，放進冰箱，直到油質變硬。 2. 把手洗乾淨後，取一些油霜直接塗在痔瘡患部，來減緩發炎、減輕疼痛。一天塗擦兩次。 3. 剩餘的油霜放在冰箱保存。

（五）睡眠和減重

助眠和減重的市場需求非常大。這對公共衛生來說可是大麻煩，因為業界推廣的產品，通常都會讓人們養成依賴。這也是為什麼，我要把睡眠和減重這兩個主題放在一起談，因為全國家家戶戶的藥箱當中，放的都是會讓人上癮，而且多半無效的成藥。這些成藥並不能解決失眠和肥胖背後真正的成因。

談到助眠，真正薰衣草就是最亮眼的焦點，大部分研究精油助眠效果的實驗，都少不了對真正薰衣草的探討。用真正薰衣草幫助睡眠的方法非常簡單，只要打開瓶蓋聞一聞就可以了！如果你喜歡更正式的配方，可以參考以下建議。

 一夜好夢噴霧

配　　方　一夜好夢配方（參考本書第 62 頁） 20 滴

　　　　　有機穀物酒精（酒精濃度 190 proof，或 95%） 20 滴

　　　　　金縷梅純露 20 滴

使用器具　2 盎司（約 60 毫升）玻璃噴瓶

步　　驟　1. 將精油、精油、穀物酒精和金縷梅純露加入噴瓶中，輕輕搖晃均勻。

　　　　　2. 用水注滿噴瓶的剩餘空間。

　　　　　3. 睡前將噴霧噴在枕頭上，就能幫助睡眠，讓你在夜裡好好休息。

 香甜夢境擴香配方

配　　方　你最喜歡的助眠複方精油（可以參考下一頁下方的方塊說明，找找靈感） 5 滴

使用器具　擴香器

步　　驟　1. 根據擴香器的說明注入水。

　　　　　2. 加入精油。

　　　　　3. 睡前 10 分鐘啟動擴香器。

好眠身體按摩油

配　　方　真正薰衣草精油 4 滴

羅馬洋甘菊精油 4 滴

岩蘭草精油 4 滴

依蘭依蘭精油 4 滴

任一基底油，或齊媽媽的特調基底油（參考本書第 57
頁） 2 盎司（約 60 毫升）

使用器具　中型玻璃碗

乳液瓶或玻璃罐

助眠精油配方

　　除了本書第 62 頁提供的一夜好夢配方之外，下面是幾個我自
己最喜歡、也最常使用的助眠精油配方：

- 乳香、沒藥和岩蘭草。
- 雪松、檀香和纈草。
- 快樂鼠尾草、真正薰衣草、甜馬鬱蘭、玫瑰天竺葵和依蘭
  依蘭。
- 甜橙或野橙、玫瑰草和廣藿香。

　　除了將這些精油加入擴香器之外，你也可以在洗床單時，取
調製成複方的精油 5 滴，調入 ½ 杯的白醋，放入洗衣機放柔軟劑
的位置。或者，也可以在濕布上滴幾滴精油，隨著床單一起放進
烘乾機烘乾。

步　　驟　1. 將精油滴入碗中。

2. 加入基底油調和均勻。

3. 睡前取適量按摩雙腳，也可以做為按摩油滋潤身體，幫
助你好好睡一覺。

4. 剩餘的量放在乳液瓶或玻璃罐中保存。

》》》　想看我和齊媽媽親自示範怎麼調配「好眠身體按摩油」，
並分享我們一家六口如何天天睡得香甜嗎？歡迎造訪我的
網站：HealingPowerOfEssentialOils.com。

1. 減重

想用精油幫助減重嗎？研究發現，萊姆（*Citrus aurantifolia*）的成
功機會最大，因為它能透過天然的方式，抑制你的食慾。[26] 另一項研究
發現，每天用葡萄柚加絲柏精油（濃度 3%）按摩腹部兩次的女性，六
週後腹部脂肪有顯著降低，腰圍也變小了。除此之外，使用精油照顧自
己的女性，感覺自己的身形外觀變得更好了。[27]

下面這個燃脂滾珠棒，就加入了這兩種精油。這個配方是齊媽媽參
加二〇一七年喬治亞州選美大賽時，用來瘦身燃脂的配方。

燃脂滾珠棒

配　　方　萊姆精油 4 滴

胡椒薄荷精油 3 滴

葡萄柚精油 3 滴

絲柏精油 2 滴

尤加利精油 1 滴

肉桂皮精油 1 滴

足以注滿滾珠瓶的基底油。可用液態椰子油、荷荷芭油或

甜杏仁油，都是很好的選擇！

使用器具　10 毫升的玻璃滾珠瓶

步　　驟　1. 將精油滴入滾珠瓶中。

　　　　　2. 注入你最喜歡的基底油。

　　　　　3. 大力搖晃 10 秒混合。

　　　　　4. 每週 3 ～ 4 次，洗完澡後塗在任何你想雕塑的部位，例
　　　　　　 如腹部、大腿後側、蝴蝶袖等。

　　Note　請先在你的手背或腳底進行皮膚測試，確保身體對
這個配方反應良好。如果出現刺激感，就請立刻停用。

保鮮膜燃脂瘦身法

　　當你將燃脂滾珠棒塗在想雕塑的部位之後，如果能包裹起來，將
會增強肌膚的吸收程度，同時避免按摩油被床單或衣物吸附，而不是
進入你的身體。這麼做能有效幫助減少大腿後側的橘皮組織！可視需
要加上燃脂滾珠棒使用。

使用器具　1 碼棉布（裁成長條狀，大小要能覆蓋你想包裹的區域，
　　　　　　 同時方便操作）
　　　　　　 保鮮膜

步　　驟　1. 睡前，在想雕塑的部位塗上燃脂滾珠棒。

　　　　　2. 用棉布分別包裹每個塗上精油的部位。

　　　　　3. 在棉布外裹上兩到三層的保鮮膜。

　　　　　4. 早上睡醒後，把棉布和保鮮膜都取下，先用浴巾擦過身
　　　　　　 體再洗澡。

第9章

個人清潔保養品

我的子民因缺乏知識而滅亡。

——《聖經‧何西阿書》，4:6

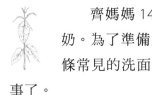

齊媽媽 14 歲的時候，曾經去明尼蘇達州拜訪她的爺爺奶奶。為了準備那次出行，她沒有怎麼多想，就到大賣場買了兩條常見的洗面乳。然而，到了爺爺奶奶家之後，一洗臉，就出事了。

井水裡的物質和洗面乳的成分起了化學作用，齊媽媽從脖子到鼻子，整片肌膚的好幾層表皮，幾乎都出現灼傷。疼痛不斷加劇，當她看向鏡子，眼前的自己更是慘烈，臉上長滿了滲著水的痛瘡，對身體、對心情，都是極大的折磨。當時她不管做什麼，狀況都沒有改善。

一直到她找上奶奶的好友巴太太，一切才開始好轉。巴太太是來自切羅基族（Cherokee）的印第安原住民，正在學習奧傑布瓦醫術（Ojibwe medicine）。

巴太太叫齊媽媽把真正薰衣草精油加進自製的乳霜裡用，還好心地送了她一套精油入門組合。幾個禮拜後，她的皮膚就完全好了。直到現在，臉上都不找不到任何疤痕的蹤跡。

齊媽媽年輕時落入的陷阱，現在每天仍有成千上萬的人也都在經歷：大家都以為，食品藥物管理局（FDA）只會允許有助身體健康的產品出現在市面上，而且所有的廠家都會竭盡全力，只將最好的產品呈現在消費者面前。沒有什麼比這樣的想法錯得更離譜了。別忘了，美容健康市場是一塊大餅，而企業會盡其所能節省開銷，就算那表示要加入有害人體的添加劑、混摻物、防腐劑，許多廠商也在所不惜！產品成分寫滿了各種不知是何物的名稱，列表長到足以令人瞠目結舌，因為隨著化學成分日新月異不斷被開發出來，成分列表似乎只會越來越長。

美容健康廠商數著鈔票，使用產品的消費者卻是拿身體在賭注。產品中無數可疑的成分，都可能對我們帶來各種健康危害。這是一個嚴肅的公共衛生議題，它帶來的影響，遠超過你的想像。就拿美國環境工作組織（EWG）二〇〇五年發表的研究來說好了。一直到最近，科學家都以為胎盤能保護嬰兒不受外界毒素影響，然而，一項研究隨機選取十個嬰兒的臍帶血進行檢測（受試嬰兒均出生於美國，時間在二〇〇四年八月至九月之間），來自兩個不同研究室的檢測結果都發現，嬰兒的臍帶血中，含有高達 287 種工業化學成分與污染物，包括日用品成分、殺蟲劑，以及來自燃燒煤塊、石油和垃圾的廢物！[1]

這項研究指出：「我們從臍帶血中檢驗到的兩百八十七種化學物質當中，已知有 180 種會對人類和動物致癌，217 種對大腦和神經系統具有毒性，而 108 種經動物實驗證實，可能造成出生缺陷或發展異常。孩子在出生前和出生後暴露在這些致癌物質、生長毒素與神經毒素之下的影響，還未曾有研究探討。」[2]

尋求個人安全用品的最佳盟友

後來，當我想確認家中的市售身體保健產品是否安全，美國環境工作組織是我查找資訊的不二選擇。你同樣也可以去到 EWG 網站關於護膚商品的頁面（www.EWG.org/SkinDeep），了解你正使用的產品是否安全。EWG 在這豐富的資料庫中，列出市面上超過六萬五千種身體護膚產品的成分，以及可能攜帶的有毒物質。

儘管 EWG 的資料庫詳盡而豐富，但若想真正確保家中使用的產品不會對自己和家人帶來傷害，唯一的辦法就是自己製作。而其中最首要的，就是抑菌產品。

案例探討：三氯沙（triclosan）遭禁

二〇一六年九月，美國食品藥物管理局（FDA）終於頒布規定，禁止手部和身體洗浴產品中，添加三氯卡班（triclocarban）和三氯沙（triclosan）等 17 種有害化學物質。廠商宣稱，這些產品的清潔效果比用傳統肥皂和水更有效，這樣的行銷手法，讓許多民眾受到誤導，進而購買。[3]

「消費者或許認為，抗菌清潔液更能有效抑制細菌生長，但其實並沒有實驗證明，使用這類產品真的比用肥皂和水更有效，」FDA 藥物評量研究中心主任珍妮特・伍考克醫師這麼說：「有些資料甚至顯示，長期使用含有這些抗菌成份的產品，對人體造成的傷害可能多過益處。」[4]

FDA 同時規定產品製造商，必須在一年內調整目前市面上違反這條規定的產品成分，將其中的有害物質移除。不過這並不能保證我們就能完全心安。畢竟還有許多數之不盡的市售產品也都含有三氯沙，例如體香劑、制汗劑、身體噴霧，甚至是牙膏！

含有三氯沙的抗菌產品會消滅你手上所有的細菌，包括維持肌膚健康所需的益菌，這些益菌也是讓免疫系統正常運作的必要存在。研究已經證實，使用這類產品會削弱免疫系統的功能！[5]

避免市售產品毒素的辦法

　　解決的辦法？很簡單：把這些抗菌產品全部丟到垃圾桶，自己動手做。以下是我設計的幾種基本產品配方，很適合你開始動手做做看。

 ## 乾洗手噴霧

配　　方　有機穀物酒精（酒精濃度 190 proof，或 95%）
　　　　　蒸餾水
　　　　　增強免疫配方（參考本書第 62 頁）或其他你選用的精
　　　　　油 15 滴
　　　　　維生素 E（選擇性添加） 2 或 3 滴
　　　　　蘆薈（選擇性添加） 2 或 3 滴

使用器具　1 盎司（約 30 毫升）玻璃噴瓶

步　　驟　1. 將穀物酒精注入瓶中，大約到 ¼ 的高度，接著以水加滿。
　　　　　2. 根據你想要的目的，選擇合適的精油。舉例來說，如果想要有舒緩功能的乾洗手，就加入真正薰衣草；如果想要提振心情，就選擇甜橙或野橙。
　　　　　3. 如果你希望這個噴霧也有滋潤效果，就再加入維生素 E 和蘆薈。
　　　　　4. 搖晃瓶身、均勻混和。
　　　　　5. 噴在手上，搓一搓，就像使用一般的乾洗手一樣。

留住益菌洗手液

這個洗手液只會消滅致病的微生物，確保益菌依然留在肌膚上。

配　　方　蒸餾水　¼ 杯

布朗博士潔膚露（Dr. Bronner's liquid castile soap）　¼ 杯

維生素 E 油　1½ 小匙

甜杏仁油或荷荷芭油　1½ 小匙

你選擇的單方或複方精油　20 滴

使用器具　玻璃按壓瓶或玻璃慕斯瓶

步　　驟　1. 將水和潔膚露加入玻璃瓶中，混和均勻。

2. 加入維生素 E 油、甜杏仁油或荷荷芭油，以及精油。

3. 旋緊壓頭，好好搖晃均勻。

✎ Note　如果你想製作更大的分量，請將剩餘的洗手液放在玻璃罐中，直到按壓瓶用畢再做補充；記得每次使用之前務必搖晃均勻。

 ## 泡沫洗手乳

這個洗手乳和前面的洗手液一樣有效，甚至更容易製作！材料的量主要視最終成品的瓶子容量來決定。

配　　方　布朗博士潔膚露（Dr. Bronner's liquid castile soap）

蘆薈膠

精油

使用器具　玻璃慕斯瓶，或用廣口梅森瓶加上慕斯壓頭

步　　驟　1. 在慕斯瓶中加入 3/5 的液體皂。

2. 加入蘆薈，到 4/5 的位置。注意要預留壓頭的空間，否則旋緊壓頭後可能會溢出。

3. 最後加入精油每盎司（30 毫升）加入 10 滴精油。

4. 或許你會需要視蘆薈的稠度，決定要不要加少許的水。最終成品的濃稠度，應該像是一般洗手液一樣。

5. 旋緊壓頭，大力搖晃均勻。

 ### 柑橘糖身體去角質霜

讓這個去角質霜幫你去除身體的老廢細胞，不用再擔心會把有毒物質塗上身。不過請注意不可用於臉上，因為對嬌嫩的臉部肌膚來說，它的質地可能太粗糙。

配　　方　有機公平貿易糖 6 大匙

基底油 4 小匙

本地產的生蜂蜜 ¼ 杯

佛手柑精油 5 滴

葡萄柚精油 5 滴

萊姆或檸檬精油 5 滴

適合加進手工皂的熱門精油

- 天竺葵和真正薰衣草。
- 檸檬、萊姆或葡萄柚。
- 尤加利和茶樹。
- 增強免疫配方（參考本書第 62 頁）。

使用器具　小玻璃碗

　　　　　玻璃罐或玻璃瓶，用於保存

步　　驟　1. 將所有材料放入碗中混合。

　　　　　2. 存放在玻璃罐裡。

　　　　　3. 泡澡或沖澡的時候，視情況取 1 ～ 2 大匙為自己的身體
　　　　　　 去角質。

 ## 活力再生洗髮精

你一定會愛上這些加入精油的經典洗髮精和潤髮乳配方。

配　　方　布朗博士潔膚露（Dr. Bronner's liquid castile soap） 1 杯

　　　　　全脂椰奶 ½ 杯

　　　　　蘆薈膠 1 大匙

　　　　　基底油 1 小匙

　　　　　精油 （可以從第 166 頁的精油列表做選擇） 25 滴

　　　　　胡蘿蔔籽油 5 滴

　　　　　覆盆莓籽油（可選擇性添加，適合染色頭髮使用） 5 滴

使用器具　手持攪拌器或一般果汁機

　　　　　玻璃碗或玻璃罐，用來攪拌材料

　　　　　玻璃按壓瓶，用來儲存和使用

步　　驟　1. 將所有材料放入果汁機，或玻璃碗或玻璃罐中。

　　　　　2. 用手持攪拌器或一般果汁機均勻混和所有材料，或者裝
　　　　　　 進玻璃罐中大力搖晃。

　　　　　3. 將完成的洗髮精放入玻璃按壓瓶，以便取用和保存。

活力再生潤髮乳

配　　方　任選基底油 1 小匙

關華豆膠（guar gum） 2 小匙

精油 （可以從下方的精油列表做選擇） 25 滴

蘆薈膠 1 小匙

胡蘿蔔籽油 5 滴

覆盆莓籽油（選擇性添加，適合染色頭髮使用） 5 滴

蒸餾水 1 杯

使用器具　玻璃按壓瓶

步　　驟　1. 將基底油、關華豆膠、精油、蘆薈膠、胡蘿蔔籽油和覆
盆莓籽油放入玻璃按壓瓶中。

2. 加入蒸餾水，均勻混和。

❏ Note　關華豆膠（guar gum）一種天然的增稠劑，經常用
於烘焙和美妝保養品，所以通常可以在商店的烘焙區找到，比
方鮑伯紅磨坊（Bob's Red Mill）是常見的品牌。

適合用來保養頭髮的精油

- 所有髮質：迷迭香、鼠尾草或玫瑰。
- 油性髮質：檸檬、佛手柑或茶樹。
- 乾燥髮質或抗屑：真正薰衣草、檀香或天竺葵。
- 刺激頭髮生長：胡椒薄荷或迷迭香。

純空氣頭髮噴霧

這罐頭髮噴霧完全無毒，使用的時候不再需要憋氣！

配　　方　蒸餾水　1 杯

有機公平貿易粗砂糖或椰糖（coconut sugar）　1 大匙

精油（請見下方說明）　25 滴

使用器具　小平底鍋

攪拌器（打蛋器）

玻璃噴霧瓶

步　　驟　1. 在鍋中小火煮水，微滾時離開火源。

2. 加入糖並攪拌，直到糖完全溶解。

3. 靜置放涼，冷卻後加入精油。

4. 存放在玻璃製的細霧噴瓶中。

5. 每次使用之前務必先搖晃均勻，因為精油在瓶中會油水分離。

✎ Note　許多精油都可能造成光敏性，所以要小心使用。如果你一整天都會在太陽底下，就不適合選用可能帶來光毒性的精油（可以參考本書第 2 章第 67 頁的列表），這麼做可能會使頭皮曬傷，尤其是禿頭或髮量較少的人們。

礦物刷牙粉

在牙膏發明之前，人類都是用刷牙粉來清潔牙齒的。刷牙粉是撒而不是擠在牙刷上使用，延展性沒有牙膏那麼強。如果你喜歡傳統牙膏的感覺，可以加多一點椰子油，可參考下列說明。

配　　方　精油（可以從下方的精油列表做選擇） 10 滴

熱蒸餾水 ¼ 杯

椰子油（如果想做成牙膏，就用多一點的量） 1 大匙

皂土（bentonite clay） ⅓ 杯

甜菊粉 1½ 小匙

喜馬拉雅岩鹽 ¼ 小匙

使用器具　小玻璃碗

中型玻璃碗，用來攪拌材料

食物調理機

小玻璃罐，用來儲存

步　　驟　1. 將精油滴入小玻璃碗中混和，完成後先放置一旁。

2. 取一中型碗，加入熱水和椰子油，靜置直到椰子油融化。

3. 將皂土、甜菊粉和鹽放入食物調理機均勻混拌。

4. 一點一點加入水油混和物，用機器慢慢攪拌直到均勻。

5. 機器一邊運作，一邊加入精油，再攪拌幾秒。最終成品
應該是潮濕的顆粒狀。

6. 放進有蓋的玻璃罐中保存。

幫助口腔保健的精油配方建議

· 佛手柑、檸檬、葡萄柚。

· 甜橙或野橙、丁香、胡椒薄荷、綠薄荷。

· 肉桂皮或肉桂葉、丁香、甜橙或野橙。

· 羅馬洋甘菊、綠薄荷、冬青（白珠樹）。

· 乳香、萊姆、沒藥。

7. 每次使用時取足夠覆蓋牙刷的量。先將牙刷沾濕再刷牙，就像平常一樣。

Note 要把刷牙粉變成牙膏，只要在機器運轉時，再一點一點添加一些椰子油，直到達到你想要的濃稠度就可以了。

精油漱口水

配　　方　精油（可以從第 168 頁的精油列表做選擇）　10 滴

基底油（請勿選用一般椰子油，因為有可能冷卻後凝固塞住管路）　1 小匙

無酒精的金縷梅純露　1 大匙

小蘇打粉　1 小匙

蒸餾水　1 杯

使用器具　廣口梅森瓶，用來儲存

步　　驟　1. 將精油和基底油、金縷梅純露、小蘇打粉、過濾水加入廣口梅森瓶中，搖晃均勻。

2. 要使用時，將 1 大匙漱口水放入口中漱 10 ～ 15 秒，再吐掉用清水漱洗口腔。

吃了也無妨護唇膏

想要嘴唇更柔軟嗎？那就厚厚地塗上這個護唇膏，好好享受它的氣味吧！

配　　方　蜂蠟　1 大匙

有機未精製椰子油　1 大匙

未精製乳木果油　2½ 小匙

維生素 E 油 5 滴

薑精油 3 滴

胡椒薄荷精油 2 滴

使用器具 小玻璃罐或量杯

小平底鍋

大約 15 個唇膏管或唇膏盒

步　　驟 1. 小平底鍋放入 2 ～ 3 公分高的水，將玻璃量杯或玻璃罐放入其中。

2. 將蜂蠟、椰子油和乳木果油放入量杯或玻璃罐中隔水融化，偶爾攪動一下。

3. 當量杯或玻璃罐中的材料完全融化，就立刻從鍋中取出量杯或玻璃罐，快速加入維生素 E 與精油，充分攪拌。

4. 小心地倒入唇膏管或唇膏盒中，靜置放涼。

5. 用手指取一些塗在乾裂的嘴唇上。

✎ Note 如果你對蜂蠟過敏，或者你是素食者，可以用堪地里拉蠟（candelilla wax）或月桂蠟（bayberry wax）來取代。

美顏抗老的精油建議配方

- 20 滴永久花、10 滴乳香、10 滴檀香、5 滴真正薰衣草、5 滴依蘭依蘭。

- 20 滴依蘭依蘭、10 滴天竺葵、10 滴真正薰衣草、10 滴玫瑰原精。

逆齡身體霜

這款滋潤的身體霜，能幫助你看起來更年輕、人也更有活力。

配　　方　未精製乳木果油 1 杯
　　　　　齊媽媽的特調基底油（參考本書第 56 頁） 1 杯
　　　　　精油 （可以參考上方精油列表） 50 滴

使用器具　小玻璃罐或量杯
　　　　　小平底鍋
　　　　　中型玻璃碗
　　　　　手持攪拌器
　　　　　廣口梅森瓶

步　　驟　1. 小平底鍋放入 2 ～ 3 公分高的水，將玻璃量杯或玻璃罐放入其中。

2. 小鍋以中火加熱。將乳木果油放入量杯或玻璃罐中隔水融化，偶爾攪動一下。

3. 當乳木果油完全融化，就立刻從鍋中取出量杯或玻璃罐，靜置放涼。

4. 溫度稍微冷卻之後，就將乳木果油倒入中型玻璃碗中。

5. 加入齊媽媽的特調基底油和精油。

6. 放入冰箱，直到出現部分凝固，大約 15 分鐘。

7. 用手持攪拌器，將油脂攪拌到如同奶油一樣滑順的質地。

8. 裝入廣口梅森瓶保存。

園丁護手霜

　　跟我一起主持精油革命高峰會的夥伴，吉兒‧溫格是這麼說的：
「園藝工作很傷手，這個簡單快速的自製護手霜，可以修復粗糙或乾
裂的肌膚。它能滋潤、舒緩雙手，卻不會讓人覺得油膩。」

配　　　方　未精製乳木果油 ¼ 杯
　　　　　　蜂蠟顆粒 1 大匙
　　　　　　甜杏仁油 2 大匙
　　　　　　沒藥精油 10 滴
　　　　　　雪松精油 10 滴

使用器具　小玻璃罐
　　　　　　小平底鍋

步　　　驟　1. 小平底鍋放入 2～3 公分高的水，將玻璃罐放入其中。

　　　　　　2. 小鍋以小火加熱。將乳木果油、蜂蠟和甜杏仁油放入玻
　　　　　　　 璃罐中隔水融化，偶爾攪動一下。

　　　　　　3. 當所有材料完全融化，就立刻從鍋中取出玻璃罐，靜置
　　　　　　　 放涼 5 到 10 分鐘。

　　　　　　4. 加入精油攪拌，然後靜置放涼，直到完全凝固。通常需
　　　　　　　 要好幾個小時的時間，不過放入冰箱冷藏可加快冷卻。

　　　　　　5. 視需要將護手霜塗抹在乾燥的雙手，尤其經過一整天的
　　　　　　　 戶外活動，或玩沙玩土之後。

✎ Note｜如果你對蜂蠟過敏，或者你是素食者，可以用堪地
里拉蠟（candelilla wax）或月桂蠟（bayberry wax）來取代。

無 DEET 驅蟲防蚊液

這是用精油做成的純天然驅蟲防蚊液，全家大小都可以放心使用。

配　　方　任選基底油 1 盎司（約 30 毫升）

香茅精油 3 滴

尤加利精油 3 滴

茶樹精油 3 滴

胡椒薄荷精油 3 滴

絲柏精油 3 滴

檸檬香桃木精油 3 滴

使用器具　1 盎司（約 30 毫升）噴霧瓶

步　　驟　1. 將所有材料放入小噴霧瓶中，存放在陰涼避光處。

2. 外出之前噴在全身上下，小心避開眼睛，因為精油性質強烈，可能讓眼睛出現燒灼感。

3. 在外頭時，每隔幾小時就重新使用一次。

蟲咬舒緩膏

配　　方　胡椒薄荷精油 5 滴

真正薰衣草精油 5 滴

適量的液態椰子油

使用器具　5 毫升的玻璃滾珠瓶

步　　驟　1. 將精油加入滾珠瓶中。

2. 滾珠瓶注滿液態椰子油，均勻混和。

3. 視需要塗在蟲咬處，舒緩痛癢的感覺。

不再體臭香膏

配　　方	有機椰子油 2～4 大匙

配　　方　有機椰子油 2～4 大匙
　　　　　可可脂 2 大匙
　　　　　未精製乳木果油 2 大匙
　　　　　葛根粉 ¼ 杯
　　　　　小蘇打粉 1 大匙
　　　　　非基因改造有機玉米澱粉（cornstarch） 1½ 小匙
　　　　　精油 15 滴

使用器具　1 品脫（473 毫升）的廣口梅森瓶或玻璃罐
　　　　　小平底鍋
　　　　　1 條體香棒容器

步　　驟　1. 小平底鍋放入 2～3 公分高的水，將玻璃罐放入其中。

　　　　　2. 小鍋以小火加熱。將 2 大匙椰子油、可可脂和乳木果油放入玻璃罐中，慢慢隔水融化，偶爾攪動一下。

　　　　　3. 當你可以混拌攪動所有材料，就立刻從鍋中取出玻璃罐，以免溫度對其它材料來說太高。

　　　　　4. 加入葛根粉、小蘇打粉和玉米澱粉，攪拌均勻。

　　　　　5. 加入精油，攪拌均勻。

　　　　　6. 當混和後的成品呈現可以傾倒，但又不至於太輕易流動的稠度，就將它倒入空的體香棒容器中。確認體香棒的底座已經調到最下方，這樣才有空間倒入混和好的材料！

　　　　　7. 放在陰涼避光處，視需要使用，就像一般體香膏一樣。

✎ Note　我最喜歡的幾種除臭精油有雪松、快樂鼠尾草、天竺葵、檸檬、真正薰衣草、茶樹、茉莉原精、檸檬香茅、甜橙或野橙、玫瑰原精、檀香、依蘭依蘭和香草原精。

別忘了某些柑橘類精油有光敏性，所以如果在體香膏中加入這些精油，要注意不可在使用後去做日光浴，否則你的腋下可能會因為曬到太陽而出現燒灼感。

此外，如果體香膏在夏天有融化的跡象，可以在配方中再加入 1 ～ 2 大匙的燭果脂（kokum butter），這是目前市面上能找到硬度最高的油脂，在許多零售通路都能找到，包括亞馬遜網站。燭果脂本身蠟味較重，你會需要再多加 4 或 5 滴精油，來蓋過它的氣味。

關於青春痘

由於許多細菌都可能是肌膚痘痘爆發的原因，所以青春痘的治療並不簡單。不過，我們至少可以確定，抗生素通常不是解答，因為會造成青春痘的菌種，已經開始出現抗藥性。於是，研究者開始從自然界尋求解方，而精油一再證明了自己具有有效的抗痘能力。[6]

一項歷久彌新的研究，曾經分別測試十種不同精油消滅痤瘡桿菌（Propionibacterium acnes）的效用。研究結果發現，百里香、肉桂皮和玫瑰對於造成青春痘的菌種，有最好的消滅作用，只需要五分鐘，就能殺得片甲不留。[7] 不過，在你拿起百里香和肉桂皮往臉上狂擦之前，請記得，這兩種精油很容易刺激皮膚。所以，請考慮自己的膚質，適當稀釋使用，而且最好使用濃度較低、較溫和的配方。

另一項研究則用橙精油（Citrus sinensis）與甜羅勒精油（Ocimum basilicum L），製作了一款抗痘凝膠。[8] 使用過後，全體 28 位受試者都反應自己的青春痘情況獲得改善，幅度在 43％ ～ 75％ 之間。研究者發現，這個配方對肌膚非常溫和，所以幾乎沒有副作用或不適的情況產生。

抗痘滾珠棒

配　　方　肉桂皮精油 1 滴

玫瑰精油 1 滴

百里香精油 2 滴

液態椰子油。這是最適合的基底油，使用後不會留下油膩感

使用器具　10 毫升的玻璃滾珠瓶

步　　驟　1. 將精油滴入滾珠瓶中。

2. 注入液態椰子油。

3. 早晚洗過臉後，點塗在出現痘痘的地方。

◤ Note　如果感覺燒灼或刺激，就請立刻停止使用，並換用
比較緩和的、適合敏感肌膚用的舒緩凝膠，配方如下。

 ## 抗痘舒緩凝膠（適合敏感肌）

配　　方　甜橙或野橙精油 3 滴

羅勒精油 3 滴

蘆薈膠 1 小匙

液態椰子油

使用器具　1 盎司（約 30 毫升）玻璃按壓瓶

步　　驟　1. 將精油滴入按壓瓶中。

2. 加入蘆薈輕輕搖晃混和。

3. 在瓶中注滿液態椰子油，輕輕搖晃混和。

4. 早晚洗過臉後，點塗在出現痘痘的地方。

第 10 章

居家使用

家應該是一個錨、一個安全的港灣、一個避難所，是家人齊聚、孩子們都被疼愛的地方。

——湯姆·佩里，美國商學家與宗教領袖

或許你有一個打點得非常舒服的家，也仔細周全地照料維護，只要一進門，你和家人，以及任何造訪的來客，都能立刻感覺溫馨自在；但無論你的居家環境是多麼滋養著你，如果你仍然使用香味濃重的市售清潔產品、香氛蠟燭與空氣芳香劑，那就是在往家裡撒毒，讓自己的健康陷入危機。

尚恩（Shawn）和娜塔莉（Natalie）就是這樣。這對年輕夫妻育有三個孩子，然而孩子們一再受到病毒侵襲，全家人的季節性過敏也一年比一年嚴重。他們四處尋求答案，最後找到我的網站，然後報名了當時即將舉行的健康高峰會。在高峰會上，我分享了兩件健康要事，建議所有人都起而效尤：

第一，把所有乾洗手和抗菌產品丟掉，開始自己動手做（原因我在第 9 章有詳細的說明）。

第二，把所有的空氣芳香劑、室內芳香劑都丟掉，改用精油產品。因為這些假造的化學香精裡，全都是致癌物質與神經毒素。

尚恩和納塔莉聽從我的建議，不再使用那些昂貴的插電式芳香劑，浴室裡的空氣芳香劑也被全數丟棄。當他們開始改用精油噴霧和精油擴香器來改善家中的氣味，全家人的過敏症狀都消失了。

人造香精的危害

就像抗菌產品中的三氯沙，現在成為全民的健康大敵一樣，居家清潔產品中的首要禍害，就是人造香精。目前，香氛產業還存在著所謂的「香氛法律漏洞」（fragrance loophole），美國聯邦法律並未規定廠家列出合成香氛的所有個別成分。

產品標籤上的香氛或芳香字樣，就像在玩文字遊戲。成千上萬不知情的消費者，就這樣受騙上當，日日微量地吸嗅像苯乙烯（styrene）等廣泛用在居家香氛和美體產品當中的化學致癌物質。[1] 這些化學成分，可能造成從氣喘到神經毒性等多種身體不適，而它們在日常生活中，卻似乎無處不在。[2]

好在，至少我們能選擇自己要購買什麼樣的產品。以天然成分製作的產品，能避免你我接觸許多人造香精當中的化學物質。精油能帶來清新美好的香氣，而且不含構成毒香精的三千種有毒化學成分。[3]

因此，合理的下一步，就是減少你使用的香氛產品。你真的需要香氛烘衣片嗎？你能用自製的產品來取代一般清潔產品嗎？請多花一點時間閱讀商品標籤上的說明，發揮多一點勇氣，去試試天然產品。

EWG 網站上除了皮膚美容保養品的資料庫之外，也有市售清潔產品的安全評估資料庫。當中累積了超過兩千五百項產品的資料，你可以在這裡查閱你最愛用的產品，看看它是否榜上有名：http://www.EWG.org/Guides/Cleaners。

純天然香噴噴清潔產品

在芳香療法的世界裡，要換掉那些有毒的空氣芳香劑，真的超級簡單。只要打開你的擴香器就好啦！（如想了解哪些精油適合做空氣淨化，可以參考第 62 頁「精油香調分類表」中的前調精油）。

要取代其他的有毒產品，或許不像啟動擴香器那麼快速簡單，但仍然可以辦到，而且非常經濟實惠。首要的第一步，就是先把那些化學產品丟進垃圾桶，然後開始動手自己做。下面是各種你需要的產品配方，應該足以讓你有個好的開始。

記得，一般的居家清潔產品中，充滿了有毒物質——它們或許能帶來你想要的清潔效果，但那些化學分子會殘留在空氣和你每天觸碰的東西表面，使你的家出現室內汙染。雖然市面上也有很多更好的「天然」清潔產品可以選擇，但這些自製產品依樣很有效、氣味芬芳，而且還更省錢！

 檸檬清新洗衣精

這個配方做出來的洗衣精，可以讓你衣服洗得乾淨且降低花費。

配　　方　布朗博士無香潔膚皂（Dr. Bronner's unscented castile soap） ½ 塊
　　　　　蒸餾水 5 杯
　　　　　OxiClean 嬰兒去漬劑（Baby Stain Remover） ¾ 杯
　　　　　鐵鎚牌（Arm & Hammer）居家清潔和洗衣專用超級小蘇打粉 ¾ 杯
　　　　　5 毫升的任意精油。檸檬香茅、真正薰衣草和依蘭依蘭都很合適；用滴來算的話，5 毫升大約是 100 滴左右 1 瓶

使用器具　大鍋子
　　　　　3 個 3.78 公升 的玻璃按壓瓶，19 公升的帶蓋塑膠桶也可以

步　　驟　1. 將肥皂磨成碎屑，放入鍋中小火加熱。

　　　　　2. 鍋中加入水，轉至中火。慢慢攪拌均勻，直到肥皂屑完

全溶解。

3. 加入去漬劑和小蘇打粉，充分混合。

4. 關火，靜置放涼幾分鐘。

5. 在 3 個容器中分別倒入 946 毫升的熱水。

6. 分別將 2 杯洗衣精和 30 滴精油加入每個容器中，均勻攪拌，然後注入冷水至滿。

7. 靜置過夜，待混合後的洗衣精變稠。如果你用的是塑膠桶，記得蓋上蓋子。

8. 根據洗衣機種的效能，每次使用 ¼ ～ ½ 杯的洗衣精。

Note 洗衣精可能會結塊或凝結，每次使用之前，請記得如果使用桶子先攪拌，如果使用玻璃壓瓶搖晃。

另外，或許你會想知道，鐵鎚牌清潔用小蘇打粉和 OxiClean 嬰兒去漬劑，在非營利監督單位（EWG）的評比列表上，都被評為 A 級，因為這兩種產品幾乎沒有任何有毒物質。其中的主要成分是過碳酸鈉和碳酸鈉，都是對人體相當安全，又能有效去漬的成分。

 茶樹柑橘浴廁清潔劑

　　這個配方的主角是橙精油，而我們都知道，橙精油能大大提振情緒。也就是說，當你在清潔廁所的時候，心情也會更愉快喔！

配　　方　布朗博士潔膚露（Dr. Bronner's liquid castile soap） 2 大匙
　　　　　小蘇打粉 2 大匙
　　　　　茶樹精油 20 滴
　　　　　橙或檸檬精油 15 滴（或是各加 7 滴）
　　　　　檸檬尤加利或檸檬香桃木精油 15 滴

　　　　　　蒸餾水 2 杯

使用器具　32 盎司（約 60 毫升）噴霧瓶，最好是玻璃材質

步　　驟　1. 將潔膚露、小蘇打粉和精油加入噴霧瓶，充分攪拌。

　　　　　2. 加入水，均勻混和。

　　　　　3. 就像一般清潔劑那樣使用，不過使用之前請先充分搖晃。

 ## 杜松馬桶除臭噴霧

　　　　讓這個木質香氣，為馬桶帶來乾淨清新的氣味！

配　　方　金縷梅純露 1 盎司（約 30 毫升）

　　　　　維生素 E（作為防腐劑） 10 滴

　　　　　杜松漿果精油 20 滴

　　　　　絲柏精油 20 滴

　　　　　歐洲赤松精油 10 滴

　　　　　蒸餾水

使用器具　2 盎司（約 60 毫升）噴霧瓶，最好是玻璃材質。

步　　驟　1. 將金縷梅純露、維生素 E 和精油加入瓶中，充分混合。

其他適合浴廁清潔用的精油配方

每 1 盎司（約 30 毫升）液體中，加入 25 滴精油。

・ 萊姆、紅沒藥和香草原精。

・ 天竺葵、真正薰衣草、玫瑰原精和依蘭依蘭。

・ 檸檬、檸檬細籽、檸檬香茅和茶樹。

2. 加入足夠的蒸餾水，注滿整個瓶子，充分搖晃混合。

3. 視需要朝馬桶噴兩下，帶來清新的香氣。

柑橘去漬粉

這個配方很適合用來清潔水槽、鍋子、流理臺等地方的污漬。

配　　方　小蘇打粉 ½ 杯

　　　　　檸檬精油 5 滴

　　　　　甜橙或野橙精油 5 滴

　　　　　葡萄柚精油 5 滴

使用器具　玻璃調味罐，即帶孔的玻璃罐

步　　驟　1. 將小蘇打粉和精油加入玻璃罐，搖晃直到完全均勻。最
　　　　　　 後成品應該呈粉狀。

　　　　　2. 像用一般去漬粉那樣使用。撒一些在你想清理的檯面
　　　　　　 上，然後用濕布沾成膏狀，反覆擦拭。再取一塊乾淨的
　　　　　　 濕布擦拭乾淨。

　Note　我個人喜歡用起司粉的罐子，因為用起來很方便。
不過任何玻璃罐也都可以。

如果想要去漬效果再強一點，就在想加強的區域噴點白醋，然
後再撒上去漬粉，並且額外滴 1 滴精油。

自選精油磁磚清潔劑

根據自己的需求，選擇需要的精油，然後就讓這個清潔劑消滅家
中所有的黴菌和塵吧！

配　　方　熱蒸餾水 3.78 公升

　　　　　醋 ¼ 杯

　　　　　布朗博士潔膚露（Dr. Bronner's liquid castile soap） 2 大匙

　　　　　精油 20 滴（可參考下方配方）

使用器具　大水桶

步　　驟　1. 在水桶中加入熱水，以免泡沫溢出。

　　　　　2. 加入醋、潔膚露和精油，攪拌均勻。

　　　　　3. 用這個清潔劑擦拭磁磚地板，或用來清潔浴缸。

　　　　　4. 如有剩餘，就存放在不會破的大瓶子或帶蓋的桶子裡。

 強力柑橘玻璃清潔劑

　　任何一種柑橘類精油都可以，而且全都非常有效，就用你最喜歡的組合吧！

配　　方　布朗博士潔膚露（Dr. Bronner's liquid castile soap） ½ 小匙

　　　　　白醋 ¼ 杯

　　　　　柑橘（可參考本頁下方） 25 滴

　　　　　適量蒸餾水

使用器具　16 盎司（約 473 毫升）玻璃噴瓶

適合用來清潔玻璃的精油

- 佛手柑　　　・葡萄柚　　　・檸檬　　　・萊姆
- 橙花　　　　・柑　　　　　・野橙

步　　驟　1. 將潔膚露、醋和精油加入噴霧瓶中。

2. 用蒸餾水注滿剩餘空間，蓋上噴頭，大力搖晃。

3. 直接噴在玻璃窗或鏡子來做清潔。

 ## 檸檬細籽洗碗精

配　　方　布朗博士潔膚露（Dr. Bronner's liquid castile soap）　½ 杯

植物甘油 2 小匙

檸檬精油 6 滴

茶樹精油 4 滴

檸檬尤加利或檸檬香桃木精油（或各用 2 滴）　4 滴

蒸餾水　適量

使用器具　16 盎司（約 473 毫升）的玻璃按壓瓶或玻璃慕斯瓶

步　　驟　1. 將潔膚露與植物甘油倒入玻璃瓶中。

2. 加入精油。

3. 注滿蒸餾水，注意預留壓頭的空間。蓋好壓頭。

4. 充分混合，然後就像一般洗碗精一樣使用。

清潔高段班：適合使用的精油

- 香茅可以驅蟲。
- 尤加利能消滅塵 。
- 檸檬能消滅細菌。
- 歐洲赤松和各種冷杉葉能抗菌防腐，並留下清新氣味。
- 茶樹可以抗真菌、消滅黴菌。

»》》 想看我和齊媽媽親自製作這個洗碗精 (Dish Soap)，並分
享我們安排廚房清潔產品的方式嗎？歡迎造訪我的網站：
HealingPowerOfEssentialOils.com。

流理臺噴霧

只要幾種成分，就能讓你的流理台清潔溜溜、氣味芬芳！

配　　方　白醋 4 盎司（約 118 毫升）
　　　　　檸檬香茅精油 10 滴
　　　　　茶樹精油 10 滴
　　　　　檸檬尤加利精油 5 滴
　　　　　香茅精油 5 滴
　　　　　蒸餾水 1 杯
使用器具　16 盎司（約 473 毫升）玻璃噴瓶。
步　　驟　1. 將所有材料加入玻璃噴瓶，搖晃均勻。
　　　　　2. 噴在流理臺上，再用布擦拭乾淨。

◤ Note ┃ 醋有可能對花崗岩材質的流理台造成損傷，可以用
70%的異丙醇（isopropyl alcohol）或伏特加取代。

柑橘除塵噴霧

有了這個除塵噴霧，灰塵不會出現在你家。

配　　方　基底油 4 盎司（約 118 毫升）
　　　　　檸檬香桃木精油 5 滴
　　　　　檸檬尤加利精油 5 滴

柑精油 5 滴

使用器具　4 盎司（約 118 毫升）玻璃噴瓶。

步　　驟　1. 將所有材料放進噴霧瓶中。

　　　　　2. 隨意噴在任何木質表面，再用乾淨的軟布擦拭。

 ## 花園除蟲噴霧

　　如果你自己在花園中種植有機蔬菜，那麼蟲害很可能是個大問題。這個簡單的配方，可以讓你的蔬菜從飢餓的昆蟲和小生物手下逃過一劫，而且不會有化學物質殘留。你將發現精油在戶外環境是多麼好用！唯一要注意的只有，記得仔細清洗過再吃。

配　　方　胡椒薄荷精油 20 滴

　　　　　迷迭香精油 20 滴

　　　　　丁香精油 20 滴

　　　　　天然液體洗碗精 ¼ 小匙

　　　　　蒸餾水 適量

使用器具　946 毫升的噴霧瓶。

步　　驟　1. 將精油和洗碗精加入噴霧瓶，其餘空間注滿蒸餾水，輕輕搖晃均勻。

　　　　　2. 噴在蟲咬的葉片和植物上。

　　　　　3. 經常重複噴撒，尤其在雨後或澆水過後。

Note　永遠記得先噴在植物的一小部分做測試，而不是馬上噴灑在全株作物上。雖然在我的花園裡，從來沒有發生過任何不良反應，不過小心點總比事後遺憾好。另外，也請不要在日正當中的時候噴灑。

第 11 章

給運動者的精油

我奶奶從 60 歲起，每天走路 8 公里。現在她已經 97 歲了，每天人在哪兒我們都不知道。

—— 艾倫·狄珍妮，美國脫口秀主持人

精油可以透過很多方式，幫助喜歡運動的男女老少。在這一章，我將分享幾個非常有效的 DIY 配方，這些配方都經過臨床證實，能增強精力同時舒緩痠痛的肌肉。甚至，我還會透露以自然方式為運動裝備除臭的實用小技巧。不過最重要的是，我們要先簡單談談所有運動員最常用，也最被濫用的一項工具：能量飲料（energy drink）。

這是所有熱愛運動的人必須閱讀的一個章節，尤其是能幫助你透過精油，自然提高能量等級的配方和秘訣！

咖啡因含量過高：能量飲料帶來的健康危機

雖然能量飲料已風靡全球三十年，現在在世界各地有超過五百億的商機，在此我依然要懇求在飲用這些產品的各位讀者：現在立刻別再喝了！[1]一項研究直接指出：「能量飲料沒有任何治療效果。其中的許多成分不僅未經過詳細研究，甚至不受法律規範。其中已知、未知的藥用成分，以及關於毒性的相關報告，使得飲用能量飲料隱憂重重，可能帶來的嚴重不良反應。」[2]

　　或許你會覺得：有那麼嚴重嗎？首先，一罐能量飲料所含的咖啡因，就相當於五杯咖啡。花點時間想一下，是五杯耶！要是有人喝下兩罐、三罐，甚至四罐能量飲料，他們一天攝取的咖啡因，就相當於習慣一天一杯咖啡的人連喝兩週的量！

　　我甚至不知道，該從哪裡開始向你強調能量飲料的危險性。目前已有研究顯示，這些提神飲料中過多的咖啡因，可能導致噁心想吐、心律不整、癲癇發作，甚至死亡。[3] 這些症狀，都曾經被美國國家輔助與整體健康中心呈報為已知健康疑慮。[4]

　　身為公共衛生倡導者，我必須提出一項重要的說明：即便我們知道大約有 50％ 的大學運動員會飲用各種能量飲料，目前，尚未有明確資料顯示，離開校園後仍會繼續使用飲用能量飲料的運動員人數有多少。[5] 相關研究尚未有結果問世。不過，根據我個人隨意的觀察，我發現許多年齡較長的運動員，仍然會飲用能量飲料。因為我曾經在健身中心和區域性運動會上，明顯看到運動員在飲用這類含咖啡因的飲料來增強表現。如果你像我一樣留心觀察，就會發現，到處都有人在喝這些飲料，從教會的壘球比賽、保齡球道旁，到高爾夫球場，到處都是。這並不令人意外，因為在過去幾年間，含咖啡因的能量飲料和能量補給品的銷售量，可是出現了兩位數的成長。[6]

　　人們對含咖啡因能量飲料的誤用，已經成為一種全球性的災難。《藥物酒精成癮期刊》（Drug and Alcohol Dependence）刊登的一則精彩研究評析，就曾寫道：「市面上有上百種不同品牌，以各種方式在行銷。其中的咖啡因成分，每罐可能在溫和的 50 毫克到幾近危險的 505毫克之間。各國對於能量飲料的商標規範或健康把關標準都不相同，而美國是其中規範最馬虎的一國。」[7]

　　請別誤會我的意思，我個人也很享受喝下抹茶拿鐵，或偶爾一杯有機咖啡下肚後，那種因為咖啡因而振奮的感覺。但很重要的是，需要有度。一次從一瓶飲料中攝取 505 毫克的咖啡因，可不是開玩笑的。簡單來說，那就相當於一次喝下 4 ～ 5 杯咖啡！[8] 更大的問題是，這 4 ～ 5 杯咖啡不是花幾小時或幾天慢慢喝完，人們喝能量飲料的方式，簡直就像在酒吧裡豪飲烈酒。甚至，許多能量飲料提供的，就是讓人一口飲盡的包裝！

那麼，這時急迫需要提出的問題是：「精油可以取代咖啡因嗎？」是的，我相信可以。讓我告訴你們怎麼做到！

糖：真正讓你「能量大增」的成分

早有文獻紀載，紅牛飲料能改善人們的生理與認知表現。[9] 不過，當我們從中去除糖這個成分，結果就有趣了。根據一項多重雙盲安慰劑實驗的測試結果，不含糖的紅牛飲料並不會提升能力表現。這項實驗測試的項目包括：高強度奔跑後多久感到疲勞，以及血中乳酸濃度變化，兩者都是評估運動表現的指標。無糖紅牛在以上項目測試的結果，都是毫無幫助。[10] 另外也有研究顯示，無糖能量飲料對於上半身的肌力與肌耐力，都沒有帶來任何影響。[11]

研究顯示，無糖能量飲料實在沒什麼作用，只會大大增強咖啡因中毒、上癮和戒斷的反應而已。[12] 既然糖份是無糖紅牛當中唯一被取走的成分，我們可以理性推斷，咖啡因和牛磺酸並不是所謂能量的來源。

顯然，是能量飲料當中的糖份在作怪。這也很合理，因為長距離駕駛、高強度運動的運動員無論老小，都對市面上的糖果棒、果凍、軟糖和運動飲料非常買單。因此，就算先不考慮喝能量飲料可能攝取過量咖啡因的問題，就連其中極高含量的糖份，一份可以高達 50 克，也就是10 小匙，或說 8 盎司的糖！這就可能引發糖尿病、肥胖，或是其他和糖有關的疾病。

攝取過多牛磺酸的危害

這些能量飲料，還可能含有過高的其他成分，例如牛磺酸。牛磺酸是一種補充性的胺基酸，每罐紅牛中含有一千毫克、魔爪含兩千毫克，巨星含三千毫克。[13] 天然的牛磺酸可以保護心臟，一天攝取三千毫克也在安全範圍內。[14] 不過適度飲用很重要，因為目前研究尚未指出大量或長期攝取牛磺酸會帶來什麼影響。那些經常一天喝下兩罐、三罐甚至更多能量飲料的人們，很容易就超過食物藥品管理局規定的每日攝取量，造成合理的健康疑慮。[15]

給照顧者的特別提醒

我知道這本書的許多讀者都是父母、祖父母、老師與照顧者，所以請特別注意，當孩子飲用能量飲料，可能會引發嚴重的健康問題。一篇來自《小兒科當代觀點》（*Current Opinion in Pediatrics*）期刊的研究便強調，固定飲用紅牛、魔爪和其他號稱提高運動表現的飲料，將可能導致嚴重的健康問題，相當令人憂心。可能衍生的健康疑慮包括：[18]

- 睡眠作息不規律
- 血壓升高
- 精神疾病狀況加劇
- 增加對其他藥物上癮的風險
- 產生生理依賴性

當你看到身邊的年輕人飲用能量飲料，請記得這可能為他們帶來危害。很多時候，只需要一句來自老師、家長或關心者的叮嚀，一切就可能變得不同。要是關心被當成耳邊風，就端出科學資訊嚇嚇他們吧！

挪威、丹麥和法國等國，都曾經一度禁售紅牛飲料，一部份原因，就是因為一項餵食牛磺酸的大鼠研究，發現鼠類出現奇怪的行為，包括焦慮和自殘。[16] 有趣的是，沒有證據能說明高劑量的牛磺酸，能對肢體活動帶來影響。研究僅顯示，一天三次給予中等的五百毫克劑量，能幫助年長的心臟病患者（約 60 歲左右）加長運動時間與運動的距離。[17]

如何用精油增強運動效果、恢復體力、讓裝備更芳香

精油可以是運動愛好者強大又實用的工具。無論你是專業運動員，或是業餘愛好者，都有最適合你的天然配方。運動員該使用精油的理由有很多，以下列出其中四個。

1. 增強運動表現

無數研究都已證實，兌水服用胡椒薄荷能帶來增強表現的效果。曾經有幾項對照實驗都發現，運動員在跳躍、抓力、耐力和呼吸方面，都出現立即的進步。[19] 胡椒薄荷能增強支氣管平滑肌的彈性、擴展肺功能，因此幫助人們呼吸更順暢。此外，因為吸入更多的氧氣，細胞燃脂也更有效率了！

好幾篇來自伊朗的研究都顯示，服用胡椒薄荷精油能影響血壓、呼吸和其他生理指數。[20] 此外，無論是外用塗抹或嗅聞，都能改善對疼痛的耐受度，工作量也能相應增加。[21] 讓胡椒薄荷成為你規律訓練計畫的一部分，無論內服、塗擦或嗅聞，這麼做將幫助你的運動表現更好，而且既天然又有效。

■ 安全注意事項

雖然研究發現將胡椒薄荷精油加入水中可以增強運動表現，這卻不是一個適合長期採用的方式。更好的做法，是將 1 或 2 滴胡椒薄荷精

油加入軟膠囊中，再注入可食用的基底油一起服用。或者，也可以將 1
或 2 滴胡椒薄荷精油，加入 1 小匙椰子油中服用。為什麼呢？因為胡椒
薄荷是極佳的肌肉鬆弛劑，因此，服用未稀釋的胡椒薄荷，可能導致食
道括約肌未能妥善閉合，進而造成胃酸逆流。食道括約肌就有如一個閥
門，能阻擋腸胃腔中的食物回流到食道。所以，當食道括約肌未能妥善
閉合，胃酸就可能逆流回食道，出現所謂的火燒心情況。使用方式為：

- 在健身之前，將 1 滴胡椒薄荷精油，加入 1 小匙有機未精製的椰子油
  中服用。根據研究顯示，椰子油也能增進運動員的耐力，因此這是一
  個左右開弓的天然補給方式。[22]
- 或者，你也可以將 2 滴胡椒薄荷精油，加入 00 號的軟膠囊中，注滿
  椰子油後服用，這麼做可以防止精油接觸到你的口腔與食道。
- 以 2% ～ 3% 的濃度，將胡椒薄荷精油調入未精製椰子油中。每次運
  動前後，隨手塗擦在胸部和後頸部。精油的揮發性有機物會從你皮膚
  飄散出來，讓你全程運動時都能活力滿滿。
- 用下面的配方調製我的「表現滿分聞香棒」。

  ✎ Note 如果你想直接把胡椒薄荷滴在水裡喝，必須特別當
  心注意。他不僅會放鬆你的支氣管平滑肌，也可能讓食道括約
  肌放鬆，導致胃酸逆流。

 ## 表現滿分聞香棒

配　　方　胡椒薄荷精油 10 滴
　　　　　甜橙或野橙精油 5 滴
　　　　　綠薄荷精油 5 滴
使用器具　預先裁切好的棉片
　　　　　芳香療法專用聞香棒
步　　驟　1. 將棉片放入聞香棒中。

2. 直接將精油滴入聞香棒中的棉片。或者，你也可以把精油滴在玻璃碗中，讓棉片在碗裡前後滾動吸收精油，再用鑷子把棉片塞入管中。

3. 運動前或休息之間，隨時打開聞香棒，做 5 次深呼吸。

4. 長跑或長時間訓練時，記得帶在手邊！

》》》 想看我和齊媽媽示範調配表現滿分聞香棒，並學會我們在健身時保持精力的方式嗎？歡迎造訪我的網站：HealingPowerOfEssentialOils.com。

2. 緩解肌肉痠痛

或許你也曾在完成高強度訓練後，感受到肌肉的痠痛或疼痛。這時，經實驗證明，有兩支精油可以帶來幫助，就是真正薰衣草與胡椒薄荷這兩種精油剛好也是適合搭配的好搭檔。

■ 真正薰衣草

作為精油中的熱門焦點，二〇一四年的一篇研究曾針對真正薰衣草緩解頸部疼痛的效果進行研究。研究者將真正薰衣草加入乳霜中，讓受試者每天在疼痛的部位進行按摩。結果發現，比起未使用精油的組別，精油組的疼痛指數有效降低了。[23]

■ 胡椒薄荷

如同前述，胡椒薄荷能使運動帶來的疼痛感降到最低。胡椒薄荷的止痛效果眾所皆知，它的抗痙攣效果也能幫助肌肉緊繃的狀況獲得緩解。[24] 此外，胡椒薄荷清新上揚的香氣，也能讓辛苦訓練了一天的你回復精神。

■ 傳統用油

許多精油，例如冷杉，都是傳統上用來舒緩疼痛的精油。阿育吠陀療法將冷杉精油稱為是「森林的療癒師」，因為許多關節和肌肉方面的疼痛，都能藉由它獲得緩解。[25] 除此之外，冬青、甜馬鬱蘭和乳香，都能帶來深度的止痛效果，這三種精油也很適合搭配在一起使用。

使用方式：試試下面這個「增強體力肌肉舒緩按摩油」，這可是我專為高強度運動員設計的配方！

 ## 增強體力舒緩肌肉按摩油

請注意，這是一個濃度較高的按摩油（5％）。如果使用後出現任何刺激感，就多加入一些肌底油，以符合你的肌膚需求。

配　　方　乳香精油 50 滴
　　　　　胡椒薄荷精油 50 滴
　　　　　甜馬鬱蘭精油 20 滴
　　　　　真正薰衣草精油 20 滴
　　　　　冬青精油 10 滴
　　　　　齊媽媽的特調基底油（參考本書第 56 頁） 5 盎司（約
　　　　　147 毫升）

使用器具　中型玻璃碗
　　　　　6 盎司（約 177 毫升）玻璃乳液按壓瓶或玻璃油霜罐

步　　驟　1. 將精油滴入中型玻璃碗中。
　　　　　2. 加入齊媽媽的特調基底油，調和均勻。
　　　　　3. 每次訓練完或沒有訓練的日子，塗在痠痛的肌肉上。
　　　　　5. 放在乳液瓶或玻璃罐中，放入冰箱保存。

3. 抗微生物治療

運動時難免會出現擦傷或割傷，需要治療的不只是痠痛與疼痛而已。

重重滑上本壘板、在跑道上摔了一跤等，運動員的冒險之舉不只讓身體赴湯蹈火，有時還真的得跨過人行道！

　　與其到藥局購買加了抗生素的軟膏，不如自己用具有收斂效果的金縷梅純露，和抗微生物的精油，做一個簡單的傷口消毒噴霧吧！製作完成後，記得放在健身房或裝備包中，以防萬一。

使用方式：用第 9 章（第 162 頁）的乾洗手噴霧作為基底，再用實驗證明有效的精油，調配一個特別的傷口修復的精油配方；例如羅勒、乳香、天竺葵、真正薰衣草、沒藥、羅馬洋甘菊和茶樹，都是很好的選擇。按每盎司（約 30 毫升）液體加入 15 滴精油的比例來調配。

4. 天然無毒的裝備除臭方案

　　讓既能抗微生物，又能飄散檸檬香氣的精油，為臭臭的運動裝備帶來清新的芬芳。就從我本來想用來消除地下室霉味的這個配方開始吧！

 ## 檸檬清新複方精油

　　配　　方　　以下是 5 毫升的配方比例：

　　　　　　　　檸檬精油 40 滴

　　　　　　　　檸檬羅勒精油 20 滴

　　　　　　　　檸檬尤加利精油 20 滴

　　　　　　　　檸檬香桃木精油 20 滴

　　　　　　　　檸檬細籽精油 20 滴

　　步　　驟　　每次比賽結束後，取 5 或 6 滴加入車用擴香器，或是 USB 擴香器中；或者直接滴入運動包或存放裝備的地方，讓氣味清新一些。接下來的兩個配方：「臭味吃光光清香粉」和「裝配除臭噴霧」，也都非常好用。

Note 如果你想根據以上配方，調配不同容量，只要記得
檸檬的用量是其他每種精油的 2 倍就可以了。

臭味吃光光清香粉

配　　方	檸檬清新複方精油（參考上一頁配方） 20 滴
	小蘇打粉 ½ 杯
使用器具	玻璃調味罐
步　　驟	1. 將所有材料放入罐中，好好搖晃均勻。
	2. 運動前，將清香粉撒在鞋子內部、發臭的裝備上。
	3. 如果想要加強除臭效果，在訓練或比賽結束後再次使用，並留置過夜。
	4. 剩餘的清香粉存放在冰箱中，應該可以保存好幾週。

Note 你可以用下面的「裝配除臭噴霧」來取代清香粉，
或者將清香粉撒在地毯上，再用吸塵器清潔，這麼做將使全家
充滿香氣！

裝配除臭噴霧

配　　方	檸檬清新複方精油（第 195 頁） 5 毫升
	蘋果醋 2 盎司（約 60 毫升）
	金縷梅純露 2 盎司（約 60 毫升）
	蒸餾水 4 盎司（約 118 毫升）
使用器具	8 盎司（約 237 毫升）玻璃噴瓶
步　　驟	1. 將精油、醋和金縷梅純露裝入噴霧瓶中。
	2. 旋轉搖晃均勻。
	3. 注水至滿，大力搖晃均勻。
	4. 訓練結束後噴在裝備上，或隨時視需要使用。

第 12 章

用精油照顧寵物

一個國家有多偉大，從它對待動物的方式就可以看出來。

——聖雄甘地

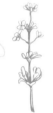

我的專業是關於人的公共衛生和精油相關研究，不是動物。不過，雖然我對動物並不了解，我有一些朋友卻是這方面的專家。時不時就會有人詢問我，該怎麼為動物使用精油。因此，我在先前舉辦的兩場精油革命高峰會上，特地安排了動物芳療專家的訪談。珍奈・羅亞克（Janet Roark）是一位動物芳療師，也是獸醫師。這一章的內容，是我倆先前合作過的內容，也就是從我們共同進行的訪問和文章當中，擷取出來的主要精華。想更加了解羅亞克醫師的工作點滴，可以在臉書上追蹤她的專頁：Essential Oil Vet - Janet Roark, DVM（@EODVM）。

>>> 想聽我和羅亞克醫師的特別專訪嗎？歡迎造訪我的網站：HealingPowerOfEssentialOils.com。

動物芳療基本概念

諷刺的是，許多寵物主人想都不想，就在家裡每個房間放滿了有毒的空氣芳香劑，但談到精油卻躊躇再三，擔心那是不是會傷害自己的毛寶貝！在此重要的是，請從全方位的理性觀點，來釐清你的決定。

最基本的原則是，為寵物使用精油的方式，要像對待嬰兒或幼兒一樣。雖然牠們不能說話，但每個動物都會有自己的偏好和敏感度，因此，留心觀察寵物的行為是很重要的。如果寵物表現正常，那就表示沒事。如果牠出現和平常不一樣的行為，有可能就是對你使用的某種精油過敏。動物很知道該怎麼表達自己的需求。

跟隨以下羅亞克醫師的建議，你就能安全地開始在寵物身邊使用精油。

大型動物

針對羊駝、牛、馬、駱馬、綿羊、山羊等已成年的大型食草動物，可以直接像對人使用精油一樣，在動物身上需要的地方，以外用方式塗擦精油。請注意，剛出生的動物寶寶和年輕的大型動物，需要稀釋到更低的濃度來使用。

小型動物

對於貓、狗等小型動物，會需要稀釋到更低濃度。請根據以下更具體的使用方式，來對待你的小寵物們：

■ 鳥類

鳥類對精油非常敏感，所以比起外用塗擦，更建議的是加水擴香。真正薰衣草和柑橘類精油，都可以大大改善牠們的情緒。不過要小心避開偏熱性的精油，例如檸檬香茅、丁香，以及肉桂皮或肉桂葉，這些精油經常是市面上增強免疫精油會用到的配方成分。此外，也要注意在通風良好的房間擴香。就像對待嬰兒一樣，你可不會想把鳥兒關在一個連夜擴香的小房間裡！

■ 貓

由於貓咪的肝臟缺乏一種幫助身體代謝許多化學物質的酶，因此許多物質對貓咪來說都是有毒的，包括有毒的植物、非類固醇消炎藥（例如阿斯匹靈和布洛芬）、乙醯胺酚（acetaminophen，止痛退燒藥）、巧克力、咖啡因、甲基黃嘌呤類藥物（methylxanthines）、鉛、鋅，以及許多種類的殺蟲劑。此外，無論外用或內服，都要注意避開含大量酮類與酚類成分的精油，因這兩種成分是由肝負責代謝，可能會帶給肝不必要的負擔。這些精油包括：

- 羅勒
- 甜樺
- 肉桂皮或肉桂葉
- 丁香
- 甜茴香
- 肉豆蔻
- 野馬鬱蘭
- 胡椒薄荷
- 茶樹
- 百里香
- 迷迭香
- 綠薄荷
- 冬青（白珠樹）

貓咪也對含有 d- 檸檬烯的精油過敏，所以也要記得避開以下精油：

- 佛手柑
- 蒔蘿
- 葡萄柚
- 檸檬
- 萊姆
- 橙
- 柑

■ 狗

　　一般來說，狗的體型越小，精油的使用濃度就要越低。芳療圈子裡有一派說法，認為應該避免為狗狗使用甜樺、樟樹、茶樹和冬青（白珠樹）等精油，因此避免直接為狗狗塗抹這些精油，會是比較明智的做法。畢竟，還有許多不具爭議性的其他精油可以選擇。

■ 口袋寵物

　　栗鼠、天竺鼠、倉鼠、兔子和蜜袋鼯等動物，需要益菌來幫助自己消化食物，因此在使用像肉桂皮、肉桂葉、百里香、茶樹和野馬鬱蘭等具有強大抗細菌效果的精油時，必須特別小心注意。這些動物的消化菌叢非常細緻嬌弱，你可不希望因為使用精油，而不小心擾亂了牠們的腸胃。

為動物使用精油的注意事項

- 凝血障礙：對於難以凝固血液，或正接受抗凝血劑治療的動物，請注意避免在身體表面塗擦以下精油：甜樺、中國肉桂、肉桂皮、肉桂葉、丁香、甜茴香、野馬鬱蘭和冬青（白珠樹）。
- 癲癇症：有些精油可能使癲癇更容易被觸發，所以請記得避免使用以下精油：羅勒、黑胡椒、樟樹、尤加利、甜茴香、牛膝草、鼠尾草、迷迭香和冬青（白珠樹）。
- 懷孕或正在哺乳的動物：所有精油都必須稀釋到極低的濃度才可以使用。需要避開的精油包括：羅勒、中國肉桂、肉桂皮、肉桂葉、快樂鼠尾草、迷迭香、百里香、冬青（白珠樹）和歐洲冷杉。

幫動物改善不適的精油

- 過敏：過敏是一個相對複雜的議題，很難對所有動物一概而論。不過對狗和大型動物來說，一般建議可以謹慎地使用乳香、檸

檬、真正薰衣草和胡椒薄荷，一天兩到三次塗抹在腳上，加上
omega-3 的營養補充品。此外，遇到過敏情況時，和獸醫一起試
著找出過敏原是很好的做法，因為找到過敏原，才能真正預防搔
癢感出現。有時需要花點時間才能找到，但一切都會是值得的！

- **來自害怕和恐懼的問題**：例如像分離焦慮、雷聲焦慮、恐懼感，
以及基於恐懼的攻擊行為，可以透過在家中使用鎮定類精油擴
香，再加上塗抹精油來改善。以濃度 0.5％～ 1％的真正薰衣
草，或是真正薰衣草加上岩蘭草，塗抹在動物的毛髮上，能帶來
很好的效果。唯一要注意的是，不要塗在寵物能舔到或吃到的地
方。我在稍後第 202 頁提出的「抗焦慮噴霧」，也可以幫助改
善相關症狀。

- **耳朵感染**：定期用天然的專用清潔劑清理寵物的耳朵，是必不可
少的工作。將羅勒、乳香、天竺葵和真正薰衣草調配成複方，稀
釋到 0.5％～ 1％的濃度；清潔完成後塗抹在耳朵根部附近，能
帶來更進一步的支持。

- **腫瘤或贅瘤**：若不是太複雜的腫瘤情況，可以將乳香和檀香調配
成複方，稀釋到 0.5％～ 1％的濃度，塗擦在不正常增生的組織
部位。遇到類似情況，我總是建議人們向專業的動物腫瘤醫師尋
求諮詢。

- **癲癇**：將 1 或 2 滴乳香精油和 omega-3 營養補充品加入食物
中，每天兩次，能帶來極大的幫助。

- **過渡期**：在家中以鎮定類精油進行擴香，並搭配外用塗抹。真正
薰衣草和沒藥調配成複方，稀釋到 0.5％～ 1％的濃度使用。能
大大幫助寵物經歷初來乍到、轉換新家或迎接新動物成員加入等
需要適應的時期。

- **萊姆病（Lyme disease）**：保護寵物不受跳蚤和蜱類侵襲，就
是在保護你的家人不被這些小生物叮咬，也讓家中所有兩腳和四

腳成員,都避免染上萊姆病!本書第 203 頁的蜱蚤驅除劑容易
製作且氣味美妙,將它裝進玻璃瓶,在帶寵物出門前,先噴灑在
牠的身上。這個噴霧也能去除家具和地毯上發霉般的動物氣味,
是一種既能驅蟲又能除臭的兩用噴霧。

 抗焦慮噴霧

這是一個效用強大的自製噴霧,能安撫寵物的神經。

配　　方　真正薰衣草精油 1 滴
　　　　　乳香精油 1 滴
　　　　　岩蘭草精油 1 滴
　　　　　蒸餾水 適量
使用器具　2 盎司(約 60 毫升)玻璃噴瓶
步　　驟　1. 將所有精油加入噴霧瓶,加入蒸餾水至滿。
　　　　　2. 每次使用前大力搖晃均勻。
　　　　　3. 噴灑在動物的背後和寢具上,或者當你不在家時,在家
　　　　　　 中擴香。

抗焦慮狗項圈

配　　方　　真正薰衣草精油 1 滴

　　　　　　乳香精油 1 滴

　　　　　　岩蘭草精油 1 滴

　　　　　　基底油

使用器具　　滴管

步　　驟　　1. 將乳香、真正薰衣草和岩蘭草調製成複方。

　　　　　　2. 用基底油稀釋成 1% 的濃度。

　　　　　　3. 在狗狗的項圈或牽繩上，直接滴 2 滴。

 蜱蚤驅除劑

　　雖然下列精油對貓咪和狗狗一般來說都是安全的，但請記得，動物就像人一樣，也會有過敏的問題。所以請多加注意寵物的表現，確保牠們沒有出現任何不良的反應。同時，也請注意不要噴灑在寵物臉部附近。

配　　方　　甜杏仁油 2 大匙

　　　　　　真正薰衣草精油 1 滴

　　　　　　葡萄柚精油 1 滴

　　　　　　尤加利精油 1 滴

　　　　　　檸檬香茅精油 1 滴

使用器具　　8 盎司（約 237 毫升）玻璃噴瓶

步　　驟　　1. 將精油與甜杏仁油加入瓶中。

　　　　　　2. 注水至滿，搖晃均勻。

　　　　　　3. 帶著寵物出門前先噴在毛髮上，注意避開臉部。

　　　　　　4. 每次使用前先搖晃均勻。

需要特別留意的行為反應

　　每一隻動物都是不同的，也有不同的身體化學組成，因此，寵物對精油的耐受程度也會不同。舉例來說，羅亞克醫師的小狗對很多精油的氣味都很喜歡，也可以接受大部分的外用塗抹，但另一隻年紀較大的蘇格蘭梗犬就比較敏感，只能接受擴香。

　　如同我前面說過的，重要的是，要觀察寵物的行為。如果牠一切都好，那就沒有問題，如果出現一些奇怪的行為，例如想要把油從身上抹掉、一直瞇著眼睛、摩擦自己的鼻子，或一直想離開正在擴香的空間，那就可能是寵物對你正使用的某一支精油或某一個配方感到過敏。

　　大部分時候，動物能和人一樣享受到精油帶來的療癒效果。想想，大多數的研究和產品實驗，都是用動物進行測試的啊！雖然我並沒有針對寵物的具體需求，提供一整個章節的配方，好消息是，你還是可以用本書其他配方進行選擇，只不過請記得稍微修改一下，讓它更適合你的動物朋友使用。

在寵物身邊使用擴香器，需要注意什麼？

- 噴霧式擴香器，或直接從精油瓶擴香的擴香儀：請注意房間門一定要打開，讓動物可以自由進出房間。每次使用不超過 30 分鐘。

- 透過水進行擴香：這是我最建議的擴香方式，它不僅最適合在有動物的環境使用，也是居家最好的擴香入門選擇。一開始，以每100 毫升加入 1 或 2 滴精油的比例使用擴香器，而後慢慢增加到每100 毫升 5 或 6 滴。你也可以用不同的方式使用水氧機，在密閉的房間、在通風的房間、靠近動物的小空間（例如籠子或屋子），或甚至很快地用一段時間進行「帳篷法」，即在玻璃或不銹鋼盆子裡加入滾燙的熱水和精油，然後拿浴巾蓋住頭，讓整個臉沐浴在精油蒸氣中。帳篷法可以讓你的寵物幾乎不會接觸到精油。

　　無論用哪一種方式進行擴香，在使用時經常留意動物的行為，並根據牠的反應進行調整。

如何為動物塗擦精油？

　　為動物調整飲食需要一步一步來，使用精油也是一樣，要一點一點慢慢來。一開始先用少量的、稀釋過的精油（濃度 0.5% ～ 1%），觀察動物的反應。如果一切正常，但卻沒有達到你想要的療癒效果，只要再加一些精油，或是增加使用頻率就好。這樣總好過一開始就直接在寵物身上使用大量的精油。

- 塗抹在腳掌：並不是所有小型動物都能耐受這樣的使用方式。注意肉球之間的肌膚也要塗抹到油，但這是個非常敏感的位置，一定要稀釋到 0.5% ～ 1% 使用。

- 自製產品：在寵物使用的產品，如洗髮精或椰子油中加入幾滴精油，就能帶來很好的效果。試試我在 206、207 頁列出的兩個寵物友善配方吧！

- 塗抹在耳朵：有些動物可以接受稀釋過的精油塗在耳朵尖端，但也有許多動物不能接受。注意長耳犬不能以這樣的方式使用精油，因為精油可能會在牠們甩頭時，不慎誤入眼睛當中。

- 間接塗抹：將精油塗在床上或任何寵物經常觸碰的地方。

- 大型動物的蹄：你可以將精油塗在蹄與肌膚的交界處，或是蹄冠上。這對治療馬的足部症狀或跛腳，能帶來很大的幫助。

- 沿脊椎塗抹：這是我最常使用的外用方式，因為這是耐受度最高的部位。

- 精油水噴霧：鳥類很適合這個方法。將 1 滴精油和幾盎司的水加入瓶中搖晃均勻，然後噴在動物身上。注意避開臉部，確保精油不會進入牠的眼睛、鼻子和嘴巴裡。如果寵物比較躁動，就為牠用真正薰衣草；如果牠看起來萎靡沒有精神，就用柑橘類精油提振活力。這個方法對大型動物也適用，尤其適合需要處理的面積很大，或是一般使用方式並不被動物接受的時候。

如果以上方式還不夠，下次動物受了點小傷，或者傷口較深的時候，可以試試來自羅亞克醫師的「發炎噴霧」配方，就在本書第 207 頁。

 寵物洗髮精

這個洗髮精可以有效地清潔、療癒並修復寵物寶貝的毛髮與肌膚！

配　　方　傳統燕麥片 1 杯
　　　　　溫的蒸餾水 1½ 杯
　　　　　真正薰衣草精油 1 滴
　　　　　維生素 E 油 1½ 小匙
　　　　　基底油（齊媽媽的特調基底油就很合適！請參考本書第 56 頁 ） 1½ 小匙
　　　　　有機綠茶茶包 1 個
使用器具　一般調理機或果汁機
　　　　　中型玻璃碗
　　　　　玻璃罐
步　　驟　1. 將燕麥片和水加入調理機，打碎直到質地順滑
　　　　　2. 將真正薰衣草精油、維生素 E 和基底油加入玻璃碗中，混拌均勻。
　　　　　3. 將燕麥糊加入碗中，攪拌均勻。
　　　　　4. 打開茶包袋，將其中的茶葉碎倒入碗中，攪拌均勻。
　　　　　5. 完成後存放在玻璃罐中。
　　　　　6. 至少一個月使用一次，最好是每次梳毛後立刻使用。

犬用乾洗澡粉

這個乾洗澡粉，很適合在你還不想為牠用水洗澡的時候使用。

配　　方　小蘇打粉 ½ 杯

　　　　　玉米澱粉或葛根粉 ½ 杯

　　　　　檸檬香茅精油 3 滴

　　　　　真正薰衣草精油 3 滴

使用器具　帶蓋玻璃罐

步　　驟　1. 將小蘇打粉和玉米澱粉或葛根粉加入玻璃罐中

　　　　　2. 滴入精油，搖晃均勻。

　　　　　3. 將粉撒在狗狗身上，從頸部開始，並且小心避開眼睛。

　　　　　4. 一路撒到全身，仔細地按摩進入毛髮中。

　　　　　5. 讓狗狗自己把多餘的粉甩掉，再用梳子或毛刷梳毛。

發炎噴霧

我曾經親眼看過一隻黑色拉布拉多被另一隻狗咬了一個大洞之後，使用這個噴霧的前後對比照片，這個噴霧配方的效果非常好！

配　　方　乳香精油 10 滴

　　　　　真正薰衣草精油 10 滴

　　　　　沒藥精油 10 滴

　　　　　膠性銀（colloidal silver） 1 小匙

　　　　　蘆薈膠

使用器具　2 盎司（約 60 毫升）噴霧瓶

步　　驟　1. 將精油和膠性銀倒入瓶中。

2. 加上蘆薈膠至滿，大力搖晃均勻。

3. 每 2 ～ 3 小時就噴灑在傷口上，或者視需要補噴，幫助傷口更快復原。

4. 剩餘的噴霧放在冰箱保存。

如何讓動物內服精油？

請記得，對於那些經常自己理毛的動物，例如貓、鳥、狗、兔子和栗鼠來說，外用塗抹就相當於是一種內服。當我們為寵物塗擦精油，請記得永遠要先用植物油，例如液態椰子油稀釋。以下是幫助動物內服精油的安全守則：

· 加入飲水中：狗狗可以在每 2 杯飲用水中，加入 1 滴精油；鳥類和其他更小的動物，則適合在每 1 公升的用水中，加入 1 滴精油。請注意，貓咪並不適用這種方法。

· 加入食物中：每頓飯中加入 1 滴，通常加入濕食中。

· 加入犬用牙膏：另一個能安全又有效地讓狗狗享受精油療效的方式，就是用下面這個羅亞克醫師設計的犬用牙膏配方，來幫愛犬刷牙！

 犬用牙膏

不只能為愛犬清新口氣，還能帶來療癒的效果，幫助預防蛀牙！

配　　方　皂土（bentonite clay） 1 大匙

小蘇打粉 1 大匙

胡椒薄荷精油 1 或 2 滴

有機未精製椰子油，需融化為液體

使用器具　玻璃罐

步　　驟　1. 將皂土、小蘇打粉和胡椒薄荷精油加入玻璃罐中。

2. 加入足夠的椰子油，形成膏狀。

3. 每天取一些為狗狗刷牙！

》》》　想看我親自示範怎麼製作「犬用牙膏」（K - 9 Toothpaste），並且學會更多照顧寵物的方法嗎？歡迎造訪我的網站：HealingPowerOfEssentialOils.com。

PART 3

女性照護

社區、國家，甚至這整個世界能有多麼強健壯大，
取決於女性的健康。
———蜜雪兒·歐巴馬，前美國第一夫人

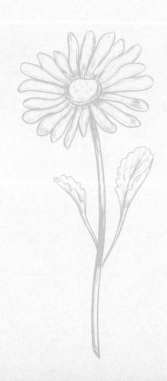

幾年前，我的朋友蘇（Sue）開始出現無法控制的體重增長、掉髮和失眠。醫生為她開立了左旋甲狀腺素（Synthroid，一種左旋甲狀腺素鈉的藥片），因為檢查發現，她的甲狀腺荷爾蒙濃度過低。院方很快宣告她就和其他數百萬人一樣，患有「甲狀腺低下症」，餘生只能靠著補充這些人工合成荷爾蒙來過活。然而這些合成藥片，通常會帶來一連串的副作用，包括心跳不規則與骨質疏鬆症。

藥片很快就影響了蘇的心理和情緒狀態。她開始出現嚴重的情緒擺盪、失眠和思緒混沌。「那時，我整個人開始脫序，」蘇告訴我：「我沒辦法睡，沒辦法思考，感覺糟透了。」後來，左旋甲狀腺素實在帶來太多恐怖的副作用，於是蘇決定把這些藥片全都丟了，用全面戒斷藥物為自己排毒。

在沒有專業醫師的指導下擅自停藥，並不是妥善的做法。但由於蘇的醫師並不支持她停藥，所以她只好全部自己來。

蘇前來尋求我的意見。在說完她一長串的症狀時，缺乏睡眠彷彿敲響了警鐘。我知道休息對身體來說有多麼重要，於是我只是建議她在臥室裡用一點真正薰衣草擴香，同時在睡前擦一些真正薰衣草精油在頸部後方。

隔天我接到蘇的電話，她開心極了。她告訴我，這是五年來她第一次好好睡了一整晚。她想知道，她還能做些什麼來幫助自己恢復健康。於是我們討論出一個能幫助身體消炎的飲食計畫。我建議她先避開穀物、乳製品和糖等常見的促發炎物質，同時啟動一個自己能夠持續實踐的運動計畫。

我們也討論了幾種用精油幫助改善甲狀腺情況，並緩解其他症狀的方式。我建議她開始在甲狀腺部位塗抹稀釋過的乳香精油，來幫助甲狀腺低下的情況。我也提到用天竺葵、芫荽和柑精油，塗在後背腎臟的位置，來幫助她緩解壓力。

接下來幾週，蘇的各種症狀都穩定地漸入佳境。她的體重開始下降，思緒混沌的情況消失了，每天晚上她睡得很好，頭髮不只不再掉，甚至長得更豐厚！蘇甚至告訴我，她連視力都改善了！她從網路上看到其他可信的網友實例，說乳香、永久花、真正薰衣草和沒藥能改善視力，於是她將這些精油調和稀釋後，塗抹在眼周附近，然後她的遠近兩用眼鏡度數就從350度降到了200度。

光是使用精油加上調整飲食，蘇就真的在幾週之內，完全改變了自己的健康狀態。她的故事就是我所說的大獲全勝，而這只是我聽過眾多類似故事中的一個而已。許多人都透過精油，以很類似的方式，療癒了自己的甲狀腺問題。

許多女性都受甲狀腺問題所苦，其中或許有許多症狀，普遍被以為是女性老化過程中常見的改變，例如睡眠品質下降、體重增加、容易疲累等。女性經常深受各種不適困擾，而精油對此都能帶來幫助。這就是我在這個段落要談的主題，從經前症候群，一直到停經後的種種憂慮，精油能在女性人生各個階段，幫助身心重新回到平衡。

女性的特殊健康需求

你知道嗎？
- 女性的平均壽命比男性高，卻比男性容易生病。
- 女性更常求醫。[1]
- 女性遠比男性更容易經驗到疼痛[2]、憂鬱症和焦慮症[3]。
- 女性如果出現睡眠障礙，將比男性更容易影響健康狀況[4]。

基於上述的兩性差異，我們可以合理推斷，醫生應該要對不同性別的患者，給予不同的治療。可惜的是，大多數人根本不可能得到針對性別差異給予的適當醫療建議。

薇拉・蕾吉茨－查羅賽（Vera Regitz-Zagrosek）是任職於德國柏林夏里特醫院（Charité University Hospital）性別醫療中心（Institute of Gender in Medicine）的主任。她曾說過這樣一段話：

「針對不同性別提供的專業健康照護少之又少；許多常見疾病的預防、管理和治療方式，都未能反映出病患身上最重要的風險因素：性與性別。這項疏忽使得醫療照護方式未能更有效地實施，因為以性別來考量預防或治療方式，說不定比統一方法更加有效，對男性和女性病患也都更好。[5]」

芳香療法是一種由女性主導的行業，比起傳統西醫治療，能為個案提供更多以性別為考量的調理建議。不過，這部分的科學研究非常少，例證也多半是耳聞的軼事，因為針對性別差異所做的芳香療法研究，目前基本上一篇也沒有。

我們需要把這些事實記在心裡。除了要知道男性和女性之間，有著生理和行為上的差異之外，也必須明白，目前的藥物研究多半選用的也是雄性動物。當研究者為疾病尋求解藥時，有高達 9 成的研究者都選擇用雄性動物進行測試。[6]

女性保健最佳用油

最大的關鍵，是去傾聽自己身體的聲音，明白只有你知道什麼對你的健康最有幫助。醫療服務只是在你的旅途中，扮演提供指引的角色而已。

幾百年來，女性最喜歡的植物被製作成油膏、聖油和線香，透過這樣的形式，得以享用這些植物的精油療癒力。現在，我們擁有先進的蒸餾技術，可以直接將最純粹、最濃縮的精油萃取出來。女性現在可以自由地聽從內心直覺，以及先祖世代傳遞下來的智慧，用精油有效地改善自己的健康。

以下是這個段落我們會用到的精油：

1. 洋茴香（*Pimpinella anisum*）
2. 甜羅勒（*Ocimum basilicum L*）
3. 快樂鼠尾草（*Salvia sclarea*）
4. 絲柏（*Cupressus sempervirens*）

5. 檸檬尤加利（*Eucalyptus citriodora*）、藍膠尤加利（*Eucalyptus globulus*）、澳洲尤加利（*Eucalyptus radiata*）和小葉尤加利（*Eucalyptus tereticornis*）

6. 甜茴香（*Foeniculum vulgare*）

7. 玫瑰天竺葵（*Pelargonium graveolens*）

8. 薑（*Zingiber officinale*）

9. 葡萄柚（*Citrus paradisi*）

10. 真正薰衣草（*Lavandula angustifolia*）

11. 甜馬鬱蘭（*Origanum majorana*）

12. 橙花（*Citrus aurantium*）

13. 甜橙（*Citrus sinensis*）

14. 胡椒薄荷（*Mentha piperita*）

15. 羅馬洋甘菊（*Chamaemelum nobile*）

16. 大馬士革玫瑰（*Rosa damascena*）

17. 鼠尾草（*Salvia officinalis*）

18. 茶樹（*Melaleuca alternifolia*）

19. 薑黃（*Curcuma longa*）

20. 貞潔樹（*Vitex agnus-castus*）

21. 依蘭依蘭（*Cananga odorata*）

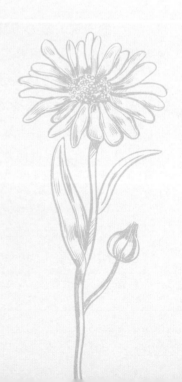

第 **13** 章

經前症候群

「我說啊，如果這世界上還有正義可言的話，就不該在生理期來的時候還需要上
學。你就應該整整五天待在家裡，吃巧克力、好好大哭。」

——安德莉亞・波特斯，美國暢銷小說家

　　如果我告訴你，經前症候群是一種直到二十世紀中期才為人所
知的健康問題，你相信嗎？事實上，在一九五三年之前，沒有
人知道這段期間女性身體內部究竟發生了什麼事，所以也沒有
人為它做出醫療診斷！

　　這件事對我來說實在不尋常，因為幾百年來，女性都懂得運用如藥
草和精油等天然植物，來協助自己調理和月經有關的症狀。然而，一直
到紐約婦科醫師羅伯・堤登・法蘭克在一九三一年發現「女性經期將至
的不適，妨礙了正常生活」，醫學界才開始正視經前症候群的問題。[1]

　　二十年後，內分泌學家卡崔娜・道頓和雷蒙・葛林首次提出「經前
症候群」（premenstrual syndrome）這個字，並表明他們發現，道頓
每個月的偏頭痛很可能是黃體酮低落所致。黃體酮是女性體內幫助受
孕與孕育生命的荷爾蒙，同時也扮演調節每月月事的角色。道頓和葛
林在一九五三年將這個理論發表於《英國醫藥期刊》（*British Medical
Journal*），為經前症候群的科學揭開了序幕。[2]

　　現在，經前症候群是眾人皆知的字眼，在科學界也得到了應有的關
注。所幸，在這許許多多研究中，也包括如何透過天然療癒方式，更有
效地緩解經前症候群的症狀，例如精油！

經前症候群——從煩躁到虛弱

首先，很重要的是必須明白：恐怖的經前症候群症狀，不一定要是你生活中的一部分。當然，月經週期帶來的騷動在所難免，但月經將至的那幾天，不一定該是虛弱無力或難以度過的。就像癌症、糖尿病、心臟病和多數健康情況一樣，很重要的是請將以下三點謹記在心：

1. 大部分的症狀都是可以預防的。
2. 你的身體不是「需要吃藥」，而且藥物很少是這一切的解答。
3. 要找到適合你身體的天然療癒方式，需要經過一定的嘗試過程。

經前症候群相當普遍常見，而且是一種自然的身體反應，它很可能是來自我們體內一個可愛的朋友，名叫荷爾蒙。在月經週期間，你的荷爾蒙濃度會改變，也因此可能出現各種症狀。找到處理這些症狀的方法，將是你能不受日子所限，每一天都自由享受生活的關鍵！

這些症狀的嚴重程度，也有很大的區別。對某些女性來說，經前症候群就只是比惱人再多一點而已，但對其他女性來說，卻可能無法正常生活，最終只能在床上躺個好幾天。當經前症候群令人衰弱到這種程度，就已經算是一種疾病，叫做經前不悅症（premenstrual dysphoric disorder，PMDD），全球有 8% 的女性受到這種疾病的影響。[3] 也就是說，如果每當經期將至，你就覺得整個人像被輾壓打垮，你絕不是孤單一人！

要分辨你的情況是不是經前症候群、經前不悅症，或根本是其他的病徵，關鍵就在於，看看你的症狀是隨著經期結束而消失，或者一直持續。

以下是經前症候群和經前不悅症的常見症狀：

- 焦慮
- 浮腫
- 疲累
- 失眠
- 情緒擺盪
- 不健康的食慾高漲
- 乳房觸痛
- 憂鬱
- 頭痛與偏頭痛
- 經痛痙攣
- 皮膚狀況爆發（青春痘）

你能想見，當這些症狀加在一起，真的可能把一個女性擊垮好幾天，這也是為什麼女性在這部分需要協助。不過好消息是大部分的症狀，精油都有機會可以處理！

經前症候群的精油建議

首先你需要明白，沒有人能完全阻擋月經週期帶來的荷爾蒙巨大變化。但是，我們仍然可以透過使用精油，安撫大部分的症狀，讓經前症候群或經前不悅症不至於每個月讓你生活脫序。那麼，哪一種精油對於月經症狀最有效呢？一般來說，結合多種精油一起使用，會是最好的做法。

以下是目前女性較常用來緩解經前症狀的十種熱門精油。

1. 真正薰衣草

真正薰衣草是精油中很常被科學界研究的一種，目前我們已知道，它有許多能幫助健康的效用，例如增進睡眠品質、降低疼痛指數等等。由於許多女性都有經痛、失眠和全身痠痛或疼痛的困擾，因此，真正薰衣草也是經前症候群的首選精油之一。

當荷爾蒙在月經期間出現變化，可能會形成嚴重的偏頭痛。這時，嗅聞真正薰衣草精油是安全又有效的緩解方式。至少就有一篇以控制實驗進行的科學研究，做出了這樣的結論。[4]

使用方式：將真正薰衣草稀釋到 2%～3% 的濃度，按摩在後頸部、太陽穴，或任何你感覺疼痛與不舒服的地方。

2. 快樂鼠尾草

經痛是子宮不正常收縮造成的疼痛，也是最多女性回報的常見經期症狀。這種感覺，很像是一種絞痛。長期服用乙醯胺酚類藥物（acetaminophen）和布洛芬等非類固醇類消炎止痛藥（NSAID）來緩解經痛，有可能造成嚴重的後果，例如肝毒！因此，科學家一直試圖尋找更安全的替代方案。

二〇一二年，一群韓國學者做了一個相當有趣的研究，其中，55位青少女分別以兩種不同的方式緩解經痛。其中一組被給予乙醯胺酚類止痛藥，另外一組則是接受 10 分鐘的腹部按摩。使用的按摩油，是將快樂鼠尾草、甜馬鬱蘭、肉桂、薑和天竺葵，以 1：1：0.5：1.5：1.5 的比例混合在甜杏仁油中，濃度為 5%。結果並不意外，精油組的疼痛緩解程度，遠遠大於止痛藥組。[5]

經診斷患有原發性經痛（primary dysmenorrhea）的女性，也透過以下這個配方，得到類似的緩解效果：將真正薰衣草、快樂鼠尾草和甜馬鬱蘭，以 2：1：1 的比例，稀釋在基底油中，濃度為 3%。[6]

使用方式：根據下列配方調製我的「不再經痛滾珠棒」，下次月經來潮的時候為自己使用它。

不再經痛滾珠棒

配　　方　薑精油 4 滴

天竺葵精油 4 滴

快樂鼠尾草精油 2 滴

甜馬鬱蘭精油 2 滴

肉桂皮精油 1 滴

甜杏仁油或任選基底油 適量

使用器具　10 毫升的玻璃滾珠瓶

步　　驟　1. 將精油滴入滾珠瓶中。

2. 注入任何一種基底油至滿，充分混合均勻。

3. 從月經到來至離開為止，每天兩次塗在下腹部和後腰，
確保塗到卵巢和腎臟的位置，為自己按摩。

3. 甜茴香

　　甜茴香在歷史上一直是幫助女性調節經期的天然藥草，早在二十世紀初期，研究者就注意到這一點，並且持續對它減輕疼痛的效果進行研究。一項二〇〇一年的研究發現，甜茴香能同時降低大鼠的子宮收縮頻率和強度，這說明為什麼在過去，女性經常在經期咀嚼甜茴香籽、喝甜茴香茶，來緩解絞痛和經痛的感覺。[7]

使用方式：將甜茴香加在你的外用配方當中，來緩解經痛的痙攣。

4. 尤加利

　　尤加利是常見精油中很熱門的一種，這可不是沒有原因！從消毒劑到驅蟲劑，各式各樣的產品，都能見到尤加利的蹤跡。從藥用效果來看，尤加利能舒緩咳嗽與感冒症狀，同時增強免疫力；臨床實驗也證

實，它是相當有效的消炎止痛劑。[8]

使用方式：將稀釋到 2% ～ 3% 的尤加利精油塗在腹部和後腰，來緩解經痛。

5. 胡椒薄荷

要處理失眠和疲累並非易事，尤其對一個正在發展事業或持家的忙碌女性來說，更是如此。你不會因為現在正值「每個月的那幾天」，就能多出小憩休息的時間。這時，胡椒薄荷幾乎可以立即提高你的能量指數，讓你恢復活力，帶著滿滿的鬥志繼續完成這一天的工作。更好的是，胡椒薄荷還有降低食慾的效果，於是你在經前症候群發作的時候，就更不容易受到巧克力誘惑了。[9]

使用方式：用胡椒薄荷搭配甜橙或野橙，加入你的聞香棒或擴香器中。這麼做可以馬上增強活力，抑制不正常的食慾高漲。如果你總感覺自己強烈渴望甜食，可以試試這個又快又有效的方法。

巧克力薄荷糖

這個自製的巧克力糖超級好吃，而且可以用健康的方式滿足愛吃甜食的你！

分　量	1 份
配　方	未精製椰子油　1 大匙
	生可可粉　2 小匙
	香草口味的甜菊萃取液　10 滴
	胡椒薄荷精油　1 滴
使用器具	小玻璃碗，用來攪拌材料
	杯子蛋糕模、馬芬模或矽膠糖果模

步　　驟　1. 將所有材料加入玻璃碗中，攪拌至滑順。

2. 將混合物倒入杯子蛋糕模、馬芬模或矽膠糖果模中，放進冰箱冷藏，直到變硬大約 30 分鐘。然後就可以享用啦！

》》》　想看我親自示範怎麼製作「巧克力薄荷糖」（Superquick Cocoa Mint Delight），並且學會更多克制食慾的方法嗎？歡迎造訪我的網站：HealingPowerOfEssentialOils. com。

6. 橙

　　二〇一四年，來自日本的一篇研究，證實橙精油對於改善情緒、讓心情放鬆，具有格外優異的效果。[10] 由於受經前症候群所苦的女性，通常會比平常更焦慮、更感到壓力侵襲，甚至出現憂鬱的情況，因此，平和的心境是多數人都需要的。就目前所知，要達到橙精油的最佳放鬆效果，最好透過嗅聞而不是內服。

使用方式：每當經期開始，就把能夠改善心情的按摩油，塗在後頸、手腕和腳底。

 好心情按摩油

配　　方　紅沒藥精油 3 滴
　　　　　甜橙或野橙精油 3 滴
　　　　　乳香精油 2 滴
　　　　　萊姆精油 2 滴
　　　　　日本柚子精油 2 滴
　　　　　基底油 （我們家用的是齊媽媽的特調基底油，請參考本書第 56 頁） 1 盎司（約 30 毫升）
使用器具　中型玻璃碗

乳液瓶或玻璃罐

步　　驟　1. 將精油加入中型玻璃碗中。

2. 加入基底油混和均勻。

3. 在經期塗抹滋潤全身，或視需要塗在腹部、手腕與太陽穴，隨時幫自己轉換情緒。

4. 存放在乳液瓶或玻璃罐中。

7. 橙花

橙花精油（neroli）有時也叫做「苦橙」（bitter orange），它是萃取自苦橙花的精油。就像橙精油一樣，橙花也有強大的放鬆效果；不過，用在經前症候群或許特別有效，因為研究發現，橙花對於荷爾蒙造成的焦慮和壓力，有格外優異的效果。[11]

使用方式：將 3 滴橙花與 3 滴紅沒藥精油加入擴香器，幫助減輕經前症候群帶來的焦慮和壓力。

 隨手抗焦慮聞香棒

配　　方　橙花精油 4 滴

紅沒藥精油 4 滴

乳香精油 4 滴

印度檀香精油 4 滴

使用器具　預先裁切好的棉片

芳香療法專用聞香棒

步　　驟　1. 將棉片放入聞香棒中。

2. 直接將精油滴入聞香棒中的棉片。或者，你也可以把精油滴在玻璃碗中，讓棉片在碗裡前後滾動吸收精油，再用鑷子把棉片塞入管中。

3. 每當經期感覺壓力龐大的時候，或者突然恐慌發作的時候，就打開聞香棒，做幾次深呼吸。

8. 依蘭依蘭

健康的性慾是親密關係的重要關鍵，可不能因為經前症候群就失了興致啊！好在，老天給了我們像依蘭依蘭這樣的天然解藥。依蘭依蘭一直以來都是芳香療法中數一數二的催情劑，在印尼，人們甚至用它來減輕性行為的焦慮感。這樣的作用，或許尤其適合正被經前壓力所苦的女性們使用。[12]

使用方式：試試齊媽媽設計的「為愛添情趣滾珠棒」吧！

為愛增添情趣的滾珠棒

配　　方　快樂鼠尾草精油 3 滴

天竺葵精油 3 滴

依蘭依蘭精油 3 滴

茉莉精油 1 滴

任選基底油 適量（但荷荷芭油和液態椰子油吸收速度最快，效果也最好）

使用器具　10 毫升的玻璃滾珠瓶

步　　驟　1. 將精油滴入滾珠瓶中。

2. 注入你的任選基底油至滿，充分混合。

3. 用你喜歡的方式使用。它很適合當作香水使用，除了可以點塗在後頸或耳後，也可以安全地用在生殖區域，幫助增強性慾。

9. 玫瑰

　　玫瑰精油氣味美妙又萬能。大家都知道，玫瑰能調節不規律的經期，但除此之外，它還能促進子宮健康、[13] 緩解經痛，並且有強大的抗憂鬱效果，能改善經期低落的心情。[14]

使用方式：嗅聞玫瑰精油，並且加幾滴到乳液中塗抹於身體，幫助自己改善多種經前症候群的症狀。

10. 甜馬鬱蘭

　　最後，我建議大家把甜馬鬱蘭精油也列入用油考量。這個首屈一指的止痛精油，在你為經痛所苦的時候，絕不會讓你失望。《產科與婦科研究期刊》（*Journal of Obstetrics and Gynecology Research*）在二〇一二年曾刊登一篇研究，探討 48 位經醫師診斷有嚴重經痛的患者，每天進行精油按摩後反應如何。這個研究使用的按摩油，是以 2：1：1 的比例，混合真正薰衣草、快樂鼠尾草和甜馬鬱蘭精油，而後以 3％的濃度調入無香乳液中。患者從經期結束起，每天以精油乳液按摩下腹部，直到下一次經期開始。和使用合成香氛乳液的控制組相比，精油組不僅感覺疼痛程度「大幅降低」，感到疼痛的天數也減少了 25％！[15]

使用方式：試試下面這個「解痙攣滾珠棒」，將甜馬鬱蘭精油加入你的經前症候群用油組合中吧！

解痙攣滾珠棒

配 方	真正薰衣草精油 4 滴
	快樂鼠尾草精油 2 滴
	甜馬鬱蘭精油 2 滴
	基底油（但荷荷芭油和液態椰子油能快速吸收，效果最好）
使用器具	10 毫升的玻璃滾珠瓶
步 驟	1. 將精油滴入滾珠瓶中。
	2. 注入任何一種基底油，充分混合。
	3. 從月經結束到下次來臨的這段時間，每天一次塗在下腹部和後腰，確保塗到卵巢和腎臟的位置。

實驗探索你的個人配方

請記得，將精油混合在一起使用，能帶來格外的加乘功效。舉例來說，一則研究就發現，將 2 滴真正薰衣草、1 滴快樂鼠尾草和 1 滴玫瑰調入 1 小匙的甜杏仁油，能幫助受經痛所苦的女性大大減輕經痛的痙攣感受。[16]

這個研究讓我們看見，特定的配方能如何幫助減輕經前症候群的症狀；然而，像這樣的研究還有許多，也還有更多其他配方，可能對你來說會很有效。所以，在你找到那個最適合獨一無二的你的配方之前，請繼續多加嘗試！

第 14 章

受孕、懷孕、生產、產後恢復與哺乳

而且你看，人說不能生育的你的親戚伊莉莎白，也在老年也懷了男胎，現在已是第六個月。對神來說，沒有什麼是不可能的。

—— 《聖經・路克福音》，1：36 - 37

在聖經時期，一個女人在社會中的角色，和她的生育能力緊密相關。也就是，如果她未能生育，將會遭受極大的蔑視。正如伊莉莎白在天使告訴她將懷上施洗約翰（John the Baptist）之後說的：「主在眷顧我的日子，這樣看待我，要把我在人間的羞恥除掉。」（〈路克福音〉，1：25）

但，伊莉莎白做「錯」了什麼？為什麼她要有羞恥？

現在有 15 % 的伴侶無法生育，無論對此感到自責或羞恥，都是不公平的。我誠摯希望你們能在內心找到平安。一直未能懷上孩子的茫然未知已經夠令人心痛了，別再讓你或你的伴侶承受責怪的折磨。

我的心尤其向著那些和兩千年前的伊莉莎白一樣苦苦奮鬥的女性。因為直到最近，人們依然普遍認為，不孕是女性的健康問題。幸好在這個時代，我們已經對人體已經更加了解，能打破這樣的污名。畢竟科學已經證實，一個銅板是拍不響的。或許你會感到驚訝，美國國家衛生院已指出，不孕的原因平均來自男女雙方：其中三分之一和女性的生育能力有關，三分之一和男性的生育能力有關，剩下的三分之一則仍是未知。[1]

幫助受孕的精油

曾經有無數求助無門的女性找上我，詢問有什麼精油能增加受孕機會、減少流產的可能，而我總是無法給出確切的答案，因為關於這部分的研究，實在是少之又少。然而，真正令人困惑的是，當你上網搜尋「助孕精油」，出現的結果可能有成千上萬則（準確來說，在我書寫本書的現在，這樣的搜尋結果有五十三萬六千則），這些連結中，有各式各樣關於用精油幫助懷孕的說法。

在這裡，我得直接戳破這個泡泡：你在網路上、部落格上看到號稱能助孕的精油配方和精油列表，大部分都是胡說八道。目前，沒有任何科學文獻證明，精油真的有這樣的效果。

然而，我們知道的是壓力、飲食、併發症（其他健康議題）、處方藥、先前的避孕措施，以及許多其他因素，都可能影響男女雙方的生育能力。我們也知道，氧化壓力（oxidative stress）是影響男性生育的主因，而補充抗氧化劑能大幅改善精子的活動力。[2]

研究指出，某些精油富含抗氧化物，因此有可能幫助改善受孕機會，不過這樣的說法最多還只停留在實驗階段。曾有一項文獻研究，探討七篇評估庫茲坦尼卡香薄荷（Satureja khuzestanica）精油效果的實驗報告。這是一種富含抗氧化物的精油，研究發現它不僅能帶來顯著的抗氧化效果，施用於雄鼠身上，還能使精子的品質與量都獲得增加。[3]

或許你並沒有聽說過這種精油，因為它目前尚未在市面上流通，並不是消費者能買到的精油。庫茲坦尼卡香薄荷原生於伊朗南部，在中東地區是知名的止痛劑，並且有強大的抗感染效果。

我在本書中，一直都盡可能介紹大家容易找到的精油。不過，庫茲坦尼卡香薄荷讓我破了例。這是一種富含香荊芥酚（carvacrol）和百里酚（thymol）的植物，來自脣形科，和野馬鬱蘭與百里香有親緣關係，這兩種精油也分別富含香荊芥酚和百里酚。

我並不是說，口服野馬鬱蘭和百里香就能讓你懷孕，我只是讓你們知道這個資訊，說不定有人會想試試這個非傳統的方法。例如在膠囊裡放入野馬鬱蘭與百里香各 1 滴，每天吞服 1 次，持續 3 ～ 4 週，看看會發生什麼事。

女性方面

女性的不孕問題，主要是因為「卵子品質不佳」。這和卵巢儲備功能下降（diminished ovarian reserve，DOR）有關，也就是因為卵巢失去正常的生殖能力，於是無法順利懷孕。卵子的品質優劣很難通過診斷得知，婦科醫師也經常忽略這一點。即便如此，我們至少知道，卵巢功能雖然有可能因疾病或受傷而下降，但一般來說，這也是女性衰老過程中的正常現象。

我發現，遇到這樣的情況，最好的解決辦法，就是創造一個健康的體內環境，盡可能幫助身體化學機制回到平衡。記得，精油最大的能耐，就是能幫助身體回歸和諧，而那些能幫助體內平衡的精油，可以說能化腐朽為神奇！如果你正一心想懷孕，試著將平衡類精油。例如依蘭依蘭，稀釋到 3% ～ 5% 的濃度，每天擦塗擦在腹部，持續 3 ～ 4 週，看看這麼做是否能透過幫助荷爾蒙回到平衡，進而促進生育。或者，也可以試試下面這個「體內平衡按摩油」。

無論你選擇什麼樣的途徑，請永遠不要放棄希望。多試試各種不同可能，我衷心祈禱你能找到你苦苦追尋的答案。

在此只要幫我一個忙，讓我知道你後來怎麼樣了。我一直都喜歡從信箱中收到讀者如雪片般寄來的「奇蹟見證」，告訴我精油是如何改變了自己的一生！我的聯絡方式就在本書最後「推薦資源」的頁面，我會很高興聽到你們的消息。

體內平衡按摩油

配　　方　依蘭依蘭精油 15 滴

檀香精油 10 滴

快樂鼠尾草精油 10 滴

真正薰衣草精油 10 滴

月見草油 2 盎司（約 60 毫升）

使用器具　2 盎司（約 60 毫升）玻璃罐

步　　驟　1. 將精油加入玻璃罐中。

2. 加入月見草油，輕輕搖晃均勻。

3. 每天兩次在卵巢部位按摩，持續一個月。

懷孕期間的精油好幫手

齊媽媽懷上我們第一個孩子的時候，就決定她要在家中生產。很快，她就知道自己需要來自其他人的幫忙，因此她聯絡了一些關鍵人士，組成了一個助產團隊。其中，最重要的一位就是她母親的好朋友，也是熱心虔誠的祈禱信徒雪洛・巴克（也就是巴太太）。或許你還記得，就是這位巴太太，在莎賓娜年少的時候，幫助她處理洗面乳毒素造成的皮膚灼傷。

當她們熱烈討論著各種迎接產程的策略時，莎賓娜請巴太太為她準備一套助產精油組。這個組合，後來伴著齊媽媽順利度過四次的居家生產。

萬全準備予人力量

巴太太精油組的影響力，遠遠超越了精油能帶來的生理效用。光是擁有這個組合在手邊，就讓莎賓娜感覺自己充滿力量，而我相信這正是現在大部分孕婦和產婦十分缺乏的。除此之外，精油當中的化學物質能大大降低疼痛、壓力和焦慮感，這也正是大多數女性在生產時會經歷的感受。事實上，精油還可以幫助產程更快速進行。

然而，每一次當齊媽媽和我向他人分享居家生產的經驗時，在場的女性都會覺得自己不具備這樣的能力，從沒有一人例外。「哇，聽起來好棒喔！」她們都會這麼說：「要是我就不可能。」

事實絕非如此！

如果你正有孕在身，並且對於分娩和生產過程感到緊張，無論你打算在哪裡生，我都希望你知道，你完全具備生產的能力！這是身為女人最自然的天職！

但如果你感覺自己需要一些幫忙，我所知道的是，芳香療法和其他天然的幫手，可以作為一種實際的提醒，讓你知道，你不需要對生產感到害怕。精油能幫助你，帶著自信迎接產程到來。

幫助孕期和生產的關鍵精油

用芳香療法協助生產，在學術界已成為越來越熱門的主題。這可不是沒有原因！齊媽媽的故事不是奇聞軼事，幾千年以來，無數的女性早已藉助植物的療癒力量，成功生出自己的孩子。

研究顯示，精油是經濟效益最高的助產幫手，它能強化宮縮、加速產程、減輕分娩疼痛，而且只要用法得當，幾乎不會產生副作用。精油還可以紓解壓力和焦慮，降低噁心與嘔吐的發生機率。一項橫跨八年，針對 8058 母親進行調查評估的研究發現，精油確實能減輕分娩疼痛。受試者當中，使用鹽酸配西汀注射液（pethidine，一種化學合成的鴉片類止痛劑，更常見的名稱是 Demerol）幫助止痛的女性比例，從 6%降到了 0.2%！[4]

如果你擔心精油對寶寶的影響，請放心。研究顯示，在產程中使用精油的婦女，生產後孩子進入新生兒加護病房（NICU）的人數明顯更低。也就是說，用精油協助生產過程，是一種安全又有效的方法。[5]

在所有能幫助孕期和產程的精油當中，以下 9 種是最有效的。

第 1、2 種：快樂鼠尾草和羅馬洋甘菊

上述那個針對 8,058 位母親進行的研究，還告訴我們一件事，就是以 1％的濃度使用快樂鼠尾草和羅馬洋甘菊精油，是最能有效舒緩分娩疼痛的精油組合。

使用方式：將快樂鼠尾草和羅馬洋甘菊精油稀釋成 1％～ 2％的濃度，塗在腹部與後腰，來緩解分娩疼痛。

第 3、4 種：橙花與橙

橙花除了是歷史悠久的抗憂鬱、催情與消毒劑，也能有效緩解分娩疼痛。伊朗學者曾做過一個非常有趣的實驗。實驗中，126 位正在生產的女性，分別接受兩種不同方式的實驗介入。其中，一部分女性的衣領上，放置了浸過橙花精油水的紗布，每 30 分鐘替換一次；另一組女性的衣領上也有浸濕的紗布，不過只浸純水，沒有添加精油。每位受試者在產道擴張到 3 ～ 4 公分、5 ～ 7 公分和 8 ～ 10 公分時，分別評估自己當下的疼痛指數。[7]

首先，我們必須對這些女性感到佩服。不僅因為她們願意參與這樣的實驗，更因為她們一邊在生產，一邊還有足夠的心理強度，去專心評估自己的疼痛指數。簡直了不起！

再者，雖然我盡量不在本書中談太多艱深的數據，但請容許我在這裡多說一點，因為從下表列出的數據完全可以看出，精油的效用有多麼強大。在看這個表的時候，可以把 0 想成毫無疼痛感，而 10 是你能想到最劇烈的疼痛。

產道擴張程度	精油組疼痛指數	非精油組疼痛指數
實驗介入之前	7.38	7.52
3 ～ 4 公分	4.97	8.08
5 ～ 7 公分	6.65	8.67
8 ～ 10 公分	7.57	9.46

　　這項實驗結果是強而有力的證明，說明光是嗅聞橙花的氣味，就能大大減輕分娩疼痛，並且讓生產過程更加愉悅。當然，這不是說用精油就能讓生產像散步一樣輕鬆，但這些數據在告訴我們：

- 兩組女性在實驗介入之前，疼痛指數非常接近。
- 在產程早期（產道擴張 3 ～ 4 公分），精油組的疼痛感比非精油組減少將近 40%。隨便找一個正在生產的媽媽，告訴她有種方式能讓她的疼痛感降低 40%，看看她會怎麼說！
- 到了產程中期（產道擴張 5 ～ 7 公分），精油組的疼痛感比非精油組減少了 25%。
- 到了產程最終階段（產道擴張 8 ～ 10 公分），精油組的疼痛感比非精油組減少了 20%。

　　最了不起的是，享受橙花療癒效用的精油組女性，在產程最終階段感受到的疼痛，比非精油組女性在產程早期的疼痛感還低！而這些效用並不只限於橙花精油，針對橙精油所做的研究，也出現類似的結果。[8]

使用方式：生產時，用 3 滴橙精油加上 3 滴橙花精油擴香。

第 5 種：天竺葵

　　天竺葵精油是經常添加在香水和護膚產品當中的成分。伊朗有一則實驗，用天竺葵精油作為非侵入式的產婦壓力治療方式，結果發現，將滴了 2 滴天竺葵的布料放在產婦衣領上，能在宮縮期間降低產婦的血壓、脈搏速度和焦慮程度。[9]

使用方式：生產時，在你的原有配方中，加入 1 或 2 滴的天竺葵精油一起擴香。如果你沒有擴香器，或是醫院不允許你攜帶進產房，那麼就把一小塊滴了天竺葵精油的布，放在你的衣服上。

第 6 種：玫瑰

玫瑰是聖經中的花朵，對回教徒來說，更是先知穆罕默德之花。大馬士革玫瑰（Rosa damascena）在中東地區是廣泛使用的玫瑰品種，也被大量栽種，添加在香水、藥物與食品當中。幾百年來，女性都用玫瑰精油來改善各種健康問題，因為玫瑰是幫助女性維持健康最強大的精油之一。

對於懷孕的女性來說，玫瑰最有效的地方，在於降低生產的焦慮感。二〇一四年，《伊朗紅新月醫療期刊》（*Iran Red Crescent Medical Journal*）刊登了一篇研究，其中，研究者將一百二十位初次生產的新手媽媽隨機分成兩組：一組接受了一次精油療程，並且在產程的活動期與過渡期，分別接受一次加了玫瑰精油的溫水足浴；另一組同樣接受溫水足浴，但只使用清水。結果發現，精油組的焦慮程度相對來說明顯較低。[10]焦慮感的降低不僅對產婦有益，對胎兒也是好事一椿。

使用方式：生產時，隨時視需要將「活動期產程噴霧」（第 238 頁）噴灑在空間中。

第 7 種：真正薰衣草

不是只有像齊媽媽這樣的居家生產者需要用到真正薰衣草。近年發表的一項文獻研究指出，資料證明真正薰衣草能有效幫助在醫院接受剖腹、會陰切開，或在自然產後陰道感覺不適的產婦，大大減輕疼痛感。[11]

使用方式：將第 237 和 238 頁的初期、活動期與過度期產程噴霧備在手邊，在生產過程中，隨時視需要噴灑在空間中。

第 8 種：鼠尾草

在芳療圈中，有部分人並不建議在孕婦身上使用鼠尾草精油。不過，二○一四年有一項針對 156 名產婦進行的研究，發現在生產過程中，用鼠尾草香氣蒸臉 15 分鐘，能大幅降低疼痛感，並縮短生產時間。[12] 如同我說過的，重要的是劑量。直接使用鼠尾草精油或許對孕婦來說濃度太高、並不安全，不過純露也能帶來同樣效果。

使用方式：用鼠尾草純露製成噴霧，視需要使用。

第 9 種：檸檬

向早晨的孕吐說掰掰！檸檬精油可以幫助你做到：研究顯示，40％的女性都曾用某種帶有檸檬的香氣，來緩解噁心想吐的感覺，而其中有超過 25％的女性都認為這是能有效控制孕吐的做法。[13] 二○一四年，伊朗的研究者計畫透過臨床實驗，測試檸檬是否能真的幫助懷孕婦女控制噁心想吐的感覺。這是同類型研究中，第一個針對懷孕婦女而非動物進行的實驗。

測試的方式很簡單：比較兩組女性在孕期中感覺噁心想吐時，嗅聞檸檬精油和安慰劑後做何反應。每當精油組的女性感覺想吐，就把稀釋後的檸檬精油（基底油為甜杏仁油）滴 2 滴在棉花球上，放在距離臉部 3 釐米的位置，用鼻子做三次深呼吸。如果需要的話，5 分鐘後可以重複同樣動作。研究結果顯示，精油組女性的噁心嘔吐情況大大降低，為期四天的研究結束時，症狀都獲得了穩定的改善。[14]

 防止孕吐聞香棒

把這支聞香棒放在包包或備在手邊，這樣每當你感覺噁心想吐，隨手就能拿到它。

配　　方　檸檬精油 15 ～ 20 滴

使用器具　預先裁切好的棉片

　　　　　芳香療法專用聞香棒

步　　驟　1. 將棉片放入聞香棒中。

　　　　　2. 直接將精油滴入聞香棒中的棉片。或者，你也可以把精油滴在玻璃碗中，讓棉片在碗裡前後滾動吸收精油，再用鑷子把棉片塞入管中。

　　　　　3. 每當你感覺噁心，或有可能想吐，就打開聞香棒，做幾次深呼吸。

》》》　想看我和齊媽媽示範怎麼調配「防止孕吐聞香棒」（Nausea- Free Pregnancy Inhaler），同時學會更多用精油改善孕吐的方法嗎？歡迎造訪我的網站：HealingPowerOfEssentialOils.com。

具有特殊協同作用的配方

　　說到精油，只選一種使用是很好，但好好選幾種加在一起用，會更好！二〇〇三年，韓國學者透過一項研究，探討一般認定的傳統助孕精油當中，是否有哪些組合能發揮協同作用。研究以正在生產的婦女做為受試者，分成兩組進行比較：精油組每 2 小時接受一次背部精油按摩（濃度 1.5％，使用精油為快樂鼠尾草、天竺葵、茉莉和玫瑰）；非精油組則沒有任何來自實驗的介入。研究者發現，這個配方對於縮短第一產程有非常明顯的效果。[15]

　　如果你或是你深愛的人正有孕在身，請幫她們或自己一個忙，調配下面這個「催生按摩油」，幫助產程更順利吧！

催生按摩油

配　　方　快樂鼠尾草精油 6 滴

天竺葵精油 6 滴

茉莉精油 3 滴

玫瑰精油 3 滴

液體椰子油或荷荷芭油或甜杏仁油（或三者調和使用） 2 盎

司（約 60 毫升）

使用器具　玻璃罐或乳液瓶

步　　驟　1. 將精油加入玻璃瓶中。

2. 注入基底油至滿。一旦產程開始，每 2 小時塗抹並按摩

腰背，直到進入過度期。

 防止孕吐聞香棒

配　　方　快樂鼠尾草精油 6 滴

天竺葵精油 6 滴

茉莉精油 3 滴

玫瑰精油 3 滴

液體椰子油或荷荷芭油或甜杏仁油（也可將三者調和使

用） 2 盎司（約 60 毫升）

使用器具　玻璃罐或乳液瓶

步　　驟　1. 將精油加入玻璃瓶中。

2. 注入基底油至滿。

3. 一旦產程開始，每 2 小時塗抹並按摩腰背，直到進入過

度期。

齊媽媽好友的助產方案

　　我個人最喜歡的，就是初期產程噴霧跟活動期產程噴霧，我還請莎賓娜幫我做了一些，讓我放在辦公室。別笑我！我知道我在辦公室付出的勞力，和莎賓娜為生出孩子所經歷的，完全無法相比。但這發生在我真正認識精油強大效用的好多年前，那時我只是喜歡它們的香氣而已。這些配方讓我想起我們一起經歷的生產過程，以及我從太太身上見證的勇氣與力量。氣味是如此強大的媒介，可觸發美好的記憶與健康的情緒，在我職業生涯壓力特別大的那些時候，很直接就被這些香氣吸引了。

 初期產程噴霧

　　這個噴霧能令人放鬆、放下恐懼，讓思維更清晰，更平靜。

配　　方　真正薰衣草精油 3 滴

　　　　　橙花精油 3 滴

　　　　　玫瑰草精油 3 滴

　　　　　有機穀物酒精（酒精濃度 95%） 10 滴

　　　　　金縷梅純露 10 滴

　　　　　蒸餾水 適量

使用器具　1 盎司（約 30 毫升）玻璃噴瓶

步　　驟　1. 把精油、穀物酒精和金縷梅純露加入瓶中。

　　　　　2. 注滿蒸餾水，輕輕搖晃均勻。

　　　　　3. 產程初期剛開始疼痛時，噴在整個空間中。

活動期產程噴霧

這個噴霧能令人平靜和諧，釋放心中的恐懼與焦慮，幫助放鬆。

配　　方　真正薰衣草精油 3 滴

橙花精油 3 滴

玫瑰精油 3 滴

有機穀物酒精（酒精濃度 95%） 10 滴

金縷梅純露 10 滴

蒸餾水 適量

使用器具　1 盎司（約 30 毫升）玻璃噴瓶

步　　驟　1. 把精油、穀物酒精和金縷梅純露加入瓶中。

2. 注滿蒸餾水，輕輕搖晃均勻。

3. 產程進入活動期時，噴在整個空間中。

過渡期產程噴霧

這個噴霧能增強耐力，帶來活力。

配　　方　真正薰衣草精油 3 滴

快樂鼠尾草精油 3 滴

胡椒薄荷精油 3 滴

有機穀物酒精（酒精濃度 95%） 10 滴

金縷梅純露 10 滴

蒸餾水 適量

使用器具　1 盎司（約 30 毫升）玻璃噴瓶

步　　驟　1. 把精油、穀物酒精和金縷梅純露加入瓶中。

2. 注滿蒸餾水，輕輕搖晃均勻。

3. 產程進入過度期時，噴在整個空間中。

 準備用力產程噴霧

這個噴霧帶來勇氣，令人有精神。

配　　　方	胡椒薄荷精油 3 滴
	迷迭香精油 3 滴
	尤加利精油 3 滴
	有機穀物酒精（酒精濃度 95%） 10 滴
	金縷梅純露 10 滴
	蒸餾水 適量
使用器具	1 盎司（約 30 毫升）玻璃噴瓶
步　　　驟	1. 把精油、穀物酒精和金縷梅純露加入瓶中。
	2. 注滿蒸餾水，輕輕搖晃均勻。
	3. 準備開始用力時，噴在整個空間中。

需要謹記的安全叮嚀

即使，目前沒有任何研究能篤定地說，嗅聞、內服或外用精油，會對孕婦或胎兒造成傷害，你仍然可以在網路上看到無數的文章，建議大家別這麼做。事實是，從過去到現在，女人都曾經也仍會繼續用精油和植物萃取物，來協助懷孕過程，並且不會對寶寶帶來不良的影響。

行文至此，我希望我已經清楚說明我的論點，也就是：只要使用方式得當，精油可以安全又有效地被用來處理許多健康問題。不過，雖然精油幾乎不會帶來副作用，但仍有一定危險性，懷孕婦女使用精油時必須格外小心，就像使用其他天然藥物或西藥一樣。若是孕婦不遵守基本安全原則、隨意地使用精油，或者被網路上的資訊誤導，或聽從身邊經驗不足的旁人指導，那就可能出問題。尋求專業芳療師協助是一個很好的開始，但我們也要知道，即使是專業芳療師的建議，也都有待商榷討論的可能性。

舉例來說，許多芳療社群有這樣的說法，認為懷孕和哺乳中的母親不應使用含有醚類的精油，如甜茴香與洋茴香。同時，因為酮類不容易被肝臟代謝，所以可能帶來毒性，因此富含酮類成分的鼠尾草與牛膝草，也不建議使用。在此，我簡單針對這部分進行討論。

甜茴香

近年，人們為甜茴香扣上罪名，認為它是一種危險精油，尤其對於嬰兒，因為其中含有可能致癌的龍艾腦（estragole，甜茴香精油中的一種化學成分）。如果你上網搜尋一下，會發現甜茴香與洋茴香和其他精油，共同被列為不適合孕婦使用的精油。這其實是一個錯誤的資訊，尤其當甜茴香只是複方精油中的成分之一，並且被稀釋使用時，孕婦並不需要避開。

幾位義大利學者在研究中指出，「這樣的說法，並沒有把療方是許多成分的組合考量在內，近年已有研究確認，純龍艾腦會因為藥劑中的許多其他成分，而失去活性。」[16]

如同我先前討論過的，我們不應該把針對單一成分做的研究，套用在其他情境中。龍艾腦本身可能致癌，並不表示含有龍艾腦的精油就一定是危險的。這和精油當中的其他化學成分，以及調合使用的基底油和它產生了什麼樣的交互作用，都有關係。

也就是說，網路上這些妄下結論的禁用列表，其實只提供了片面的資訊。這件事讓我非常介意，因為它讓許多帶著良善出發點的精油愛好者，看著珍貴的療癒精油卻不敢使用！

洋茴香

一九九四年，兩名由母親親餵的嬰兒，出現體重不增、難以哺乳和其他危險症狀，因而住院。自此之後，洋茴香的名聲就一落千丈。因為，兩位母親都喝了大量含有甘草、甜茴香、洋茴香與山羊豆（goat's rue）的花草茶，來促進乳汁分泌，一天可飲用 2 公升。而研究者把這一切，歸咎給洋茴香當中的洋茴香腦（anethole）。於是，洋茴香就成了大家避之唯恐不及的妖怪。

請注意，研究者在做出這個結論之前，並沒有測量過這兩位母親母奶中的洋茴香腦濃度，也沒有對她們喝的茶進行檢測，基本上這只是就片面的證據，做出來的不成熟評斷。[17]

我相信，這又是另一個沒有證據基礎，就隨意誤導他人的精油「禁用」建議。畢竟除了這兩位母親之外，我還沒有看到其他引發洋茴香使用顧慮的案例。只要你總是稀釋到低濃度使用，1％或更低，就不至於有問題。以花草茶來說，每一杯茶中都含有微量的精油，但那不至於造成任何問題。當然，時時注意自己的身體反應，是無庸置疑的事。如果出現任何不良反應，請立刻停止使用，並諮詢你的醫療服務提供者。

鼠尾草、牛膝草和茉莉

我個人想不到有什麼理由，會需要把牛膝草加入孕產方案，因為牛膝草是一種有可能引發痙攣的精油。雖然沒有文獻證據能夠證明它會刺激子宮或造成流產，但在孕程全期避免使用牛膝草，會是比較明智的決定。但要是說到鼠尾草，控制劑量會比從一開始就不使用來得好。

根據一則系統研究報告，鼠尾草和茉莉能有效增加催產素濃度，因此能幫助啟動產程，成為生產的得力助手。這是為什麼，這些精油可以用來幫助過了預產期卻還未生產的孕婦。不過，要是過量使用，可能會造成子宮張力亢進（uterus hypertonicity）和胎兒窘迫（fetal distress）。[18] 容我再次重申，**關鍵在於劑量**。當我發現讀到的文獻資料，和實際臨床上的應用有所衝突，這個原則總是能帶我穿越心中的迷霧。

在此，我希望你們務必記住的是，鼠尾草和茉莉不可以內服，並且，如以高劑量外用塗抹，有可能會刺激、促進產程開始。

除此之外，下面是一系列孕產婦需要避免使用的精油。表格中的內容是我從美國國家整體芳香療法協會摘錄的資料。[19] 請記得，這些精油不是非用不可，還有許多替代精油可以選擇。

懷孕時需避免使用的精油

精油名稱	拉丁學名
甜樺／樺木（Birch）	*Betula lenta*
樟樹（樟樹）	*Cinnamomum camphora*
艾草（Mugwort）	*Artemisia vulgaris*
歐芹籽或歐芹葉（Parsley seed or leaf）	*Petroselinum sativum*
胡薄荷（Pennyroyal）	*Mentha pulegium*
摩洛哥藍艾菊（Tansy）	*Tanacetum vulgare*
龍艾（Tarragon）	*Artemisia dracunculus*
側柏（Thuja）	*Thuja occidentalis*
冬青／白珠樹（Wintergreen）	*Gaultheria procumbens*
苦艾（Wormwood）	*Artemisia absinthium*

請記得：就像看待營養補充品和藥物一樣，請不要對你 google 到的資訊照單全收。確認自己不是被恐懼帶著跑，而是根據有實際證明的資訊去做決定。這樣的想法，會讓你帶有信念，將自己和家人的健康掌握在自己手裡！我尤其想提出以下幾點建議，希望你能放在心裡：

- 聽從本書的建議，以正確的方式使用精油，並注意精油的安全禁忌。這包括妥善稀釋精油，以及注意精油的保存期限。

· 想想千年以來，人們是怎麼使用這些傳統藥草的。聽前人的話總沒錯，前人的前輩又會怎麼做呢？

· 別根據恐懼做決定。

· 無論來自醫師處方，或任何其他醫療服務提供者的建議、其他天然藥物，只要身體出現不良反應，就請立刻停止使用，並諮詢你的醫療服務提供者。

除此之外，還有許多我們需要注意的安全事項。但首先，我們先來談談生產和哺乳期間的重要精油。

陰部護理

分娩與接生照護的最後階段，也是相當重要的一環，就是要修復並滋潤會陰；尤其如果產婦是以自然方式生產，經歷過會陰切開，或有撕裂傷的時候。根據傳統做法，助產士會將大蒜和幾種藥草，例如康復力、西洋蓍草和薺菜，放進溫暖的泡澡水中，讓生產完成的產婦泡藥浴，以幫助傷口修復、預防感染並降低炎症。要是你問齊媽媽，她會告訴你，一邊泡著藥草浴，一邊吃無麩質藍莓鬆餅的那一刻，簡直是整個生產過程的最大亮點！當然，那時候小孩已經生出來了啦！

精油坐浴也可以帶來很好的效果。二〇〇四年，一群韓國學者就針對精油坐浴和精油沐浴露，進行了相關的研究。他們用真正薰衣草、沒藥、橙花、玫瑰、葡萄柚、紅橘、橙與羅馬洋甘菊，作為坐浴和沐浴露的配方，探討兩種使用方式對於接受會陰切開術的自然產產婦，在產後修復上有什麼樣的幫助。結果發現，無論坐浴或使用沐浴露，都可以幫助會陰修復。[20] 如想加速產後復原，或需要修復會陰處的任何創傷，不妨試試以下配方。

產後坐浴配方

分　　量　1 次

配　　方　瀉鹽 1 杯

月見草油 1 盎司（約 30 毫升）

荷荷芭油 1 盎司（約 30 毫升）

布朗博士無香潔膚露（Dr. Bronner's liquid castile soap） 1 盎司（約 30 毫升）

真正薰衣草精油 1 滴

羅馬洋甘菊精油 1 滴

熱水 適量

使用器具　中型玻璃碗

步　　驟　1. 將瀉鹽放進碗中，加入基底油和潔膚露，混拌均勻。

2. 加入精油，混拌均勻。

3. 加入熱水，熱水的量只需要足夠使瀉鹽溶解就可以了。

4. 在浴缸中注入約 10 ～ 12 公分高的溫水，確保溫度不會讓臀部覺得太燙。

5. 將鹽油混和物加入水中。

6. 坐進熱水裡，確保會陰完全浸泡在水中，持續 15 ～ 20 分鐘。

7. 完成後為自己沖洗身體，也清潔浴缸。

8. 產後第一週盡量每天坐浴一次。

會陰修復沐浴露

　　說到產後經常發生的陰道乾澀問題，自製精油潤滑劑能發揮神奇的功效。在這部分做足準備，能讓產後的性生活變得大不相同。如想更進一步了解陰道乾澀，以及我的陰道溫和滋潤配方，在第 17 章我會做更詳細的說明。

配　　方　蒸餾水 ¼ 杯

　　　　　布朗博士潔膚露（Dr. Bronner's liquid castile soap） ¼ 杯

　　　　　月見草油 1 大匙

　　　　　荷荷芭油 1 大匙

　　　　　維生素 E 油 1 小匙

　　　　　葡萄柚精油 3 滴

　　　　　真正薰衣草精油 3 滴

　　　　　沒藥精油 3 滴

　　　　　橙花精油 3 滴

　　　　　甜橙或野橙精油 3 滴

　　　　　羅馬洋甘菊精油 3 滴

　　　　　玫瑰精油 3 滴

使用器具　塑膠慕斯瓶（雖然玻璃瓶會更好，但因為這是一個要在洗澡時使用的產品，安全起見，還是用塑膠瓶以免滑落！）

步　　驟　1. 將水與潔膚露直接加入瓶中，混和均勻。

　　　　　2. 加入月見草油、荷荷芭油、維生素 E 和精油。

　　　　　3. 旋緊壓頭，大力搖晃均勻。

　　　　　4. 作為婦科清潔劑，在產後第一個月，每天用來清洗私密部位。

哺乳期精油建議

齊媽媽在每一次產後，都大量地用精油幫助乳汁分泌。此外，她也是有多年經驗的泌乳顧問，因此，這對我們來說是一個相對熟悉的領域。

關於精油與人類泌乳的研究，基本上一篇也沒有。所以莎賓娜更多著重於用傳統藥草協助。不過，沒過多久，她就在無意間發現，使用萃取自這些藥草的精油，甚至比用藥草本身還要有效！以下這些自製精油配方都曾是齊媽媽的重要支柱，現在依舊如此，因為在我書寫的這個當下，我們的第四個齊寶寶也還在喝母奶！

 新鮮母奶身體乳液

這個乳液，能幫助你的身體準備好供應孩子需要的母乳。請在洗完澡後，當皮膚柔軟濕潤、毛孔大開的時候，將它塗擦在身上。這是齊媽媽每天早上的固定儀式之一，它也真的發揮了神奇的功效！

配　　方　茉莉精油 8 滴
　　　　　快樂鼠尾草精油 7 滴
　　　　　維生素 E 油 1 小匙
　　　　　蘆薈膠 1 小匙
　　　　　任一基底油，或齊媽媽的特調基底油（參考本書第 56 頁） 2
　　　　　盎司（約 60 毫升）

使用器具　中型玻璃碗
　　　　　乳液瓶或玻璃罐

步　　驟　1. 將精油滴入碗中。
　　　　　2. 加入維生素 E、蘆薈膠、你選擇的基底油或齊媽媽的特
　　　　　　調基底油，然後攪拌均勻。

3. 放進乳液瓶或玻璃罐中保存，從懷孕第三期開始天天使用，能幫助身體準備好寶寶需要的母乳。

隨時泌乳滾珠棒

配　　方　快樂鼠尾草精油 5 滴
　　　　　茉莉精油 5 滴
　　　　　任選基底油 適量（但荷荷芭油和液態椰子油吸收速度最快，效果也最好）
使用器具　10 毫升的玻璃滾珠瓶
步　　驟　1. 將精油滴入滾珠瓶中。
　　　　　2. 注入你最喜歡的基底油，充分混合。
　　　　　3. 從懷孕第三期開始，在胸部周圍和腋下畫圈塗抹，每天 2 ～ 3 次。

產後泌乳滾珠棒

寶寶到來之後，這個配方能幫助媽媽的母奶穩定供應。

配　　方　羅勒精油 5 滴
　　　　　甜茴香精油 5 滴
　　　　　任選基底油 適量（但荷荷芭油和液態椰子油吸收速度最快，效果也最好）
使用器具　10 毫升的玻璃滾珠瓶
步　　驟　1. 將精油滴入滾珠瓶中。
　　　　　2. 注入你最喜歡的基底油，充分混合。
　　　　　3. 在胸部周圍和腋下畫圈塗抹，每天 2 ～ 3 次。

■ 安全注意事項

請參考本書第 239 頁 ，關於懷孕和正在哺乳的母親需要注意的事項。

產後精油建議

「嬰兒憂鬱症」（baby blues）和產後憂鬱症都是很嚴重的情況，我誠摯地為任何正處於以上情況的女性致上關懷。從定義上來看，嬰兒憂鬱症只發生在產後幾天到兩周左右。相關症狀包括：

- 焦慮、感覺被壓垮
- 思緒混沌、無法集中
- 憂鬱、感到悲傷
- 情緒爆發、哭泣
- 飢餓、食慾出問題
- 心情忽高忽低、易怒

從定義上來看，產後憂鬱症（postpartum depression）比上述情況更加嚴重，並且通常持續超過產後兩週的時間。目前，我還不認為產後憂鬱症在公共衛生領域獲得了應有的關注。資料顯示，每 7 位母親當中，就有一位受到產後憂鬱症所苦，但事實上比例應該更高。[21] 因為有太多的母親，不敢承認自己在這人生理應最快樂的時刻卻心情低落，因此診斷出來的數據遠遠低於事實。

用精油改善產後生活

雖然我太太家中有產後憂鬱症的病史，但那從未發生在她身上，我為此衷心感謝神的眷顧。這一直是我和太太很注意的一部分。在她的四次孕期，我都特別為此進行禱告，她也一直很注意，為自己準備足量的開心身體乳液，在生產前後認真使用。她希望使用她和孩子們都喜歡的氣味。除此之外，它還神奇地讓齊媽媽沒有留下任何妊娠紋。這絕對是我最喜歡的配方之一，直到今日都依然是我們的心頭好。你不需要懷孕或成為一個母親才能用它，甚至，也不是只有女性能使用！

別看它小小一罐，作用不可小覷！它不僅氣味宜人、效果好，而且大家都很喜歡。現在，你自己就可以動手做一罐！

如果你正有孕在身，請確保你身邊有一罐能隨時使用。如果你身邊有人懷孕，或你正好受邀即將參加新生兒派對，何不做一罐，然後美美地包裝起來，加上漂亮的**蝴蝶結**，這就是你為深愛的親朋好友準備的最佳手作禮物。我保證你不會失望，它一定會成為全場的焦點！

齊媽媽的開心身體按摩油

配　　方	基底油（我們家用齊媽媽的特調基底油，請參考本書第 56 頁） 1 盎司（約 30 毫升） 甜橙或野橙精油 6 滴 香草精（也可以用香草原精來替代） 6 滴
使用器具	小玻璃碗 2 盎司（約 60 毫升） 玻璃瓶或玻璃霜膏罐
步　　驟	1. 將所有材料加入碗中，確保精油調和均勻。 2. 當作按摩油來滋潤全身，或視需要塗抹在肚子、手腕和太陽穴，幫助你改善情緒低潮。 3. 放在玻璃容器中保存。

✎ Note 這個配方在我們家很好用，但你也可能創造出其他的配方。

≫≫≫ 想看我和齊媽媽示範製作「開心身體按摩油」（Joyful Body Oil），同時學會更多用精油改善嬰兒憂鬱症的方法嗎？歡迎造訪我的網站：HealingPowerOfEssentialOils.com。

自製香草精

　　「開心身體按摩油」當中需要的香草精，可以試著自己做做看，很簡單的！

配　　方　香草莢 2～4 條

　　　　　你喜歡的基底油、蘭姆酒或波旁威士忌 3 大匙

使用器具　帶蓋小玻璃罐

步　　驟　1. 切開香草莢，將其中的香草籽刮下，放進玻璃罐中。

　　　　　2. 如果你選擇使用基底油，就到入罐子裡，直到能蓋過所有香草籽。室溫下存放至少一週放置更久香味更濃，可時不時搖晃一下。

　　　　　3. 如果你選擇使用烈酒，就將酒注入罐中，放在陰涼處保存，幾週後再使用。

第**15**章

念珠菌感染

義人呼求，耶和華聽見了，便救他們脫離一切患難。耶和華靠近傷心的
人，拯救靈性痛悔的人。義人多有苦難，但耶和華救他脫離這一切。

——《聖經·詩篇》，34:17 - 19

　　幾年前，一位學生在我精油課後前來找我。愛莉亞
（Aliyah）的手被繃帶裹著，她很仔細藏著，因為覺得這
個樣子很難堪。

　　愛莉亞告訴我，每個月月經來潮的時候，她的手就會長出大片滲
水出血的瘡。我的感覺是，她應該患上了一種非常罕見的疾病，叫做
自體免疫性黃體素皮膚炎（autoimmune progesterone dermatitis，
APD）。目前，人們對這個疾病還有許多誤解，不過一般懷疑，這是皮
膚因為經期前黃體酮濃度升高，而出現的異常反應。每位女性的症狀有
所不同，但似乎都會出現不同程度的皮膚紅疹。隨著荷爾蒙濃度的起
落，爆發的皮膚疹子通常在月經來潮後幾天就會消失，只有到下一次經
期時，才會再出現。[1]

　　除此之外愛莉亞還有許多其他症狀，包括：思緒混沌、髮量稀疏、腎
上腺疲勞（adrenal fatigue）、慢性疲勞、失眠、性慾低落、腸胃功能不
理想等。不過真正讓我感到意外的，是她手上的瘡。我這輩子從來沒有見
過這樣的景象，後來愛莉亞告訴我，她曾經求助的醫生、脊骨神經醫師、
營養師和功能醫學治療師，也都說自己是第一次見到這樣的情況。

　　可惜，愛莉亞的手即使到月經結束，也從沒有痊癒。所以她唯一的

辦法，就只有用繃帶把手包起來，而雙手的疼痛讓她連握筆寫字都很困難。除此之外，她還是兩個年輕孩子的母親。想想，這對她的生活將造成多大的影響，忍住要命的疼痛為孩子換尿布，無法和女兒一起畫畫著色，幾乎不可能泡澡，甚至連早上準備出門都是吃力的動作。

愛莉亞的例子，絕對可以作為一種醫療失能的例證，因為沒有一個醫師知道該如何幫助她。她幾乎做過所有醫生能想得到的檢查，最後只得到無盡的皮質醇軟膏和營養補充劑，而且還全都無濟於事。就醫診療、藥物和營養補充品的費用，使得愛莉亞幾乎破產。愛莉亞的手頭實在拮据，於是請我只推薦一種或兩種建議她試試看的精油。

當我開始和愛莉亞一同工作，我給的第一項建議，就是不要再吃那些補充品，讓身體休息一下。因為人體無法完全代謝那些「天然」的化學物質，最後就只能透過尿液與腸道運動排泄出去。我為她詳細示範了一個簡單而全面的身體排毒法，透過天然的方式清理腸道，幫助她重新啟動自己的免疫系統。以愛莉亞的情況來說，很多方法都可以做到，例如謹慎控管的水斷食（只喝水的禁食法）、楓糖檸檬排毒法（Master Cleanse，也叫做「檸檬水排毒法」），以及一個簡單的排毒方法，就是先停下所有營養補充品的攝取。如果你有意嘗試，請向專業醫療服務提供者尋求協助，找到一個最適合你的排毒方案。這不是沒有專家指導就能自己進行的保健方法，尤其如果你身上正有念珠菌過度生長的問題。

愛莉亞在排毒期間，也精準且策略性地搭配了幾個精油配方，來幫助她恢復腸道健康，同時激勵她的免疫力。她用本書第 138 頁「齊媽媽的肌膚修復霜」來塗抹手上的瘡，晚上也用我的「一夜好夢配方」（第162 頁）幫助睡眠，並且小心地服用了抗真菌、富含抗氧化物和消炎的精油。

結果非常理想。事實上，愛莉亞稱之為奇蹟。幾週之後，她的皮膚問題就完全解決了，而原本困擾她的許多症狀，也都獲得了改善。愛莉亞睡得更好了，性慾恢復了，思緒不再混沌，也不再掉髮。她不再需要喝一整壺的咖啡來撐過一天,她覺得自己宛如重生。

排毒計畫之後,我們開始進行選擇性飲食。愛莉亞慢慢地在飲食中加入更多安全的食物,例如大骨湯和簡單蒸過的蔬菜,而穀物、乳製品和糖則完全不碰。

一個常見的隱形感染:念珠菌過度生長

從我的觀點來看,愛莉亞的問題,根本上是來自念珠菌的過度生長。念珠菌是一種自然生成的酵母菌,和其他無數細菌一樣,存在於你我的口腔和消化道。不僅愛莉亞的症狀讓我的出這樣的結論,她的血液檢測結果也證實了這一點。這讓她很疑惑,因為她並沒有出現過酵母菌感染,或是其他體內含有太多酵母菌的「明顯」徵兆。

念珠菌感染可能有三種表現方式:[2]

1. 口腔念珠菌感染(Oropharyngeal candidiasis):一種口腔的酵母菌感染(或稱「鵝口瘡」)
2. 陰道念珠菌感染(Vaginal candidiasis):一種陰道的酵母菌感染。
3. 侵襲性念珠菌感染(nvasive candidiasis):一種念珠菌侵入血液的系統性感染,也就是愛莉亞的情況。

很重要的是必須知道,每位女性念珠菌過度生長的表現形態都不一樣。除非是陰道出現感染,否則女性通常不會為此求醫。這使得每個人都暴露在發展成系統性問題的風險之下。如果你同時出現以下的症狀,很有可能,你的體內正出現念珠菌感染:

- 思緒混沌
- 腐臭的體味
- 性慾低落
- 季節性過敏
- 慢性疲勞
- 失眠
- 嗜吃甜食

陰道酵母菌感染

出現在陰道的酵母菌感染，是女性求醫最常見的原因。超過 75％的女性，一生之中至少經歷一次陰道感染，而有 50％會反覆發作。[3] 不幸的是，這些數據只可能更多，而不會更少，因為念珠菌在太多環境都能茁壯存活：[4]

- 念珠菌在酸性環境生長良好。
- 念珠菌嗜甜，在高糖飲食或未良好控制的糖尿病患者身上，會大量繁殖。
- 念珠菌也很容易滋生於免疫力不全的患者身上，例如患有人類免疫缺乏病毒（HIV）的患者，或是正接受化療的患者。
- 念珠菌更容易出現在施打抗生素的患者身上，因為抗生素會將好菌和壞菌一起消滅，在體內缺乏益菌的情況之下，念珠菌變容易孳生。
- 念珠菌會因為陰道乾澀和性行為的親密接觸而萌生。
- 有幾種念珠菌株已經對抗真菌藥物產生抗藥性，因此許多時候難以被治療。

酵母菌感染的典型症狀是陰部搔癢、灼熱，有時陰道會排出像茅屋起司一樣質地稠厚的分泌物。這些酵母菌感染的症狀，和其他生殖器感染的症狀很雷同，所以如果你出現以上情況，很重要的是請務必尋求專業醫療服務的協助。

像這樣的感染，大多數都是來自原本就生存在女性體中的念珠菌。口腔、腸胃道和陰道有念珠菌存在，是非常正常的事，並且不必然會伴隨其他症狀。問題出在當身體有哪裡不對勁，例如陰道酸度增加、荷爾蒙失衡或是壓力過大，就會導致身體的免疫力下降。有時念珠菌感染也可能透過性行為傳播，但這樣的情況並不常見。

抗生素與抗真菌藥物的問題

尿道感染（Urinary tract infections，UTIs）是另一個女性常見的困擾。好消息是，精油可以透過天然的方式，非常有效地處理這種令人疼痛的感染。用傳統的抗細菌精油，例如丁香、檸檬香茅、野馬鬱蘭和百里香，稀釋到 5％的濃度，一天塗擦在腹部 2 ～ 3 次，就能神奇地改善感染症狀。

對此，鼠尾草也是備受推薦的精油。曾經有一項研究針對造成尿道感染的微生物，比較羅勒、檸檬香茅和鼠尾草精油的使用效果，結果顯示，鼠尾草的抑制效果更強，對於克雷伯氏菌屬（Klebsiella）和腸桿菌屬（Enterobacter）有 100％的抑菌效果，對大腸桿菌（Escherichia coli）有 96％的效果，對奇異變形桿菌（Proteus mirabilis）有 83％的效果，而對摩根氏菌（Morganella morganii）也有 75％的效用。[5]

一項評估金黃色葡萄球菌（Staphylococcus aureus）和大腸桿菌的研究指出，玫瑰草也是相當有效的精油療方這兩種細菌都是造成尿道感染的菌種。[6]

不幸的是，當出現尿道感染的情況，有太多醫生會直接開立抗生素，而不是尋求天然的途徑來解決。這使得女性很容易接著出現酵母菌感染的問題，因為這些藥物會摧毀陰道中抑制念珠菌過度生長的關鍵好菌。記得，你的身體裡有將近三十兆的細菌和一千萬億的病毒[7]，體內需要有足夠的益菌，才能控制住害菌。

白色念珠菌（Candida albicans）就是一種對多種藥物產生抗藥性的菌種。它的感染案例正在激增，因為抗真菌藥物正被大量濫用，卻無法解決感染的真正根源。[8]再加上高糖、高穀物和高乳製品的酸性飲食習慣，就完美地在全球女性身上，造就了適合念珠菌生長的大溫床。

更複雜的是，這個情況變得更加殘酷。因為人們已發現，抗真菌類藥物會為神經系統帶來損傷！即使美國食品藥物管理局最終發布一篇警告，說明使用這些藥物有可能造成「單一感染情況」[9]，因此不建議使用，但醫生們仍每天繼續開立這些藥物。要是你的醫生為你開立了以下藥物，請記得對此提出質疑：

- 賽普沙辛（Ciprofloxacin，Cipro）
- 捷立復（Gemifloxacin，Factive）
- 可樂必妥（Levofloxacin，Levaquin）
- 威洛速（Moxifloxacin，Avelox）
- 諾氟沙星（Norfloxacin，Noroxin）
- 歐信（Ofloxacin，Floxin）

解決的方法很簡單：只有在必要的時候，才使用這些抗生素和抗真菌藥物。說得比做得容易，對嗎？這就是為什麼，尋找正確的醫療服務提供者是其中的關鍵。首先，你應該要能和醫師一起，透過自然的方式處理簡單的感染。如果你沒有得到理想的效果，才接著考慮更激烈的方法，例如藥物。

對治念珠菌的七大建議用油

在此我必須說明，這裡建議的大部分精油，都更適合處理陰道或口腔的念珠菌感染，而不是侵襲性念珠菌感染。這不是說精油無法處理系統性的念珠菌過度生長，只是從我的角度來看，先以大幅度調整飲食習慣作為第一線防禦，再搭配精油的使用，會有更好的效果。這對陰道感染或口腔感染，也尤其適用。

從愛莉亞的例子我也看到，以下 7 種精油用於處理念珠菌過度生長時，能帶來某些戲劇性的改變。

1. 茶樹

目前為止，說到抗真菌精油，茶樹就是不二之選。茶樹長久以來被人們用來調理肌膚、清潔空氣，用來處理真菌感染時，更有出色的表現，尤其是念珠菌感染。[10]

　　使用方式：處理陰道感染可以用下面這個灌洗配方，每天沖洗兩次。同樣地，用真正薰衣草和茶樹精油進行油漱法，也可以改善口腔感染的情況。如果發生性行為，確保你的伴侶在生殖區域塗上稀釋到 1% 的茶樹精油，這麼做可以防止念珠菌交叉感染。如同我在前面所說，念珠菌很少會在性伴侶之間相互傳播，不過還是謹慎一點，以防萬一。

　　✎ Note　許多傳統的、藥局能買到的灌洗液，裡面不過是刺激的化學成分與人造香精，所以我建議別使用。只要把灌洗袋買回家，再用精油自製洗劑就可以了。

念珠菌陰道灌洗液

配　　　方	真正薰衣草精油 2 滴
	茶樹精油 2 滴
	生蜂蜜 1 小匙
	蒸餾水（溫） ½ 杯
使用器具	小玻璃碗
	灌洗袋（大部分藥局都能找到）或擠壓瓶
步　　　驟	1. 精油和蜂蜜放在玻璃碗中混和均勻。
	2. 加入溫水，直到蜂蜜溶解。
	3. 注入灌洗袋中。
	4. 坐在馬桶上，或蹲在淋浴間，沖洗陰道。
	5. 結束後，立刻用溫和的肥皂或清潔液和水清洗外陰。
	6. 每天灌洗 1 ～ 2 次，一次療程最多持續兩週。

　　✎ Note　或者，你也可以用陰道塞劑，或是利用衛生棉條來取代，只要注意，必須使用更溫和的精油。避免使用百里香、胡椒薄荷、檸檬香茅或其他刺激性的精油，例如肉桂、丁香和

野馬鬱蘭等「熱辣」的精油，就可能帶來燒灼感，否則有可能
會非常不舒服！

 ## 念珠菌陰道栓劑

配　　方　真正薰衣草精油 9 滴

茶樹精油 9 滴

未精製椰子油或月見草油 3 大匙

無調味、無糖的有機純優格 2 大匙

生蜂蜜 1 大匙

使用器具　中型玻璃碗

圓形或卵形的小模具，比如製冰盒就很好用

衛生棉或衛生護墊

步　　驟　1. 在玻璃碗中混合精油、基底油、優格與蜂蜜。

2. 倒入小模具或製冰盒中，冷凍過夜。

3. 睡前取一塊塞入陰道，注意墊著衛生棉或護墊，以免漏
　　到衣服床單上。

4. 早上用無香肥皂或清潔液和水，清洗陰部殘餘的油。

5. 每晚重複，持續一週。

 ## 念珠菌精油棉條

　　我知道，關於透過棉條使用精油的做法，你一定在網路上看過
很多不同說詞，現在讓我來說個明白。職業重症照護者珍·巴克醫
師，在《進階臨床芳香療法》（*Clinical Aromatherapy: Essential Oils in
Healthcare*）書中寫道：「茶樹精油棉條可以非常安全又有效地根除
念珠菌感染（以及其他許多種陰道感染的情況），而且似乎沒有任何

不良反應。」[11] 據巴克醫師所言，關鍵在於使用澳洲茶樹（Melaleuca alternifolia）這個品種。只要用對品種，三天就能消除感染！事實證明，其他種茶樹精油沒有這樣的效果。

巴克醫師既然都這麼說了，在此，我將提供給各位一個非常安全、大量稀釋的念珠菌精油棉條配方。

配　　方　真正薰衣草精油 2 滴

茶樹精油 2 滴

生蜂蜜 ½ 小匙

未精製椰子油或月見草油 2 小匙

無調味、無糖的有機純優格 1 小匙

使用器具　中型玻璃碗

衛生棉條，最好選擇未漂白、有機的棉條

衛生棉或衛生護墊

小玻璃罐，用來儲存

步　　驟　1. 將精油、蜂蜜、椰子油和優格放入玻璃碗中，混和均勻。

2. 將棉條放入碗中吸附混和液，等待幾分鐘的時間。睡前將棉條放入陰道中。

3. 記得墊著衛生棉或護墊，以免滲出。

4. 一早起來把棉條取出。

5. 用無香肥皂或清潔液和水清理陰部。

6. 每晚重複，持續一週。

◥ Note 每次使用之間，將剩餘的混和物放在小玻璃罐裡，放入冰箱保存。如果變硬，就放進裝了溫水的大碗或平底鍋中隔水融化。

»»» 想看我和齊媽媽示範怎麼製作「念珠菌精油棉條」，並學會更多用天然方式擊退酵母菌感染的方法嗎？歡迎造訪我的網站：HealingPowerOfEssentialOils.com。

我已經看到你腦袋不停運轉，心中想著：「齊博士，你不是說糖份會餵養念珠菌嗎？用蜂蜜可以嗎？」

好問題！

食用精製的白糖會讓你更容易發生陰道感染，以及其他的念珠菌問題。但以外用的方式塗擦生蜂蜜，完全是另一件事。好幾篇研究與芳療書中，都討論過蜂蜜的抗真菌作用，對念珠菌尤其有很好的效果。[12]

有趣的是，優格和蜂蜜似乎能發揮某種協同作用，這是為什麼在上述配方當中，我總是同時並列這兩種成分。二〇一五年，一篇伊朗研究對此進行測試，針對七位患有陰道感染的女性受試者，比較以優格加蜂蜜做成的乳霜，和常用抗真菌藥物克黴樂（clotrimazole）的效果。對於這另類的治療方式，研究者是這麼說的：「研究結果發現，用優格與蜂蜜製成的乳霜，不僅能達到和克黴樂類似的效果，對於舒緩某些陰道念珠菌感染的症狀，甚至更加有效」。[13]

你在正統芳療書中也會看到類似的配方，這個方法已被證實有效，非常值得一試。

2. 真正薰衣草

我們都知道，茶樹和真正薰衣草加在一起，能發揮協同作用，對於擊退真菌感染有很好的效果，但別輕忽單獨使用真正薰衣草的功效，因為它也很強大！就像前述討論蜂蜜加優格的研究一樣，二〇一五年也有一篇研究，比較過使用真正薰衣草精油和克黴樂，對於陰道念珠菌感染的效果。有趣的是，在一開始的 48 小時，克黴樂消滅念珠菌的效果似乎比真正薰衣草精油強（這是一個體外實驗），但 48 小時之後，兩者效用相當。[14] 自然療法不見得永遠是最快見效的，但只要給予足夠的時間，最後的效果也能和西藥一樣。

真正薰衣草是最安全的精油之一，所以，何不用它結合飲食，透過內服來消滅念珠菌呢？下面這個配方對於愛吃甜食、甚至渴望巧克力的你來說，都格外能解饞！

使用方式：別吃市售的巧克力條，那裡面有太多的糖份和添加物。自己動手做吧！天然的可可當中富含鎂，是協助超過 5 百種身體功能的必須礦物質，當中也包括荷爾蒙平衡。配方中的一點點真正薰衣草精油，能幫助你感覺恢復活力、情緒轉晴，甚至伴你對抗系統性念珠菌過度生長的問題！

自製薰衣草枸杞巧克力

這個配方來自我的好友馬德蓮娜・沃哲基，她是荷爾蒙平衡網（HormonesBalance.com）的網站創辦人，也是《荷爾蒙平衡飲食》（*Cooking for Hormone Balance*）的作者。

份　　量	巧克力 24 個
配　　方	巧克力塊 1 杯
	無糖可可粉 1 杯
	香草精 1 小匙
	甜菊萃取物 8 滴
	真正薰衣草精油 1 滴
	生枸杞 ¼ 杯
使用器具	刨絲器
	中型玻璃或金屬碗
	中型平底鍋
	矽膠糖果模
步　　驟	1. 將巧克力塊磨碎至碗中，直到呈碎屑狀。
	2. 平底鍋中注入 2 ～ 3 公分高的水量，鍋子的直徑要比碗

稍微小一點。小火煮滾後,將碗放在瓶底鍋上。注意碗
不可觸碰到鍋中的水。如果你手邊有隔水加熱鍋的話更
好!慢慢攪拌巧克力,完全融化後將碗取出。

3. 將可可粉、香草精、甜菊萃取物和真正薰衣草精油加入
巧克力中攪拌,直到全部混和均勻、質地滑順。

4. 用湯匙將巧克力液一點一點舀入模具中。每個巧克力上
面,加上幾顆枸杞。

5. 放入冰箱凝固大約 1 小時,完全成形後即可從模具中取
出食用。

3. 百里香

就連廣效的抗生素與抗真菌藥物,也無法阻擋念珠菌的氾濫侵襲,
於是研究者開始尋找天然的廣效替代方案,包括精油。波蘭的一項研究
發現,茶樹和百里香對於改變酵母酶的型態和新陳代謝,有不可思議的
效果,[15] 因此這些精油能對白色念珠菌的致病性帶來顯著的影響,而且
念珠菌不可能對這些精油產生抗藥性。

使用方式:用椰子油將百里香精油稀釋到 2% 的濃度,當作身體按摩油
塗擦在你的腹部,來調理系統性的念珠菌過度生長。基於安全因素,不
可用於陰道。

4. 胡椒薄荷

二〇一〇年研究者發表了一項至今最詳盡的測試研究,以體外實驗
的方式,測試三十種精油對於抑制白色念珠菌生長效用如何。其中,有
十二種精油確認無效,十八種精油有效。在有效的精油當中,尤加利和
胡椒薄荷的效果特別顯著。即使濃度低至 0.15%,依然發揮了優異的真
菌消滅效果。

使用方式：試著用 1 滴胡椒薄荷精油一起油漱，處理口腔感染的問題。基於安全因素，不可用於陰道。

5. 天竺葵

研究者曾經特別測試天竺葵精油，用於小白鼠陰道念珠菌感染的效果。研究發現，單獨使用天竺葵精油時，效用並不大，但當結合陰道灌洗，感染的情況便顯著降低了。[17]

使用方式：淋浴後，將稀釋到 1% 的天竺葵按摩油塗抹在生殖區域，能幫助預防酵母菌感染。椰子油和月見草油是最理想的基底油選擇。

6. 檸檬

檸檬真是一種非常萬能的精油，對於各種產生抗藥性的細菌和真菌菌株，都有相當優異的表現，包括抗藥性金黃色葡萄球菌（MRSA）和念珠菌。[18] 除此之外，許多市面上容易買到的檸檬精油，都有廣效的殺菌能力，能消滅多種真菌，包括白色念珠菌（C. albicans）、熱帶念珠菌（C. tropicalis）和禿髮念珠菌（C. glabrata）。[19] 不過，並不是所有檸檬精油處理念珠菌症狀的表現都一樣好，使用時注意選擇單萜烯成分較高的檸檬精油。

這項研究帶給我們的發現主要是：市面上大部分檸檬精油的主要成分都是檸檬烯，一種單環萜烯類；然而，檸檬精油的抗真菌作用，主要來自其中的含氧單萜烯。含氧單萜烯的比例越高，消滅真菌的效果就越明顯。如果你想針對念珠菌使用檸檬精油，在購買前可以考慮先索取精油的成分分析，確認其中的成分比例。通常在製造商的網站上，也可以找到這方面的資訊。

檸檬精油中的抗真菌成份

含氧脂肪族單萜烯 （oxygenated aliphatic monoterpenes）	含氧單環單萜烯 （oxygenated monocyclic monoterpenes）	含氧雙環與三環單萜烯 （oxygenated bi- and tricyclic monoterpenes）
反式檸檬醛 （Trans-citral）	反式牻牛兒醇 （Trans-geraniol）	馬鞭草醇 （Verbenol）
順式檸檬醛 （Cis-citral）	香芹酮 （Carvone）	松香芹醇 （Pinocarveol）
順式牻牛兒醇 （Cis-geraniol）	反式香芹酚 （Trans-carveol）	反式馬鞭草醇 （trans-verbenol）
沉香醇 （Linalool）	trans-p-2,8-menthadien-1-ol	
	1- 萜品烯 -4- 醇 （1-terpinen-4-ol）	

資料來源：M. Biatoń et al., "The Influence of Chemical Composition of Commercial Lemon Essential Oil on the Growth of Candida Strains," Mycopathologia 177, nos. 1–2(2014): 29–39. DOI: 10.1007/s11046-013-9723-3.

使用方式：就像真正薰衣草一樣，試著把檸檬精油加進創意料理中。例如，將檸檬攪入橄欖油、淋在沙拉上就非常美味，或者，也可以加進優格或酪梨抹醬中，透過飲食為念珠菌再給一擊。只需用一點點就能帶來很大的效果，所以先從 1 滴開始，再視情況慢慢增加。

 不怕念珠菌松露巧克力

　　這個甜點甜度很低，吃起來沒有罪惡感，最適合用來當作晚餐後的點心。甜菜根和酪梨製成的內餡，質地滋潤又滑順，同時能支持肝臟功能，並激勵黃體酮。柑橘類精油富含 d- 檸檬烯，是天然的肝臟排毒劑。這是一個非常具有療癒功能的甜點食譜，來自荷爾蒙平衡網

（HormonesBalance.com）的網站創辦人馬德蓮娜・沃哲基，她也是
《荷爾蒙平衡飲食》（*Cooking for Hormone Balance*）的作者。

份　　量　10 ～ 12 份

配　　方　中等大小的甜菜根 2 個

　　　　　大顆的酪梨 1 個

　　　　　藍莓 ¼ 杯

　　　　　覆盆莓 ¼ 杯

　　　　　香草精 1 小匙

　　　　　楓糖 3 大匙

　　　　　檸檬精油 4 滴

　　　　　無糖可可粉 2 杯

　　　　　切碎的核桃

　　　　　無糖椰子

　　　　　薑黃粉

　　　　　可可粉

使用器具　中等大小的平底鍋

　　　　　食物調理機或果汁機

步　　驟　1. 平底鍋中加水煮滾，放入甜菜根煮軟，大約需要 40 分
　　　　　　鐘。完成後瀝乾水分。

　　　　　2. 甜菜根放涼，削皮切成塊。

　　　　　3. 將甜菜根、酪梨、藍莓、覆盆莓、香草、楓糖和檸檬精
　　　　　　油，放入食物調理機或果汁機中打碎，直到質地滑順。

　　　　　4. 一邊攪打，一邊分次加入可可粉，一次加入 ½ 杯，直到
　　　　　　完全混拌均勻。

　　　　　5. 將混合完成的巧克力倒入碗中冷藏，至少 1 ～ 2 小時。

　　　　　6. 用湯匙取適量舀入掌心，搓成直徑大約 2.5 公分的巧克

力球。

7. 將你喜歡的裝飾如：核桃、椰子片、更多的可可粉，或甚
至是薑黃粉放在盤子裡，滾動巧克力球來沾上這些裝飾。

8. 放在帶蓋的保鮮盒中冷藏，直到準備好食用。

7. 丁香

　　丁香精油富含丁香酚，這是一種化學成分，通常存在於有消毒防腐作用的植物當中。因此，丁香也是消滅微生物的超級好手。研究發現，丁香消滅念珠菌菌株的能力無比強大，能把真菌滅絕到幾乎一點也不剩的程度，就連已經對氟康唑（fluconazole）產生抗藥性的菌種也不例外！20 但在你把丁香塗在敏感部位之前，請記得一定要好好稀釋。我建議先從1％的濃度開始，確認不感覺刺激，再一點一點增加看看。丁香是一種強大的精油，所以也可能對肌膚造成嚴重的刺激。

使用方式：試試下面的膠囊配方，以內服的方式擊退念珠菌。

 念珠菌膠囊

份　　量　1份

配　　方　丁香精油 2 滴

　　　　　百里香精油 2 滴

　　　　　有機特級初搾橄欖油、葡萄籽油或未精製椰子油，需融化
　　　　　為液體

使用器具　滴管

　　　　　00 號膠囊，建議使用緩釋膠囊

步　　驟　1. 用滴管把精油滴入膠囊下半部，即開口較小的半殼。

　　　　　2. 在剩下的空間注滿你選擇的基底油。

3. 將開口較大的半殼卡緊。

4. 立刻就水吞服，注意須空腹。

5. 一天服用一次或兩次，持續 14 天。

Note 請不要預先做好多餘分量，否則可能會滲漏或腐蝕。

針對念珠菌設計的配方

為了確認哪些精油加在一起，能對消滅念珠菌等微生物發揮最有效的協同作用，科學家紛紛開始在實驗中發揮創意。舉例來說，最近就有一項研究對兩種不同組合進行測試，結果發現，真正薰衣草、快樂鼠尾草加上依蘭依蘭的抗微生物效果，比苦橙葉、快樂鼠尾草加上茉莉要更好。[21] 雖然要找到所謂的「最完美配方」或許還有漫漫長路，但這確實是個很好的開始。我很高興看到科學家用這麼深入的角度探討精油的化學。

 念珠菌協同配方：身體按摩油

配　　方　快樂鼠尾草精油 10 滴

真正薰衣草精油 10 滴

依蘭依蘭精油 10 滴

月見草油 1 盎司（約 30 毫升）

有機未精製椰子油 1 盎司（約 30 毫升）

使用器具　玻璃罐或乳液瓶

步　　驟　1. 將精油、月見草油和椰子油放入玻璃罐或乳液瓶中。

2. 作為洗澡後的身體按摩油，幫助你滋潤肌膚、抵抗念珠菌感染。

當你準備拓展自己的精油品項來處理念珠菌感染的同時，請記得，某些精油本身就比其他精油更安全也更有效。舉例來說，富含氧化物的精油，會更容易刺激細緻敏感的陰部組織。[22] 這些精油包括富含 1,4- 桉油醇和 1,8- 桉油醇的品項，所以在使用以下精油時請多加注意：

- 月桂
- 荳蔻
- 大高良薑
- 香桃木
- 桉油醇迷迭香
- 莎羅白樟
- 白千層
- 藍膠尤加利與澳洲尤加利
- 芳樟葉
- 綠花白千層
- 鼠尾草
- 穗花薰衣草

相對地，以下這些醇類精油會溫和許多：[23]
- 沉香醇——快樂鼠尾草、真正薰衣草、醒目薰衣草和依蘭依蘭。
- 龍腦——醒目薰衣草、真正薰衣草和迷迭香。
- 牻牛兒醇——玫瑰草、百里香和香蜂草。
- 香茅醇——玫瑰、天竺葵、香茅和香蜂草。
- 薄荷腦——胡椒薄荷。

你可以從本章這麼多詳細的精油選擇和使用方式發現，治療念珠菌感染確實有更天然的選擇。即便如此，如果你仍然習慣標準美式飲食、不斷重複在吃抗生素，或生活中總有綿綿不盡的壓力需要面對，以上都是念珠菌感染爆發的常見原因，那麼就算用精油處理感染，也只會是向前一步卻又倒退兩步。

念珠菌感染就像本書討論的所有症狀一樣，要想完全根治，就必須採取全面性的整體方案。當然，精油會帶來幫助，但它只是除了有機飲食、無麩質飲食、天然糖份等之外的一塊拼圖啊！

第 16 章

自體免疫疾病

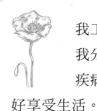

我工作的一部分，就是和人們討論他們的健康問題。很多人跟我分享的故事，都和自體免疫疾病有關，他們會提到某些特定疾病的副作用，讓自己多麼不舒服、多麼虛弱，以至於無法好好享受生活。

我幫助過的許多自體免疫疾病患者，都有以下共同特點：

- 透過藥物抑制免疫力的患者們，通常會因為許多令人不適的副作用，無法好好享受生活。
- 他們的免疫系統被完全擊垮，因此必須時刻注意不能生病。
- 經常活在恐懼中，不知何時又會出現什麼樣的免疫威脅。
- 他們經常對自己吃下的食物感到不安，因為過度活躍的免疫系統，早已讓許多患者變得容易過敏。
- 連出門都會猶豫再三，因為接觸人群就等於暴露在細菌中。

更糟的是，醫生開立給自體免疫疾病患者的藥物，都可能增加癌症、憂鬱症、糖尿病、感染、腎功能不全、腸道出血、肌肉流失和骨質疏鬆症的風險。[1]

用神的方式處理自體免疫

「不但這樣，我們更以患難為榮；因為知道患難生忍耐，忍耐生毅力，毅力生盼望；而盼望不會落空，因為神藉著賜予我們聖靈，已將愛澆灌在你我心中。」

———《聖經‧羅馬書》，5:3-5

「而盼望不會落空……」

為什麼有些人會生病，有些人不會，這個問題我也沒有答案。

或許這麼多人出現自體免疫疾病，是因為現在要找到純淨的空氣、食物和水，已幾乎是不可能的事；或許我們現在居住的這個世界，從來沒有如此充滿毒物，而大家是憑著神的恩典，才能繼續活著。不過，有一件事情我倒是很確定：我們每個人都有優秀的環境適應能力，只要在對的條件下，就能療癒自己。這是為什麼，用正確的方式對待身體是如此重要。

我看過太多自體免疫患者在心理和情緒上被擊垮，因此，我的建議是每天複述正面的肯定語，幫助思緒定錨在適當的地方。記得，身體會隨著意念走，也就是說，信念會決定你的健康。要是連你都因為生病而放棄自己，康復的路，自然會比懷抱信心更艱困難行。有道理嗎？

》》》 想看我親自複誦我最愛的療癒肯定語，並且下載一個可列印的全彩 pdf 檔，幫助你找到屬於自己的肯定語嗎？歡迎造訪我的網站：HealingPowerOfEssentialOils.com。

自體免疫簡述

所有令人無助、害怕、挫折、摸不著頭緒的疾病當中,自體免疫疾病是最隱隱作惡的一種。我簡單解釋一下為什麼:超過五千萬的美國人患有自體免疫失調或疾病,人數比癌症患者和心臟病患者加起來還要多[2]。而其中,有 80％都是女性。[3] 具體的原因尚不明確,不過曾有研究提出有力證據,說明不同性別的基因表現很可能是主要原因。[4] 自體免疫疾病在女性死亡原因排名第八名,病患的生命可能因此縮短八年[5]。每年創造一千兩百億美元的醫療花費,是癌症花費的兩倍,許多人因此破產。[6] 遺傳因素在自體免疫疾病佔有重要角色,因此幾乎不可能預防。最常見的處理方式,就是開立抑制免疫藥物,而這卻會讓患者更容易患上其他疾病。

難怪自體免疫疾病患者總是感到絕望,他們在對抗的疾病,是一種「自己攻擊自己」的病,而醫療能給予的唯一協助,就是讓他們透過吃藥削弱自己的免疫力。自體免疫疾病不像癌症,對抗的是腫瘤或惡性細胞;它也不像二型糖尿病,要戰勝的是運動不足和不良的飲食習慣,自體免疫疾病的主要敵人,就是自己的身體!這令人手足無措、難以理清頭緒,不只在情緒上如此,在精神上也是。

即便如此,根據我和自體免疫患者共同工作的經驗,我知道患者的病情是有機會改善的,而患者也有機會可以和自己的病情和平共處。希望接下來的建議,能幫助你接受病情,並進一步緩解你的症狀!

炎症──扭轉自體免疫的關鍵

類風濕性關節炎、克隆氏症、潰瘍性大腸炎,以及其他許多慢性炎症,都是自體免疫疾病的症狀,它們之所以被稱為慢性炎症,就是因為形成這些疾病需要的時間比其他疾病更長,可能持續超過三個月,甚至留下伴隨終身的多種症狀。從以下徵兆可以看出身體是不是正在慢性發炎：

- 整體來說，感覺並不舒服
- 精疲力竭
- 發燒
- 因為發燒新陳代謝加速
- 白血球數量改變

　　讓我們從理性的觀點來解讀。還記得嗎？發炎不見得是壞事，甚至可能是身體修復機制的展現。比如當你的某塊肌肉受傷，例如腳踝扭到，免疫系統就會啟動發炎反應，將血液和免疫細胞送到受傷的區域，因此患部會發紅、發熱和腫脹。要不然，為什麼上帝要把免疫系統設計成這樣運作呢？問題在於，我們的身體會因為某些可預防的危險因子，例如不當飲食、壓力、焦慮和服用過量傷身的藥物，長期慢性處於發炎的情況。

　　只要想想，現在有多少人正在服用處方藥或成藥。再想想，標準美式的飲食習慣裡，有多少加工食品與促發炎的食物。難怪在美國受自體免疫疾病所苦的人數，會有五千萬人啊！

　　幸好，也有越來越多醫師希望從根本上治療疾病。於是他們正幫助病患免去不必要的藥物、發掘先前未知的食物過敏原、排出金屬毒素，並處理其他觸發慢性發炎的原因。

　　最基本的原則是：如果你希望有效預防或治療自體免疫疾病，就必須解決發炎的問題。從我的角度來看，找一位有經驗的醫療服務提供者，協助你調整飲食、規律運動、設計天然健康的療癒方案，包括使用營養補充品和精油等，將是你最值回票價的一筆投資。

關於精油和自體免疫的真相

如果你曾經關注過我的文章或研究，應該就知道，我從來不會一股腦吹捧精油有多麼有效。身為一個專業的公共衛生研究者，有多少實證資料，我才說多少話。這是為什麼我在撰寫文章和書籍的時候，一定花很多時間閱讀醫學文獻，並引用科學研究的結果。

在此我解釋這麼多，是因為精油對自體免疫疾病的影響，目前幾乎沒有任何研究資料能夠佐證，而這和大眾的普遍認知背道而馳。

或許你會覺得，這和你的認知完全不同，畢竟在網路上、在部落格圈子裡，言之鑿鑿的資訊多如山海。但請相信我，這些文章不過是在表達博主的個人觀點而已。而且每個人的觀點都還很不一樣！如果用 google 搜尋「精油＋自體免疫疾病」、「精油＋類風溼性關節炎」、「精油＋多發性硬化症」，或其他超過 120 種自體免疫患者可能出現的症狀，查到的結果可以有上百萬則。

我並不是說這些網站的資訊都是亂說一通，但其中確實很多是這樣沒錯。重點在於，我們並不清楚知道，哪些精油最適合用於哪些自體免疫症狀，要以什麼方式、以何種劑量來使用，也不知道要注意的禁忌是什麼、該如何安全又有效地用精油處理自體免疫疾病。對於科學界來說，這依然是相當未知的領域。

我必須說，現在我們討論的一切，就像在對看不見的目標盲射。我是認真的。畢竟，基於避免精油和藥物產生不良作用，也為避免免疫系統功能被激勵，許多醫療服務提供者寧可直接建議病患，什麼精油都不要用。以上一切說明，都該讓我們更清楚，在使用精油處理自體免疫疾病時，應該格外謹慎小心。

重要安全須知

芳療師的傳統做法是，建議自體免疫患者避免使用所有激勵免疫的精油。這麼一來，可以選擇的精油寥寥無幾，因為幾乎所有精油都多多少少會提高免疫系統功能。我個人認為，這樣的做法是有點極端了，我也見過許多人使用我們目前討論過的精油，身體狀況依然良好（例如PART3 中甲狀腺低下的蘇、第 17 章我們會提到的瑪莉，以及其他我們在本書中分享過的真實故事）。

不過，如果你正服用抑制免疫的藥物，卻同時也想用精油處理相關症狀，那麼請務必讓你的醫療服務提供者時時清楚情況。尤其如果你打算服用精油膠囊，更請一定要這麼做。當你想把精油加入料理或食物時，也請格外小心。關鍵在於劑量，寧可小心也別疏忽。透過外用塗抹的方式，或用聞香棒來嗅聞，會是更安全的做法。

如何用精油解開自體免疫之謎

說到用精油療癒自體免疫，我發現採用消炎類精油能帶來很大的幫助，畢竟，如同先前所說，炎症是自體免疫疾病的關鍵觸發點。我會建議在你日常的保養和養生習慣中，加入簡單的精油配方產品，看看身體感覺怎麼樣。請務必讓你的醫療服務提供者清楚你的情況，並時時透過血液或其他檢測來追蹤身體數據。

打造消炎配方的第一步，就是選出你喜歡的精油。而我們都知道，可以從以下這些主要的消炎成份來做挑選：[7]

- 1,8- 桉油醇：出現在藍膠尤加利、澳洲尤加利、綠花白千層、白千層、荳蔻、迷迭香和鼠尾草等精油中。
- 洋茴香腦：出現在洋茴香、雪松和甜茴香等精油中。
- 龍腦：出現在真正薰衣草、迷迭香、醒目薰衣草、穗花薰衣草和鼠尾草等精油中。

・丁香酚：出現在丁香、黑胡椒和羅勒等精油中。

除了上述的化學成分之外，研究也證實以下精油能發揮穩當的消炎特質：

- 藏茴香 [8]
- 尤加利 [10]
- 真正薰衣草 [12]
- 野馬鬱蘭 [14]
- 羅馬洋甘菊 [16]
- 百里香 [18]
- 丁香 [9]
- 薑 [11]
- 甜馬鬱蘭 [13]
- 胡椒薄荷 [15]
- 茶樹 [17]
- 薑黃 [19]

在使用這些消炎精油時，你很容易會發現，某些組合會比其他組合效果更好。

二〇〇六年，位於澳洲南部的阿德雷德皇家醫院（Royal Adelaide Hospital）曾透過一項實驗，探討藏茴香和胡椒薄荷精油分別單獨使用和共同使用的消炎表現，對照組使用的是安慰劑，實驗對象是一群患有後發炎性內臟敏感（post-inflammatory visceral hyperalgesia，一種疼痛的腸炎）的動物。有趣的是，單獨服用胡椒薄荷或藏茴香 14 天，對於疼痛或發炎都沒有帶來非常有效的成果，當加在一起使用，卻以 50% 的程度大大降低了症狀不適！[20]

我很喜歡這個組合，因為藏茴香和胡椒薄荷都是很安全的精油，我經常用膠囊的形式，幫助人們緩解胃腸不適。像這樣的研究，儘管是動物研究，依然有很大的參考價值，因為就算從傳統用法來看，這些精油對人類也同樣有效。

使用方式：請透過以下的按摩油和膠囊配方，好好享受藏茴香和胡椒薄荷消除炎症的協同作用吧！

安撫炎症滾珠棒

配　　方　藏茴香精油 5 滴
　　　　　胡椒薄荷精油 5 滴
　　　　　真正薰衣草精油 2 滴
　　　　　液態椰子油（或你選擇的任何一種基底油）　適量

使用器具　10 毫升的玻璃滾珠瓶

步　　驟　1. 將精油滴入滾珠瓶中。
　　　　　2. 注入液態椰子油至滿。
　　　　　3. 擦在腹部和腳底並進行按摩，每天兩次，持續兩週。

安撫炎症膠囊

份　　量　1 份

配　　方　藏茴香精油 2 滴
　　　　　胡椒薄荷精油 2 滴
　　　　　有機特級初榨橄欖油、葡萄籽油或未精製椰子油（需融化
　　　　　為液體）

使用器具　滴管
　　　　　00 號膠囊，建議使用緩釋膠囊

步　　驟　1. 用滴管把精油滴入膠囊下半部，即開口較小的半殼。
　　　　　2. 在剩下的空間注滿你選擇的基底油。
　　　　　3. 將開口較大的半殼卡緊。
　　　　　4. 立刻就水吞服，注意須空腹。
　　　　　5. 一天服用一次或兩次，持續 14 天。

✎ Note　請不要預先做好多餘分量，否則可能會滲漏或腐
蝕。除了上述兩個配方之外，還有無數的內服或外用組合，都

可以幫助你處理身體的炎症。從上面列出的精油中試試不同組合，看看你的身體反應如何。此外，記得諮詢你的醫療服務提供者，確認和你服用的藥物並不牴觸，並記得將外用的濃度控制在 2%～ 3%之間。

自體免疫疾病的精油建議

雖然討論精油與自體免疫疾病核心病因的相關研究非常少，但確實有部分研究針對幾種自體免疫的具體病症，探討精油能如何協助患者控制常見的症狀。

潰瘍性大腸炎

二○○七年曾有一項動物實驗，以三種不同食用濃度，探討百里香加上野馬鬱蘭精油，用於小白鼠大腸炎的消炎效果，實驗成果大有可為。[21] 在實驗中，精油分別以這三種濃度稀釋在可食用的基底油當中：

1. 0.4％的百里香，加上 0.2％的野馬鬱蘭精油。
2. 0.2％的百里香，加上 0.1％的野馬鬱蘭精油。
3. 0.1％的百里香，加上 0.05％的野馬鬱蘭精油。

結果發現，中等劑量的效果最好，能降低多種促發炎的細胞激素和介白素數值。不過，更令人興奮的是：「使用中等劑量能降低死亡率、加速體重回復速度、降低肉眼可見的結腸組織損傷程度。」換句話說，把 0.2％的百里香和 0.1％的野馬鬱蘭精油加入可食用的基底油中，就能觸發如體重回升等多種好轉反應，還能讓患有大腸炎的動物更有機會存活下來！

在你開始製作百里香和野馬鬱蘭的精油膠囊之前，還是要記得，這只是一項動物實驗，目前為止，我們仍然不知道人體對這樣的組合反應如何。更不用說，要處理人體的潰瘍性大腸炎（Ulcerative Colitis）會更複雜一點，因為唯一能確保精油順利抵達結腸的方法，就是口服緩釋膠囊。用溶液方式飲用，或以軟殼膠囊吞服，都只會在胃部就被胃酸分解。「緩釋膠囊」又叫做腸溶膠囊，是一種特殊設計的膠囊材質，只會在小腸或大腸分解，以免其中成分對胃造成刺激。

除此之外，如果你正打算在醫療服務提供者的指導下，自己製作消炎精油膠囊，請記得，富含 1,8- 桉油醇的精油是非常有用的。一項來自《食物與化學期刊》（Food and Chemical）的研究顯示，身患大腸炎的大鼠對實驗用的配方反應實在太好，以至於研究者做出這樣的結論：「研究結果確認了 1,8- 桉油醇的消炎作用；它能用於飲食調味，發揮預防胃腸發炎和潰瘍的可能性與價值。」[22]

以下是市面上相當常見且富含 1,8- 桉油醇的精油：[23]

- 白千層
- 藍膠尤加利和澳洲尤加利
- 芳樟葉
- 綠花白千層
- 鼠尾草
- 穗花薰衣草
- 荳蔻
- 大高良薑
- 香桃木
- 迷迭香
- 莎羅白樟

如想製作精油膠囊對抗大腸炎，請記得，只要一點點精油，就能發揮很大的效用，並且請知會你的醫療服務提供者，如果你正在服用抑制免疫藥物，更是如此。以下是幾個配方，供你參考。

 大腸炎舒緩膠囊

配　　方　野馬鬱蘭精油 2 滴
　　　　　百里香精油 2 滴
　　　　　有機未精製椰子油或橄欖油

使用器具　滴管

　　　　　緩釋膠囊殼 00 號

步　　驟　1. 用滴管把精油滴入膠囊下半部即開口較小的半殼。

　　　　　2. 在剩下的空間注滿椰子油或橄欖油。

　　　　　3. 將開口較大的半殼卡緊。

　　　　　4. 立刻服用，配水吞下，注意必須空腹。一天服用兩次，
　　　　　　　持續最多 4 週。

✎ Note　請不要預先做好多餘分量。

 大腸炎舒緩滾珠棒

配　　方　尤加利精油 4 滴

　　　　　迷迭香精油 3 滴

　　　　　綠花白千層精油 3 滴

　　　　　大高良薑精油 3 滴

　　　　　液態椰子油（或你選擇的任何一種基底油） 適量

使用器具　10 毫升的玻璃滾珠瓶

步　　驟　1. 將精油滴入滾珠瓶中。

　　　　　2. 注入基底油。

　　　　　3. 擦在腹部、後腰和腳底進行按摩，每天兩次，持續兩週。

✎ Note　如同我一直以來所說的，若是上述配方用到的是你手
邊沒有的精油，請先查閱第 274 頁的 1,8- 桉油醇精油列表，從
中選擇你現有的精油來替代，例如迷迭香，或甚至是鼠尾草。

多發性硬化症

　　多發性硬化症（Multiple Sclerosis）發生在年輕女性身上的機會是男
性的兩倍，到了 50 歲便會趨緩。發病期間容易伴隨躁動、睡眠障礙、關

節與肌肉僵硬、整體不舒服的感覺，[24] 這些惱人的症狀尤其能透過芳香療法帶來緩解。在我的實際操作經驗中，當患者用消炎類精油緩解疼痛，再加上能幫助肢體活動的配方，會得到最好的效果。目的性的動作治療，例如太極、瑜珈或甚至是每天的散步，對多發性硬化症患者來說都很關鍵，而精油所能做的，不外乎是舒緩肌肉，並讓患者心境更加平和。

使用方式：調製下列的動作治療擴香配方和動作治療滾珠棒，讓動作治療成為你每日固定進行的儀式。

多發性硬化症的動作治療擴香配方

瑜珈老師經常在課程中使用祕魯聖木，它不僅能幫助呼吸深沉，還可以讓冥想更清明。

配　　　方　祕魯聖木精油 2 滴
　　　　　　紅沒藥精油 2 滴
　　　　　　佛手柑精油 2 滴
使用器具　擴香器
步　　　驟　1. 把精油加入擴香器。
　　　　　　2. 注入水，直到儀器標示的「滿位線」。
　　　　　　3. 一邊擴香，一邊進行動作治療，如太極、瑜珈或步行等。能幫助關節和肌肉更放鬆、靈活。

多發性硬化症的動作治療滾珠棒

配　　　方　祕魯聖木精油 4 滴
　　　　　　佛手柑精油 3 滴
　　　　　　乳香精油 3 滴

沒藥精油 3 滴

液態椰子油（或你選擇的任何一種基底油）

使用器具　10 毫升的玻璃滾珠瓶

步　　驟　1. 將精油滴入滾珠瓶中。

2. 注入基底油至滿。

3. 在即將進行動作治療，如太極、瑜珈或步行等的前幾分
鐘，按摩關節和緊繃的肌肉。

類風濕性關節炎

用精油處理類風濕性關節炎（Rheumatoid Arthritis）最具代表性的
研究，就是二〇〇五年韓國研究團隊針對類風濕性關節炎患者所做的一
項研究。研究者首先將尤加利、真正薰衣草、甜馬鬱蘭、迷迭香和胡椒
薄荷精油，按 2：1：2：1：1 的比例混合，而後用甜杏仁油（45％）、
杏桃核仁油（45％）加上荷荷芭油（10％）的基底油組合，稀釋到
1.5％的濃度。這個按摩油被塗擦在 40 位關節炎患者身上，發揮了卓越
的效果。研究者在報告中寫道：「和控制組相比，芳香療法大大降低了
實驗組患者的疼痛指數和憂鬱指數，」而且沒有發現任何副作用！[25]

當我們想著要減輕患者實際的疼痛，有時會忘記疼痛也會帶來其他
的副作用，例如憂鬱、焦慮、恐懼和失眠。看到精油能對這些面向帶來
幫助，是多麼令人開心的事啊！

使用方式：找到一個適合自己的抗關節炎配方，每個月稍作更換來使用。

 關節炎止痛油

配　　方　尤加利精油 14 滴

甜馬鬱蘭精油 14 滴

真正薰衣草精油 7 滴

胡椒薄荷精油 7 滴

迷迭香精油 7 滴

甜杏仁油 2 盎司（約 60 毫升）

杏桃核仁油 2 盎司（約 60 毫升）

荷荷芭油 1 大匙

使用器具 中型玻璃碗

乳液瓶或玻璃罐

步　　驟 1. 將精油滴入碗中。

2. 加入甜杏仁油、杏桃核仁油與荷荷芭油，混和均勻。

3. 視需要每天塗抹在疼痛的關節部位。

4. 多餘的油存放在乳液瓶或玻璃罐中。

》》》 想看我親自示範怎麼調配「關節炎止痛油」（Arthritis Pain- Reducing Ointment），並學會如何活出無痛的人生嗎？歡迎造訪我的網站：HealingPowerOfEssentialOils. com。

　　除此之外，也有動物實驗發現薑黃精油（TEO）能預防關節發炎。前人研究發現，薑黃有抗關節炎的效果，於是這個研究進一步以實驗探討，發現以高濃度服用薑黃精油（劑量相當於人類每天服用 5000 毫克），可以對關節帶來特別顯著的抗發炎效果。或許薑黃和其中的成份，能夠預防或減緩類風濕性關節炎的病程發展，不過這部分尚未有相關研究資料可以參考。[26]

第 17 章

前更年期、更年期與
後更年期

女人必須等到卵巢衰亡，才能再次找回真正屬於她的性格。絕經後的生活，就像回
到月經來潮之前；我終於再一次回到 12 歲之前的樣子：一個性別為女的人類，知道
一個月是 30 天而不是 25 天，每一天我都可以自由地活，不被那名為女性的身體和
心理缺陷所限制。

——弗羅倫斯・金，美國小說家

剛開始和瑪莉一起工作的時候，我發現她的前更年期症狀持續
了超過十年。現在，她已經六十多歲了，身上有骨質缺少症
（osteopenia，骨質密度過低）、找不出原因的疼痛、失眠、
各種腸胃問題、嚴重的記憶喪失、情緒失控、恐懼和躁鬱等問題。

瑪莉的症狀如此之多，困擾她的時間又這麼的長，因此我希望能為
她帶來立即可見的成效。我們先從飲食策略下手，屏除了主要容易觸發
炎症的食物，包括糖、乳製品和麩質。接著，我請她開始每天使用精
油，這麼做能幫助她睡得更好，並且改善消化不適與胃酸逆流的問題。
針對失眠，我建議她在睡前 30 分鐘左右，用我的一夜好夢配方（第 62
頁）擴香；針對胃部不適、便秘和胃食酸逆流等問題，我建議她用我的
好好消化配方（第 62 頁）做成膠囊，每個膠囊加入 1 ～ 2 滴，一天服
用兩次。

瑪莉最先查覺的改變，就是腸胃的不適幾乎馬上消失了。幾天之

後，她在晚上可以連睡 4 ～ 5 個小時。比起原本只能像「午睡」一樣，斷斷續續地一次睡一小時，這可是很大的進展。以前她每天最長只能睡一小時，然後就會醒來。

很快地，她的精神大大恢復，思緒混沌的情況也消失了。現在她有充足的睡眠，所以能更好地掌控自己的情緒，也不會總是上上下下，動不動就失控。雖然我們沒有完全根除瑪莉的所有症狀，但她確實有很大的進展。她甚至重新拾起縫被的興趣，也能和朋友一起做些好玩的事。這都是以前的她沒辦法做到的。

當女人的身體從可生育到不能生育，月經週期不再輪迴反覆，對每位女性來說，都是很大的人生轉變。然而，這個轉變，卻不是一夕之間能完成。它可能長達十年以上，從前更年期進展到更年期，最後到後更年期，直到真正結束。如果你問一般女性，她所知道的「更年期經驗」是什麼樣子？她很可能會回答，是熱潮紅和情緒起伏之類的反應。沒辦法，因為我們的社會和媒體，總是用這兩個症狀來概括這段人生轉變的更年期經歷，甚至作為開玩笑的笑柄。

有趣的是，雖然更年期是伴隨著諸多不適症狀的生活巨變，許多女性卻覺得這是自己重獲自由的時光。對於那些不想再做避孕措施，或一直以來都順其自然生育的人來說，更年期的到來可相當令人欣喜。難怪有許多女性會好好慶祝這個人生階段的到來，因為她們終於可以告別使用衛生棉與棉條的人生，再也不用承受月經帶來的各種身體和心情不適！

前更年期精油建議

從定義來看，前更年期是從月經週期不規則開始，一直到最後一次月經來潮為止。這個時期的特徵是生殖荷爾蒙的波動，而這樣的波動可能伴隨許多令人不適的症狀。

許多女性的前更年期症狀可能相當輕微，不怎麼影響日常生活；但對某些女性來說，卻可能每一天都過得格外艱辛。[1]如果你正處於三十歲後半或四十歲出頭，並且開始出現以下症狀，那麼很可能，你已經進入了前更年期。

- 膽固醇不平衡
- 熱潮紅
- 經期不規則
- 性慾低落
- 情緒起伏不定、煩躁易怒
- 出現睡眠問題、容易疲勞

　　好消息是，你可以不用進行荷爾蒙補充療法或吃成藥，也能妥善管理這些症狀。對於那些不想吃藥補充荷爾蒙的女性來說，像精油這樣的療癒方案，可以為症狀帶來既天然又有效的緩解。

　　針對前更年期症狀探討精油效用的研究，目前我能找到的只有一篇。當中寫到，精油不只像我們最初預期的那樣，能協助處理荷爾蒙失衡的根本原因，它的效用還有更多。這項研究中，三十一位正面臨前更年期的女性，每天在皮膚上塗抹 2.5 毫升的精油乳霜，以貞潔樹精油加上基底油或無香乳液，濃度 1.5％，一週塗抹 5 ～ 7 天，總共持續三個月。結果發現，受試者的情緒問題和熱潮紅都出現了大幅的改善。[2]這個貞潔樹配方還改善了陰道的質地與潤滑度，讓受試者的性經驗更加愉悅；此外，也調節了經期不規律的問題。由於這些症狀主要都是來自荷爾蒙的問題，既然貞潔樹（更多說明可以參考本書第 291 頁）能幫助這些女性的熱潮紅與情緒騷動獲得改善，於是可以推測，它對於調整生殖荷爾蒙的不平衡，也能起到關鍵的作用。

　　由於前更年期的相關研究目前還非常欠缺，要想知道最適用使用的精油，還有一條長路要走。不過，至少這是個很好的開始！我的經驗告訴我，同時兼顧以下兩者，能帶來最好的效果：設計一個既幫助荷爾蒙回復平衡，同時能舒緩相關症狀的精油使用方案。就像處理其他任何病症一樣，關鍵在於主動出擊，並且時時注意身體的變化。

　　根據我對許多女性的觀察，從前更年期症狀一發生，就開始使用前更年期平衡配方，效果會最好。如果你能及時進行處理，就不容易經驗劇烈的荷爾蒙波動，那麼也就更有機會輕鬆愉快地度過更年期。

 前更年期平衡配方

配　　方　快樂鼠尾草精油 5 滴
　　　　　天竺葵精油 5 滴
　　　　　真正薰衣草精油 5 滴
　　　　　貞潔樹精油 5 滴
　　　　　依蘭依蘭精油 5 滴
　　　　　玫瑰或茉莉原精增加花香氣味（可選擇性添加） 1 滴
　　　　　月見草油 2 盎司（約 60 毫升）

使用器具　中型玻璃碗
　　　　　乳液瓶或玻璃罐

步　　驟　1. 將精油加入碗中。
　　　　　2. 加入月見草油，混和均勻。
　　　　　3. 當前更年期症狀一出現，就開始塗擦在腹部。每天兩
　　　　　　 次，持續 3 ～ 4 週為一週期。每個月用其他更年期適用
　　　　　　 的精油更換配方（可以參見本書第 288 ～ 290 頁）。
　　　　　4. 將剩餘的油存放在乳液瓶或玻璃罐中保存。

舒緩更年期不適的精油建議

　　一般來說，更年期發生在女性四十或五十多歲的時候，傳統的定義是最後一次月經來潮之後的 12 個月。更年期正式宣告了女性生育能力和月經週期的結束。當身體出現這樣的改變，**雌激素**便開始下降。你能想像，這樣的荷爾蒙波動，會帶來許多和前更年期類似的症狀，只不過

通常會更加強烈。

不過更年期的相關研究並不像前更前期那麼少。許多研究都曾探討，精油能如何用來處理某些特定的更年期症狀。例如，二〇〇八年刊登在《互補和另類療法實證期刊》（Evidence-Based Complementary and Alternative Medicine）的一篇研究就把目前相關的普遍認知，做了很好的整理：許多精油，包括快樂鼠尾草、甜茴香、絲柏、歐白芷和芫荽等，都含有一種類似人體雌激素的成分（少了雌激素就會觸發許多後更年期的症狀），而作為基底油的月見草油，本身也能帶來許多益處。[3] 這篇文獻接著回報 60 位更年期女性（年齡介在 45 ～ 54 歲之間），在接受一系列精油按摩之後，針對以下常見更年期症狀嚴重程度的評估結果：

- 關節痛或肌痛症（arthralgia or myalgia，關節或肌肉的疼痛）
- 蟻走感（formication，像有昆蟲爬在皮膚上的感覺）
- 頭痛（headache）
- 熱潮紅（hot flashes，血管舒張）
- 失眠與睡眠障礙（insomnia and sleep disturbances）
- 神經緊張（nervousness）
- 憂鬱（melancholia，深沉的悲傷或悶悶不樂）
- 心悸（palpitations，快速、強勁、不規則的心跳）
- 感覺異常（paresthesia，針刺感）
- 眩暈（vertigo，失去平衡、天旋地轉、頭暈）
- 虛弱（weakness）

這項研究中，每位受試者每週接受一次 30 分鐘的芳療按摩，連續 8 週。使用的是真正薰衣草、玫瑰天竺葵、玫瑰和茉莉，稀釋於甜杏仁油與月見草油中。和控制組相比，精油組受試者的更年期症狀獲得大幅的改善。

這當中，是否有哪個精油帶來了特別大的功效，仍不得而知。但至少，我們知道這個配方組合是有效的！

更年期按摩油

配　　方　真正薰衣草精油 20 滴

玫瑰天竺葵精油 15 滴

茉莉精油 10 滴

玫瑰原精 5 滴

月見草油 2 盎司（約 60 毫升）

使用器具　中型玻璃碗

乳液瓶或玻璃罐

步　　驟　1. 將精油加入碗中。

2. 加入月見草油，混和均勻。

3. 用來按摩全身或滋潤肌膚，每天使用兩次，一次療程至

多四週。

4. 注意每隔一個月更換配方。

5. 將剩餘的油存放在乳液瓶或玻璃罐中保存。

以下是五個尤其適合更年期使用的精油，以及各自的使用方式：

1. 快樂鼠尾草

快樂鼠尾草有花香般安撫人的氣味和舒緩的特質，數百年來，都是女性保健的首選用油。過去，快樂鼠尾草是幫助減輕生產疼痛的傳統藥草，二〇一四年發表於韓國的一項實驗，也說明它有抗憂鬱的特質。4這項研究針對 22 位正值更年期的女性受試者，測量血液樣本中的神經傳導物質濃度，結果發現，光是嗅聞快樂鼠尾草精油，血液中壓力荷爾蒙（皮質醇）的濃度就大大下降，而血清素則有所提升。這樣的成效，能對憂鬱症的相關症狀帶來整體的改善。

使用方式：在聞香棒中滴入快樂鼠尾草精油（15 ～ 20 滴），或將快樂鼠

尾草稀釋到 3% 的濃度，每當憂鬱來襲時，塗擦在後頸或腹部。

　　快樂鼠尾草也可以改善痙攣。沒錯，進入更年期表示月經不再來潮，但在更年期初期，女性依然可能感覺到像經痛一般的痙攣。如果你正好出現這樣的情況，可以用下面這款乳霜試試看。如果在更年期期間，經痛的感覺一直持續或甚至變得嚴重，請立即向你的醫療服務提供者諮詢，因為那可能是更重大的身體警訊。

 更年期經痛身體霜

配　　　方　快樂鼠尾草精油 20 滴

　　　　　　真正薰衣草精油 15 滴

　　　　　　依蘭依蘭精油 10 滴

　　　　　　貞潔樹精油 5 滴

　　　　　　未精製乳木果油 2 盎司（約 60 毫升）

　　　　　　月見草油 1 盎司（約 30 毫升）

　　　　　　荷荷芭油 1 盎司（約 30 毫升）

使用器具　中型玻璃碗

　　　　　　乳液瓶或玻璃罐

步　　　驟　1. 將精油加入碗中。

　　　　　　2. 加入乳木果油、月見草油與荷荷芭油，混和均勻。

　　　　　　3. 當作乳液滋潤肌膚，每週使用 2 ～ 3 次。

　　　　　　4. 將剩餘的油存放在乳液瓶或玻璃罐中保存。

2. 真正薰衣草

　　更年期的荷爾蒙變化，可能帶來焦慮感或睡眠問題。一直以來，人們都知道真正薰衣草能令人放鬆，同時改善心情，此外，它也能讓失眠的人睡得更好。[5] 在生活出現改變的這段時間，讓真正薰衣草以芳香療法的方式加入你的睡前儀式，將是相當舒服的享受，同時能改善你的睡眠情況，幫助你更加放鬆。

你也可以用真正薰衣草來舒緩更年期的陰部疼痛，以及伴隨陰道乾澀出現的疼痛感，雖然我們不常聽到別人談論這些，但對於性生活活躍或工作時久坐的女性來說，這會是很不舒服的困擾。

使用方式：用稀釋到1%的真正薰衣草精油製作冷敷包，來舒緩更年期會陰的不適

 會陰敷包

配　　方	真正薰衣草精油 2 滴
	快樂鼠尾草精油 1 滴
	液態椰子油 1 大匙
	冷蒸餾水 3 至 4 杯
使用器具	大玻璃碗
	一塊柔軟乾淨的布
步　　驟	1. 將精油與液態椰子油加入碗中。
	2. 注入冷水。如果你想要，也可以使用溫水
	3. 將布料浸入水中、擰乾多餘水分，敷在會陰一下子，舒緩疼痛的感覺。
	4. 再一次將布料浸入水中，重複上述步驟，持續 5 ～ 15 分鐘。

3. 胡椒薄荷

胡椒薄荷是能緩解熱潮紅，同時以天然方式提高活力的一支關鍵精

油。做成噴霧水噴在臉上，或是加進隨身攜帶的聞香棒，當熱潮紅發作，或你需要提振精神的時候，能在短時間內帶來意想不到的效果。既然熱潮紅和疲倦感是最常見的兩種更年期症狀，一支胡椒薄荷在手想必是個好主意。

使用方式：將 10 滴胡椒薄荷精油、5 滴金縷梅純露和足夠的水，加入 1 盎司（約 30 毫升）的噴霧瓶；視需要使用。

4. 天竺葵

許多更年期的症狀，都可以透過天竺葵精油獲得緩解。它能改善肌膚乾燥，經常被加入女性配方，不是沒有原因。天竺葵和快樂鼠尾草一樣，經實驗證明有抗憂鬱的作用，因此你可以放心將它納入麾下，幫助你調適心情起伏和憂鬱的感受。[6]

使用方式：在第 289 頁 的「更年期經痛身體霜」中加入 5 滴天竺葵精油，為你的心情帶來更多支持，同時降低憂鬱的感受。

5. 貞潔樹

貞潔樹或許不是你熟悉的精油，它來自一種原生於中亞的小灌木，開藍紫色的花，有細長如手指的葉片，結深紫色的漿果。漿果和其中的種籽被用來製成藥物，而精油則萃取自葉片與漿果。

傳統上，服用貞潔樹可以改善多種女性健康問題，例如：

- 控制經血
- 女性不孕
- 幫助產後排出胎盤
- 增加母乳量
- 乳房纖維囊腫
- 更年期

- 經期不規則
- 經前不悅症為嚴重版的經前症候群
- 經前症候群
- 防止黃體酮較低的女性流產

　　一項針對貞潔樹所做的研究發現，來自貞潔樹葉片的精油，比來自漿果的精油有更廣泛的效用，所以購買時請注意選擇來自葉片的貞潔樹精油。[7]

使用方式：將 3 滴貞潔樹、2 滴依蘭依蘭與 1 滴夏威夷檀香精油，加入擴香器擴香。讓這穩定人心的香氣，陪伴你度過一天。

 更年期舒緩按摩油

　　想緩解各種更年期症狀，用這個按摩油配方準沒錯。

配　　方　　貞潔樹精油 10 滴

乳香精油 5 滴

夏威夷檀香精油 5 滴

依蘭依蘭精油 5 滴

月見草油或齊媽媽的特調基底油（參考本書第 56 頁） 2 盎司（約 60 毫升）

使用器具　　中型玻璃碗

乳液瓶或玻璃罐

步　　驟　　1. 將精油滴入碗中。

2. 加入月見草油調和均勻。

3. 當更年期症狀出現，就當作按摩油使用，或和你平常使用的乳液交替使用。

4. 記得每隔一個月更換配方。

5. 放在乳液瓶或玻璃罐中保存。

管理後更年期綜合症的精油建議

一旦月經連續 12 個月沒有到來，女性就正式進入了後更年期。這意味著，她不再具有生育能力，過往每個月的「祝福」，也將成為遙遠的記憶。根據雌激素降低的嚴重程度，許多女性會經歷各種不同症狀，這些症狀可以統稱為「後更年期綜合症」。[8]

- 癌症
- 心血管疾病
- 認知功能減退
- 骨質疏鬆症
- 精神疾病症狀
- 性行為困擾
- 血管舒張的相關症狀，例如熱潮紅或夜汗
- 生殖泌尿道萎縮

要分辨這些症狀是來自卵巢功能停止，還是隨著老化而自然出現的現象，並不容易。因此，要精確地診斷出後更年期綜合症，對醫療服務提供者來說也不容易。要是你出現以下後更年期綜合症症狀，請務必和你的醫療服務提供者談一談：[9]

- 憂鬱
- 難以專心
- 陰道乾澀
- 頭痛與偏頭痛
- 失眠

- 易怒
- 精神錯亂
- 情緒擺盪
- 骨質疏鬆相關症狀
- 應力性尿失禁（stress incontinence）
- 急迫性尿失禁（urge incontinence）
- 血管舒張的相關症狀，例如熱潮紅或夜汗

　　精油效用廣大，使用的時間當然不會僅止於更年期；許多女性一直到老年，都透過使用精油獲得相當的益處。既然要診斷出後更年期綜合症是如此不容易，或許不妨把焦點放在症狀管理上。無論醫生是否將你診斷為後更年期綜合症，隨著年歲漸長，你都仍然可能經驗到類似的症狀。

壓力與高血壓

　　高血壓通常和壓力有複雜難解的關聯。二〇一四年的一項韓國研究，就是很好的說明。[10] 這項研究以 63 位健康的後更年期女性為受試者，測試她們嗅聞 0.1％ 和 0.5％濃度的橙花精油（基底油為甜杏仁油）的反應，結果相當驚人。和控制組相比，單單只是每天嗅聞橙花兩次，持續僅五天，就對她們的身體和心靈帶來了深刻的影響：

- 收縮壓：只有嗅聞 0.5％橙花的組別顯著降低。
- 舒張壓：嗅聞 0.1％和 0.5％橙花的組別，都顯著降低。
- 脈搏率與皮質醇濃度：嗅聞 0.1％和 0.5％橙花的組別，兩種數據都有顯著降低，顯示壓力降低了。
- 雌激素濃度與性慾：嗅聞 0.1％和 0.5％橙花的組別，都獲得改善。

　　顯然，這所有的因素都不是單獨運作的。性慾、高血壓、脈搏率、

壓力指數和雌激素濃度之間，有著錯綜複雜的關聯。而小小一罐橙花，竟然就能解決這全部！

　　想體驗橙花的魔力嗎？來，自己試試看吧！

使用方式：製作屬於你的後更年期橙花聞香棒，每天享受橙花的氣味。

 ## 後更年期聞香棒

配　　　方	橙花精油 15 ～ 20 滴	
使用器具	預先裁切好的棉片	
	芳香療法專用聞香棒	
步　　　驟	1. 將棉片放入聞香棒中。	
	2. 直接將精油滴入聞香棒中的棉片。	
	3. 早上，在忙忙碌碌的一天開始之前，去到家裡一個寧靜平和的地方，花點時間獨自享受橙花的香氣。坐下來，放鬆，慢慢地從聞香棒吸入橙花的香氣，持續五分鐘左右。	
	4. 睡前再重複一次。	

憂鬱症

　　憂鬱症和更年期有許多雷同的症狀，例如焦慮、思緒混沌、疲累、易怒、睡眠障礙等等。也因此，許多處於這個生命階段的女性，會因未被診斷也未被處理的憂鬱症而受苦。可惜的是，這對許多人來說非常不利；畢竟，只用一個生命階段去簡單概括或忽略這些嚴重的症狀，是太過輕忽的做法。

　　這也是為什麼，我總是樂見後更年期的女性定期使用依蘭依蘭精油。我們已經知道，依蘭依蘭對身體的平衡效果，能對許多健康問題帶來強大的效用。對於女性的憂鬱來說，也一樣適用！依蘭依蘭的好處我實在說也說不完。它不僅是天然的抗憂鬱劑，還能令人愉快歡喜，正適合用來幫助自尊低落與正經歷後更年期症狀的女性。

使用方式：用上述的方式製作聞香棒，但把配方中的精油換成依蘭依蘭。然後就好好享受吧！

燃脂

誰說年紀變大就有藉口讓身材走樣？

正如我在第 8 章討論過的，研究已發現，用濃度為 3％的葡萄柚和絲柏按摩腹部每天兩次持續 6 週，就能幫助女性顯著降低腹部脂肪、減小腰圍。[12]

 ## 收腹油膏

配　　方	絲柏精油 20 滴
	葡萄柚精油 20 滴
	萊姆精油 10 滴
	胡椒薄荷精油 10 滴
	未精製乳木果油 2 盎司（約 60 毫升）
	荷荷芭油 1 盎司（約 30 毫升）
使用器具	中型玻璃碗
	乳液瓶或玻璃罐
步　　驟	1. 將精油加入碗中。
	2. 加入乳木果油與荷荷芭油，混合均勻。
	3. 用來按摩腹部，每週 2 ～ 3 次。
	4. 剩餘的油存放在乳液瓶或玻璃罐中。

陰道乾澀與萎縮

我的精油俱樂部會員經常詢問我，用什麼精油能改善陰道乾澀與陰道組織變薄？雌激素能幫助陰道分泌一層薄而清澈的液體，那不僅讓陰道維持濕潤，也幫助陰道壁維持彈性、健康且豐厚。當雌激素在更年期下降，這層天然而健康的潤滑液也會減少，陰道壁就會變薄，並漸漸失去彈性。這就叫做陰道萎縮。當陰道太過乾澀而造成困擾，許多醫生會開立雌激素乳霜讓病人塗抹。

我的建議是，請別使用那些一般藥局就能買到的洗劑、泡澡劑、乳液和帶香味的肥皂，因為這些產品裡的化學物質很可能會讓你的乾澀更加嚴重。就用自己製作的乳液和潤滑劑來替代吧。就我所知，目前還沒有哪種精油被證實能「治好」陰道乾澀與陰道萎縮，但許多來自我精油俱樂部的女性會員，都說將溫和的精油以低濃度配製成潤滑油，濃度 0.5％～ 1％，或每 30 毫升基底油中加入 3 ～ 6 滴精油。在性行為之前、當中與之後使用，感覺都非常好。除此之外，每天使用接下來的「溫和陰道潤滑油」配方，能幫助減少走路或坐下時陰唇摩擦的不適感。

溫和陰道潤滑油

配　　　方　天竺葵精油 3 滴
真正薰衣草精油 3 滴
羅馬洋甘菊精油 3 滴
依蘭依蘭精油 3 滴
齊媽媽的特調基底油（參考本書第 56 頁）或荷荷芭油（避免使用椰子油或液態椰子油，因為吸收太快了） 2 盎司（約 60 毫升）
使用器具　中型玻璃碗
乳液瓶或玻璃罐

步　　驟　1. 將精油滴入碗中。

2. 加入齊媽媽的特調基底油，混和均勻。存放在乳液瓶或
玻璃罐中。

3. 視需要在性行為之前或之後用來按摩陰唇。或許你也會
想要在游泳或洗澡過後，用它來滋潤你的陰道。

》》》　想看我和齊媽媽親自示範調配「溫和陰道潤滑油」，並
學會更多改善陰道乾澀的方法嗎？歡迎造訪我的網站：
HealingPowerOfEssentialOils.com。

骨質流失

荷爾蒙濃度的變化是骨質疏鬆症的主要原因，而這會增加骨折的風
險。[13] 對許多女性來說，這是無可避免的事，隨著年紀增長，更可能造
成終身殘疾。因此，許多後更年期的女性經常會到藥局購買鈣片或處方
藥，來避免骨質密度下降和骨質疏鬆症。

關於骨質密度的流失，有三件重要的事，請記在心中。

1. 你不能阻止它的發生，但可以減緩它發生的速度。而且是大大
減緩。記得，骨質缺乏症（osteopenia）只是骨質密度的下降而
已；骨質疏鬆症（osteoporosis）是更嚴重的情況，有可能讓你
處於骨折的巨大風險中。

2. 定期的重量訓練，以及富含天然鈣質的飲食習慣，包括乳製品和
菠菜等葉菜類，這是保養的關鍵。

3. 精油可以幫助妳！

研究發現，將杜松、鼠尾草、迷迭香、歐洲赤松、矮松、松節油和
尤加利等精油加入動物的食物中，能抑制動物的骨細胞破損和骨吸收。
其中，歐洲赤松預防骨質流失的效果特別顯著。[14]

強化骨骼精油霜

配　　方　杜松精油 7 滴

鼠尾草精油 7 滴

迷迭香精油 7 滴

尤加利精油 7 滴

歐洲赤松精油 7 滴

未精製乳木果油 1 盎司（約 30 毫升）

齊媽媽的特調基底油（參考本書第 56 頁） 2 盎司（約 60 毫升）

使用器具　中型玻璃碗

乳液瓶或玻璃罐

步　　驟　1. 將精油滴入碗中。

2. 加入齊媽媽的特調基底油，混和均勻。

3. 像乳液一樣使用，每週 2 ～ 3 次按摩關節部位。

4. 存放在乳液瓶或玻璃罐中。

　　許多像精油這樣的天然療癒方法，都可以幫助你更加享受老年的黃金歲月。這讓我想到聖經裡的迦勒（Caleb），即便年屆八十，還鬥志勃勃欲透過戰爭取得上帝曾應許的領土。在你身邊有多少八十歲的人，能像他這樣充滿精力和活力？

　　你也想像他們一樣嗎？

　　那就去吧！去取下你的應許之地！享受豐富的生活、健康與幸福是你生來的權利，無論八十、九十，甚至一百歲都是如此！

結語

樹上的葉子可醫治萬民。

—— 《聖經・啟示錄》，22：2

　　當你明白了這麼多關於精油的美妙療癒特質，再讀到這句話，是不是更覺得寓意深遠呢？

　　透過這本書，你能看到精油幫助回復身心靈平衡的多種方式。精油確實是上帝賜與這世界的禮物，而這一切都是大自然的饋贈。藉此，我希望從今以後，當你看到每一個樹幹、花朵、果實、葉片、核果、樹脂或根部時，都能以一個新的不同角度去看待。

　　精油的療癒力能協助生命轉變，在這地球上，具備這樣能力的東西並不多。因此，很重要的是，請記得謹慎小心地使用它們。別忘記了本書提到的安全須知，同時請務必遵守配方的濃度。以正確的方式使用，才能享受精油帶來的健康益處，因為這能確保精油發揮效用。

給讀者

　　根據定義，目前肆虐整個世界的慢性疾病，例如癌症、糖尿病、自體免疫疾病和心臟病等，都是經過多年累積而成的，所以我們也應該明白，要療癒也需要時間。別忘記，沒有辦法馬上解決。

　　療癒是一個過程，在此我邀請你和我一起踏上自己的旅程，去享受豐盛的生命健康，而這也意味著我們永遠不應停止學習。掌握療癒的藝術和精油的科學都需要時間，那是一個終身不止息的嘗試過程。

　　中國古代哲學家與作家老子曾說：「千里之行，始於足下。」享受你的旅程吧！這趟路上永遠有更多事物可以學習，也有更多的療癒能發生在你身上。

致謝

　　我將內心最誠摯的愛獻給神，以及祂默默安排到我身邊，讓這本書得以問世的每一個人。

　　謝謝齊媽媽的小幫手，也是我們孩子的保母——愛麗絲小姐（Miss Alex）。就算是《歡樂滿人間》的魔法保母（Mary Poppins）也比不上你！我無法想像，要是沒有你，我們該如何度過這段瘋狂的日子。我們全家都愛你！

　　謝謝我的線上小幫手——艾瑞卡・穆勒（Erica Mueller）。從一開始，你就一直在這裡。你是我多麼大的祝福啊！你是我最萬能的無敵助手，也是我最珍視的好朋友。

　　還有 DrEricZ.com 網站團隊的其他成員，你們的認真專注的工作表現，是我無價的寶藏！謝謝你們的貢獻，讓 DrEricZ.com 成為全球點閱率最高的聖經健康網站！

　　謝謝亞特蘭大芳香療法中心（Atlantic Institute of Aromatherapy）的創辦人西拉・沙帕德－翰爾（Sylla Sheppard-Hanger，CMT），以及以下諸位芳療師同儕幫助我審閱本書內容，不僅確保資訊正確，也確認芳香療法的藝術和科學能在本書中完整呈現出來：羅倫・布里吉（Lauren Bridges，AMP）、肯恩・米勒（Ken Miller，AMP）、惠玲（Hui Ling），以及珍奈・羅亞克（Janet Roark，DVM）。

　　謝謝我的出版經紀人約翰・瑪斯（John Maas），以及經紀公司史德靈洛德（Sterling Lord Literistic）的團隊人員。謝謝你們的投入與努力，也謝謝你們成為讓我放心信任的指引。你們都是最棒的！謝謝我的編輯和大幫手凱特·韓莉（Kate Hanley），謝謝妳過人的見解和聰敏的文字能力。耶！我們做到了！

謝謝和諧出版社（Harmony Books）的相關人員：亞莉絲·戴蒙（Alyse Diamond）、克莉絲汀·弗利（Christina Foxley）、瑪雅·連恩（Maya Lane）、蜜雪·安利羅（Michele Eniclerico）、譚咪·布雷克（Tammy Blake）、埃斯特芬·歐品納（Estefania Ospina），以及背後諸多幫忙核查資料及審稿的無名英雄們，我只能說：「你們真了不起！」你們是我夢想中的團隊，身為一位作者，夫復何求。

最後，謝謝我的小圈子會員、電子報訂閱者、社交媒體上的追蹤粉絲，謝謝你們帶來激發我思考的提問、溫暖的留言，以及一如既往的支持。你們是我堅持做這一切的原因，也謝謝你們將這訊息散布給全世界更多更多的人！

參考文獻

前言

1. World Health Organization, "Constitution of WHO: Principles," http://www.who.int/about/mission/en, accessed April 5, 2017.
2. T. F. Hodge, From Within I Rise (Baltimore: Pub-lishAmerica, 2009), 44.

第一部：精油革命

1. L. Stokowski, "Can We Stop Overprescribing Anti-biotics? Readers Speak Out," Medscape, http://www .medscape.com/viewarticle/827888, accessed April 4, 2017.

第 1 章　芳香療法的基礎知識

1. Encyclopaedia Brittanica, s.v. "Essential Oils," https://www.britannica.com/topic/essential- oil.
2. Ibid.
3. B. Saad and O. Said, Greco- Arab and Islamic Herbal Medicine (Malden, Mass.: John Wiley & Sons, 2011).
4. Ibid.
5. J. Buckle, Clinical Aromatherapy, 3rd edition (London: Churchill Livingstone, 2014), 9–10.
6. Free Dictionary, s.v. "Fixed Oil," http://medical - dictionary.thefreedictionary.com/fixed+oil.
7. Encyclopaedia Brittanica, "Essential Oils."
8. S. Price and L. Price, Aromatherapy for Health Professionals, 4th edition (London: Churchill Livingstone, 2011), 5.
9. G. K. Jayaprakasha and L. J. M. Rao, "Chemistry, Biogenesis, and Biological Activities of Cin-namomum zeylanicum," Critical Reviews in Food Science and Nutrition 51, no. 6 (2011): 547– 562. DOI: 10.1080/10408391003699550.
10. Price and Price, Aromatherapy for Health Professionals, 6.
11. Atlantic Institute of Aromatherapy, Aromatherapy Practitioner Course (Tampa, Fla.: Atlantic Institute of Aromatherapy), 61.
12. Price and Price, Aromatherapy for Health Professionals, 10– 11.
13. N. Zouari, "Essential Oils Chemotypes: A Less Known Side," Medicinal and Aromatic Plants 2 (2013). DOI:10.4172/2167- 0412.1000e145.
14. Interview with Robert Pappas, "Debunking the Most Common (and Dangerous!) Myths," Essential Oils Revolution 2 Online Summit, August 2016.

15. Interview with Robert Pappas, "Essential Oil Preparation," Essential Oils Revolution Online Summit, May 2015.

16. D. W. Light, J. Lexchin, and J. J. Darrow, "Institutional Corruption of Pharmaceuticals and the Myth of Safe and Effective Drugs," Journal of Law, Medicine and Ethics 14, no. 3 (2013): 590– 610.

17. J. B. Mowry et al., "2013 Annual Report of the American Association of Poison Control Centers' National Poison Data System (NPDS): 31st Annual Report," Clinical Toxicology 52 (2014): 1032– 1283. DOI: 10.3109/15563650.2.

18. Ibid.

19. The National Center for Biotechnology Information, https://www.ncbi.nlm.nih.gov/pubmed/?term=menthol, accessed April 8, 2017.

20. The National Center for Biotechnology Information, https://www.ncbi.nlm.nih.gov/pubmed/?term=peppermint+essential+oil, accessed April 8, 2017.

21. A. Borhani Haghighi et al., "Cutaneous Application of Menthol 10% Solution as an Abortive Treatment of Migraine Without Aura: A Randomised, Double-blind,Placebo-controlled, Crossed- over Study," International Journal of Clinical Practice 64 (2010):
451– 456. DOI: 10.1111/j.1742–1241.2009.02215.x.

22. M. Tognolini, "Protective Effect of Foeniculum vulgare Essential Oil and Anethole in an Experi-mental Model of Thrombosis," Pharmacological Research 56, no. 3 (2007): 254– 260. DOI: 10.1016/j .phrs.2007.07.002.

23. L. Gori et al., "Can Estragole in Fennel Seed Decoctions Really Be Considered a Danger for Human Health? A Fennel Safety Update," Evidence- Based Complementary and Alternative Medicine (2012): DOI:10.1155/2012/860542.

24. E. C. Miller, "Structure- activity Studies of the Carcinogenicities in the Mouse and Rat of Some Naturally Occurring and Synthetic Alkenylbenzene Derivatives Related to Safrole and Estragole," Cancer Research 43, no. 3 (1983): 1124– 1134.

25. L. Gori et al., "Can Estragole in Fennel Seed Decoctions Really Be Considered a Danger for Human Health? A Fennel Safety Update," Evidence- Based Complementary and Alternative Medicine, ID no. 860542 (2012). DOI: 10.1155/2012/860542.

26. L. Harris, "Essential Oils and Cancer— Potentially Carcinogenic and Anticarcinogenic Essential Oils," Using Essential Oils Safely, http://www.usingeos safely.com/essential- oils- and- cancer- potentially carcinogenic- and- anti- carcinogenic- essential-oils, accessed April 8, 2017; "Cancer, Carcinogen-esis and Essential Oils in Aromatherapy," Esoteric Oils, http://essentialoils.co.za/cancer.htm, accessed 4/8/17.

第 2 章　基本工具和技巧

1. Research conducted by Robert Pappas and reported on his Facebook page, April 6, 2017, https://www .facebook.com/EODoctor/posts/1822685654663807.

2. D. Petersen, "An Aromatherapist's Report from IFEAT 2014: Pesticides, Cultured Aromas, the Arab Spring, and Global Warming," American College of Healthcare Sciences, http://info.achs.edu/blog/an- aromatherapist- s- report- from- ifeat- 2014- pesticides- cultured- aromas- the- arab- spring- and- global- warming, accessed April 10, 2017.

3. Agency for Toxic Substances and Disease Registry,"Public Health Statement for Propylene Glycol," https://www.atsdr.cdc.gov/phs/phs.asp?id=1120 &tid=240, accessed April 10, 2017.

4. A. J. Mehta et al., "Heart Rate Variability in Asso-ciation with Frequent Use of Household Sprays and Scented Products in SAPALDIA," Environmental Health Perspectives 120, no. 7 (2012): 958– 964. DOI: 10.1289/ehp.1104567; A. Steinemann,"Ten Questions Concerning Air Fresheners and Indoor Built Environments," Building and Environment 111 (2017): 279– 284. DOI: 10.1016/ j.build env.2016.11.009.

5. I. Singh and A. P Morris, "Performance of Transdermal Therapeutic Systems: Effect s o f Biological Factors," International Journal of Pharmaceutical Investigation 1, no. 1 (2011): 4– 9. DOI: 10.4103/2230973X.76721.

6. R. Tisserand and R. Young, Essential Oil Safety: A Guide for Health Care Professionals, 2nd ed. London: Churchill Livingstone, 2013), 85– 87.

7. National Association for Holistic Aromatherapy,"Safety Information," http://naha. org/?/explore - aromatherapy/safety, accessed April 10, 2017.

8. Tisserand and Young, Essential Oil Safety.

9. S. Skalli and R. Soulaymani Bencheikh, "Epileptic Seizure Induced by Fennel Essential Oil," Epileptic Disorders 13, no. 3 (2011): 345– 347. DOI:10.1684/ epd.2011.0451.

第 3 章　為藥箱增加進階工具

1. K. M. Adams, W. S. Butsch, and M. Kohlmeier,"The State of Nutrition Education at US Medical Schools,"Journal of Biomedical Education 2015, no. 357627 (2015). DOI:10.1155/2015/357627.

2. Ibid.

3. D. Wang et al., "Neuroprotective Activity of Lavender Oil on Transient Focal Cerebral Ischemia in Mice," Molecules 17 (2012): 9803– 9817. DOI: 10.3390/ molecules17089803.

4. M. Hancianu et al., "Neuroprotective Effects of Inhaled Lavender Oil on Scopolamine- induced Dementia via Anti- oxidative Activities in Rats," Phytomedicine 20, no. 5 (2013): 446– 452. DOI: 10.1016/j.phymed.2012.12.005.

5. H. Sebai et al., "Lavender (Lavandula stoechas L.) Essential Oils Attenuate Hyperglycemia and Protect Against Oxidative Stress in Alloxan- Induced Diabetic Rats," Lipids in Health and Disease 12, no. 1 (2013): 189.

6. S. Kasper, "An Orally Administered Lavandula Oil Preparation (Silexan) for Anxiety Disorder and Related Conditions: An Evidence Based Review," International Journal of Psychiatry in Clinical Practice 17, Suppl. 1 (2013): 15– 22. DOI: 0.3109/13651501 .2013.813555.

7. S. De Rapper et al., "The In Vitro Antimicrobial Activity of Lavandula angustifolia Essential Oil in Combination with Other Aroma- Therapeutic Oils,"Evidence-Based Complementary and Alternative Medicine 2013, ID no. 852049 (2013). DOI: 10.1155 /2013/852049.

8. D. T. Altaei, "Topical Lavender Oil for the Treatment of Recurrent Aphthous Ulceration," American Journal of Dentistry 25, no. 1 (2012): 39– 43; H.- M. Kim and S.- H. Cho, "Lavender Oil Inhibits Immediate type Allergic Reaction in Mice and Rats," Journal of Pharmacy and Pharmacology 51 (1999): 221– 226. DOI: 10.1211/0022357991772178.

9. R. Tisserand and R. Young, Essential Oil Safety: A Guide for Health Care Professionals, 2nd ed. (London: Churchill Livingstone, 2013), 327.

10. D. V. Henley et al., "Prepubertal Gynecomastia Linked to Lavender and Tea Tree Oils," New England Journal of Medicine 356 (2007): 479– 485. DOI: 10.1056/ NEJMoa064725.

11. R. Tisserand, "Lavender Oil Is Not Carcinogenic," http://roberttisserand. com/2013/02/lavender- oil- is - not- estrogenic/, accessed April 9, 2017.

12. V. T. Politano et al., "Uterotrophic Assay of Percutaneous Lavender Oil in Immature Female Rats," International Journal of Toxicology 32, no. 2 (2013). DOI: 10.1177/1091581812472209.

13. P. S. X. Yap et al., "Combination of Essential Oils and Antibiotics Reduce Antibiotic Resistance in Plasmid- conferred Multidrug Resistant Bacteria," Phytomedicine 20, nos. 8– 9 (2013): 710– 713. DOI: 10.1016/j .phymed.2013.02.013.

14. M. F. Maia and S. J. Moore, "Plant- Based Insect Repellents: A Review of Their Efficac y, Development and Testing," Malaria Journal, 10, suppl. 1 (2011): S11. DOI: 10.1186/1475- 2875- 10- S1- S11.

15. Tisserand and Young, Essential Oil Safety, 387.

16. R. Nesmith, "Can Peppermint and Eucalyptus Be Used on Young Children?," Essential Oils Blog, Plant Therapy, January 29, 2014, https://www.planttherapy. com / blog/2014/01/29/can- peppermint- and - eucalyptus- be- used- on- young-children/, accessed April 9, 2017.

17. S. Sugumar et al., "Ultrasonic Emulsification of Eucalyptus Oil Nanoemulsion: Antibacterial Activity Against Staphylococcus Aureus and Wound Healing Activity

in Wistar Rats," Ultrasonics Sono-chemistry 21, no. 3 (2014): 1044– 1049. DOI: 10.1016/j.ultsonch.2013.10.021.

18. Tisserand and Young, Essential Oil Safety, 273.

19. Nesmith, "Can Peppermint and Eucalyptus Be Used on Young Children?"

20. D. Hamdan, "Chemical Composition of the Essential Oils of Variegated Pink-fleshed Lemon (Citrus x limon L. Burm. f.) and Their Anti- inflammatory and Antimicrobial Activities," Zeitschrift fur Naturforschung C: A Journal for Biosciences 68, nos. 7– 8 (2013): 275– 284.

21. Y. Ozogul et al., "Antimicrobial Impacts of Essential Oils on Food Borne-Pathogens," Recent Patents on Food, Nutrition and Agriculture 7, no. 1 (2015): 53– 61. DOI: 0.2174/2212798407666150615112153.

22. Tisserand and Young, Essential Oil Safety, 327.

23. A. Al- Harras et al., "Analgesic Effects of Crude Extracts and Fractions of Omani Frankincense Obtained from Traditional Medicinal Plant Boswellia sacra on Animal Models," Asian Pacific Journal of Tropical Medicine 7, no. 1 (2014): S485– S490. DOI: 10.1016/S1995- 7645(14)60279- 0.

24. E. J. Blain, A. Y. Ali, and V. C. Duance, "Boswellia frereana (Frankincense) Suppresses Cytokine- induced Matrix Metalloproteinase Expression and Production of Pro- inflammatory Molecules in Articular Car-tilage," Phytotherapy Research 24 (2010): 905– 912. DOI:10.1002/ptr.3055.

25. Y. Chen et al., "Composition and Potential Anti-cancer Activities of Essential Oils Obtained from Myrrh and Frankincense," Oncology Letters 6 (2013): 1140– 1146. DOI: 10.3892/ol.2013.1520.

26. M. B. Frank et al., "Frankincense Oil Derived from Boswellia carteri Induces Tumor Cell Specific Cytotoxicity," BMC Complementary and Alternative Medicine 9, no. 6 (2009). DOI: 10.1186/1472- 6882 - 9- 6.

27. K. M. Fung et al., "Management of Basal Cell Car-cinoma of the Skin Using Frankincense (Boswellia sacra) Essential Oil: A Case Report," OA Alternative Medicine 1, no. 2 (2013): 14.

28. Tisserand and Young, Essential Oil Safety, 327.

29. L. F. Fernandez, O. M. Palomino, and G. Frutos, "Effectiveness of Rosmarinus officinalis Essential Oil as Antihypotensive Agent in Primary Hypotensive Patients and Its Influence on Health- related Qual-ity of Life," Journal of Ethnopharmacology 151, no. 1 (2014): 509– 516. DOI: 10.1016/j.jep.2013.11.006.

30. W. Wang, "Antibacterial Activity and Anticancer Activity of Rosmarinus officinalis L. Essential Oil Compared to That of Its Main Components," Molecules 17, no. 3, (2012): 2704– 2713. DOI:10.3390/molecules17032704.

31. Tisserand and Young, Essential Oil Safety, 409.

32. Ibid., 441.

33. L. T. H. Tan et al., "Traditional Uses, Phytochemistry, and Bioactivities of Cananga odorata (Ylang- Ylang)," Evidence- Based Complementary and Alternative Medicine 2015, ID no. 896314 (2015): 30 pages. DOI: 10.1155/2015/896314.

34. T. Hongratanaworakit and G. Buchbauer, "Evaluation of the Harmonizing Effect of Ylang- Ylang Oil on Humans After Inhalation," Planta Medica 70, no. 7 (2004): 632– 636.

35. Tisserand and Young, Essential Oil Safety, 478.

36. P. Anitha and M. Indira, "Impact of Feeding Ethanolic Extract of Root Bark of Cananga odorata (Lam) on Reproductive Functions in Male Rats," Indian Journal of Experimental Biology 44, no. 12 (2006): 976– 980.

第 4 章　快速學會使用精油，改變生活

1. W. Jager et al., "Percutaneous Absorption of Lavender Oil from a Massage Oil," Journal of the Society of Cosmetic Chemists 43, no. 1 (1992): 49– 54.

2. M. Hardy et al., "Replacement of Drug Treatment for Insomnia by Ambient Odour," Lancet 346, no. 8976 (1995): 701.

3. K. M. Chang and C. W. Shen, "Aromatherapy Benefits Autonomic Nervous System Regulation for Elementary School Faculty in Taiwan," Evidence- Based Complementary and Alternative Medicine 2011, ID no. 946537 (2011): DOI: 10.1155/2011/946537.

4. C. Deng, "Aromatherapy: Exploring Olfaction," Yale Scientific 21 (2011): 25.

5. Y. Wu et al., "The Metabolic Responses to Aerial Diffusion of Essential Oils," PLoS ONE 7, no. 9 (2012): e44830. DOI:10.1371/journal.pone.0044830; J. K. Kiecolt- Glaser et al., "Olfactory Influences on Mood and Autonomic, Endocrine, and Immune Function," Psychoneuroendocrinology 33, no. 3 (2008): 328– 339. DOI:10.1016/j.psyneuen.2007.11.015.

6. T. Friedman, "Attention Deficit and Hyperactivity Disorder (ADHD)," http://files. meetup.com /1481956/ADHD%20Research%20by%20Dr.%20Terry%20Friedmann. pdf, accessed April 7, 2017.

7. D. Jimbo, "Effect of Aromatherapy on Patients with Alzheimer's Disease," Psychogeriatrics 9, no. 4 (2009): 173– 179. DOI: 10.1111/j.1479- 8301.2009.00299.x.

8. M.- H. Hur et al. "Aromatherapy Massage on the Abdomen for Alleviating Menstrual Pain in High School Girls: A Preliminary Controlled Clinical Study," Evidence- Based Complementary and Alternative Medicine 2012, ID no. 187163 (2012). DOI: 10 .1155/2012/187163.

9. M.-C. Ou et al., "Pain Relief Assessment by Aromatic Essential Oil Massage on Outpatients with Primary Dysmenorrhea: A Randomized, Double- blind Clinical Trial," Journal of Obstetrics and Gyn- aecology Research 38 (2012): 817– 822. DOI: 10.1111 /j.1447- 0756.2011.01802.x.

10. K.-B. Lee, E. Cho, and Y. S. Kang, "Changes in 5- hydroxytryptamine and Cortisol Plasma Levels in Menopausal Women After Inhalation of Clary Sage Oil," Phytotherapy Research 28 (2014): 1599– 1605. DOI: 10.1002/ptr.5163.

11. S. Y. Choi et al., "Effects of Inhalation of Essential Oil of Citrus aurantium L. var. amara on Menopausal Symptoms, Stress, and Estrogen in Postmenopausal Women: A Randomized Controlled Trial," Evidence- Based Complementary and Alternative Medicine 2014, ID no. 796518 (2014). DOI: 10.1155/2014/796518.

12. K. Nagai et al., "Olfactory Stimulatory with Grape-fruit and Lavender Oils Change Autonomic Nerve Activity and Physiological Function," Autonomic Neuroscience: Basic and Clinical 185 (2014): 29– 35. DOI: 10.1016/j.autneu.2014.06.005.

13. M. Hyman, "How to Stop Attacking Yourself: 9 Steps to Heal Autoimmune Disease," http://drhyman .com/blog/2010/07/30/how- to- stop- attacking - yourself- 9- steps- to- heal- autoimmune- disease/, accessed March 27, 2017.

14. U.S. National Library of Medicine, "What Is an Inflammation?," https://www.ncbi. nlm.nih.gov/pub medhealth/PMH0072482/, accessed March 27, 2017.

15. A. G. Guimarães, J. S. S. Quintans, and L. J. Quintans- Júnior, "Monoterpenes with Analge-sic Activity— A Systematic Review," Phytotherapy Research 27 (2013): 1– 15. DOI: 10.1002/ptr.4686.

第 5 章　每日精油使用

1. P. Lally et al., "How Are Habits Formed: Model-ling Habit Formation in the Real World," European Journal of Social Psychology 40 (2010): 998– 1009. DOI:10.1002/ejsp.674.

2. Ibid.

第 6 章　擴充藥箱

1. D. Lo Furno et al., "A Citrus bergamia Extract Decreases Adipogenesis and Increases Lipoly-sis by Modulating PPAR Levels in Mesenchymal Stem Cells from Human Adipose Tissue," PPAR Research 2016, no. 4563815 (2016). DOI: 10.1155/2016/4563815.

2. E. Watanabe et al., "Effects of Bergamot (Citrus ber-gamia [Risso] Wright & Arn.) Essential Oil Aroma-therapy on Mood States, Parasympathetic Nervous System Activity, and Salivary Cortisol Levels in 41 Healthy Females," Forschende Komplementarmedizin 22 (2015): 43– 49. DOI: 10.1159/000380989.

3. K. Fisher and C. A. Phillips, "The Effect of Lemon, Orange and Bergamot Essential Oils and Their Components on the Survival of Campylobacter jejuni, Escherichia coli O157, Listeria monocytogenes, Bacillus cereus and Staphylococcus aureus in vitro and in Food Systems," Journal of Applied Microbiology 101 (2006): 1232– 1240. DOI: 10.1111/j.1365 -2672.2006.03035.x.

4. C.- H. Ni et al., "The Anxiolytic Effect of Aromatherapy on Patients Awaiting Ambulatory Surgery: A Randomized Controlled Trial," Evidence- Based Complementary and Alternative Medicine 2013, ID no. 927419 (2013). DOI: 10.1155/2013/927419.

5. K. Dimas et al., "The Effect of Sclareol on Growth and Cell Cycle Progression of Human Leukemic Cell Lines," Leukemia Research 23, no. 3 (1999): 217– 234; L. Wang et al., "Sclareol, a Plant Diter-pene, Exhibits Potent Antiproliferative Effects via the Induction of Apoptosis and Mitochondrial Membrane Potential Loss in Osteosarcoma Cancer Cells," Molecular Medicine Reports 11, no. 6 (2015):4273. DOI: 10.3892/mmr.2015.3325.

6. C. M. Marya et al., "In Vitro Inhibitory Effect of Clove Essential Oil and Its Two Active Principles on Tooth Decalcification by Apple Juice," Inter-national Journal of Dentistry 759618 (2012). DOI: 10.1155/2012/759618.

7. I. Alexandrovich, "The Effec t o f Fenne l (Foeniculum vulgare) Seed Oil Emulsion in Infantile Colic: A Randomized, Placebo- controlled Study," Alternative Therapies in Health and Medicine 9, no. 4 (2003): 58– 61.

8. M. N. Boukhatem et al., "Rose Geranium Essential Oil as a Source of New and Safe Anti- inflammatory Drugs," Libyan Journal of Medicine 8 (2013). DOI: 10.3402/ljm.v8i0.22520; S. Pattnaik, V. R. Subra-manyam, and C. Kole, "Antibacterial and Antifun-gal Activity of Ten Essential Oils in Vitro," Microbios 86, no. 349 (1996): 237– 246.

9. M. A. Saleh, S. Clark, B. Woodard, and S. A. Deolu- Sobogun, "Antioxidant and Free Radical Scavenging Activities of Essential Oils," Ethnicity and Disease 20, no. 1, Suppl 1. (2010): S1– 78– 82.

10. R. M. Queiroz, "Apoptosis- inducing Effects of Melissa officinali s L. Essential Oil in Glioblastoma Multi-forme Cells," Cancer Investigations 32, no. 6 (2014): 226– 235. DOI: 10.3109/07357907.2014.905587.

11. M. Chung et al., "Anti- diabetic Effects of Lemon Balm (Melissa officinalis) Essential Oil on Glucose- and Lipid- regulating Enzymes in Type 2 Diabetic Mice," British Journal of Nutrition 104, no. 2 (2010): 180– 188. DOI: 10.1017/ S0007114510001765.

12. G. Shah et al., "Scientific Basis for the Therapeutic Use of Cymbopogon citratus, Stapf (Lemon grass)," Journal of Advanced Pharmaceutical Technology & Research 2, no. 1 (2011): 3– 8. DOI: 10.4103/22314040.79796.

13. Y. Chen et al., "Composition and Potential Anti-cancer Activities of Essential Oils Obtained from Myrrh and Frankincense," Oncology Letters 6, no. 4 (2013): 1140– 1146. DOI: 10.3892/ol.2013.1520.

14. Ibid.

15. P. Khodabakhsh, H. Shafaroodi, and J. Asgarpanah,"Analgesic and Anti-

inflammatory Activities of Citrus aurantium L. Blossoms Essential Oil (Neroli): Involvement of the Nitric Oxide/Cyclic- Guanosine Monophosphate Pathway," Journal of Natural Medicine 69, no. 3 (2015): 324– 331. DOI:10.1007/s11418 01508966.

16. I.- H. Kim et al., "Essential Oil Inhalation on Blood Pressure and Salivary Cortisol Levels in Prehypertensive and Hypertensive Subjects," Evidence- Based Complementary and Alternative Medicine 2012, ID no. 984203 (2012). DOI: 10.1155/2012/984203.

17. T. Azanchi, H. Shafaroodi, and J. Asgarpanah, Anticonvulsant Activity of Citrus aurantium Blossom Essential Oil (Neroli): Involvement of the GABAergic System," Natural Product Communications 9, no. 11 (2014): 1615– 1618.

18. A. Bommareddy et al., " u - Santalol, a Derivative of Sandalwood Oil, Induces Apoptosis in Human Prostate Cancer Cells by Causing Caspase- 3 Activation," Phytomedicine 19, nos. 8– 9 (2012): 804– 811. DOI: 10.1016/j.phymed.2012.04.003; S. Santha and C. Dwivedi, "Anticancer Effects of Sandal-wood (Santalum album)," Anticancer Research 35, no. 6 (2015): 3137– 3145; G. Kyle, "Evaluating the Effectiveness of Aromatherapy in Reducing Levels of Anxiety in Palliative Care Patients: Results of a Pilot Study," Complementary Therapies in Clinical Practice 12, no. 2 (2006): 148– 155.

19. T. Hongratanaworakit, E. Heuberger, and G. Buch-bauer, "Evaluation of the Effects of East Indian Sandalwood Oil and u - Santalol on Humans after Transdermal Absorption," Planta Medica 70, no. 1 (2004): 3– 7. DOI: 10.1055/ s- 2004- 815446; S. Y. Choi and K. Park, "Effect of Inhalation of Aromatherapy Oil on Patients with Perennial Allergic Rhinitis: A Randomized Controlled Trial," Evidence- Based Complementary and Alternative Medicine 2016, ID no. 7896081 (2016). DOI: 10.1155/2016/7896081.

20. T. Friedmann, "Attention Deficit and Hyperactivity Disorder (ADHD)," http://files. meetup.com/1481956/ADHD%20Research%20by%20Dr.%20Terry%20Friedmann. pdf, accessed April 10, 2017.

21. R. N. Campos, "Acaricidal Properties of Vetiver Essential Oil from Chrysopogon zizanioides (Poaceae) Against the Tick Species Amblyomma cajennense and Rhipicephalus (Boophilus) Microplus (Acari: Ixodidae)," Veterinary Parasitology 15, no. 212 (2015): 324– 330. DOI: 10.1016/j.vetpar.2015.08.022.

22. T. Shen and H.- X. Lou, "Bioactive Constituents of Myrrh and Frankincense, Two Simultaneously Prescribed Gum Resins in Chinese Traditional Medicine," Chemistry & Biodiversity 5 (2008): 540– 553. DOI: 10.1002/cbdv.200890051.

23. S. Cassella, J. P. Cassella, and I. Smith, "Synergistic Antifungal Activity of Tea Tree (Melaleuca alternifolia) and Lavender (Lavandula angustifolia) Essential Oils Against Dermatophyte Infection," International Journal of Aromatherapy 12, no. 1

(2002): 2– 15. DOI: 10.1054/ijar.2001.0127.

24. M. Navarra et al., "Citrus bergamia Essential Oil: From Basic Research to Clinical Application," Fron-tiers in Pharmacology 6, no. 36 (2015). DOI: 10.3389/fphar.2015.00036.

25. National Center for Biotechnology Information, (+) Limonene," https://pubchem.ncbi.nlm.nih.gov/compound/440917, accessed April 12, 2017.

26. H. Xiao et al., "Monodemethylated Polymethoxy-flavones from Sweet Orange (Citrus sinensis) Peel Inhibit Growth of Human Lung Cancer Cells by Apoptosis," Molecular Nutrition Food Research 53, no. 3: 398– 406. DOI: 10.1002/mnfr.200800057.

27. D. Jimbo et al., "Effect of Aromatherapy on Patients with Alzheimer's Disease," Psychogeriatrics 9, no. 4 (2009): 173– 179. DOI: 10.1111/j.1479-8301.2009 .00299.x.

28. J. Lehrner, "Ambient Odors of Orange and Lavender Reduce Anxiety and Improve Mood in a Dental Office," Physiology & Behavior 86, nos. 1– 2 (2005): 92– 95. DOI: 10.1016/j.physbeh.2005.06.031.

29. Y. B. Yip et al., "An Experimental Study on the Effectiveness of Massage with Aromatic Ginger and Orange Essential Oil for Moderate- to- Severe Knee Pain Among the Elderly in Hong Kong," Complementary Therapies in Medicine 16, no. 3 (2008): 131– 138. DOI: 10.1016/j.ctim.2007.12.003.

30. S. Pattnaik, V. R. Subramanyam, and C. Kole, "Anti-bacterial and Antifungal Activity of Ten Essential Oils in Vitro," Microbios 866, no. 349 (1996): 237– 246.

31. J. Sun, "D- Limonene: Safety and Clinical Applications," Alternative Medicine Review 12, no. 3 (2007): 259– 264.

32. National Toxicology Program, National Toxicology Program Technical Report Series, "NTP Toxicology and Carcinogenesis Studies of d- Limonene (CAS No. 5989- 27- 5) in F344/N Rats and B6C3F1 Mice (Gavage Studies)," https://ntp.niehs.nih.gov/go/10574, accessed April 12, 2017.

33. H. Igimi, T. Hisatsugu, and M. Nishimura, "The Use of d- Limonene Preparation as a Dissolving Agent of Gallstones," American Journal of Digestive Diseases 21, no. 11 (1976): 926– 939.

34. J. Sun, "D- Limonene: Safety and Clinical Applications," Alternative Medicine Review 12, no. 3 (2007): 259– 264.

35. Ibid.

36. B. Mizrahi, "Citrus Oil and MgCl2 as Antibacterial and Anti- Inflammatory Agents," Journal of Periodontology 77, no. 6 (2006): 963– 968. DOI: 10.1902 /jop.2006.050278; W.- J. Yoon, N. H. Lee, and C.- G. Hyun, "Limonene Suppresses Lipopolysaccharide- Induced Production of Nitric Oxide, Prostaglandin E2, and Pro- inflammatory Cytokines in RAW 264.7 Macrophages," Journal of Oleo Science 59, no. 8 (2010): 415– 421. DOI: 10.5650/jos.59.415.37. V. A. Santiago et al.,

"Dietary d- Limonene Alleviates Insulin Resistance and Oxidative Stress– induced Liver Injury in High- Fat Diet and L- NAME- treated Rats," European Journal of Nutrition 51, no. 1 (2012): 57. DOI: 10.1007/s00394- 011- 0182- 7.

38. P. Singh, "Chemical Profile, Antifungal, Antiafla-toxigenic and Antioxidant Activity of Citrus maxima Burm. and Citrus sinensis (L.) Osbeck Essential Oils and Their Cyclic Monoterpene, DL- limonene," Food and Chemistry Toxicology 48, no. 6 (2010): 1734– 1740. DOI: 10.1016/j.fct.2010.04.001.

39. S. Asnaashari et al., "Essential Oil from Citrus aurantifolia Prevents Ketotifen- induced Weight- gain in Mice," Phytotherapy Research 24, no. 12 (2010): 1893– 1897. DOI: 10.1002/ptr.3227.

40. P. A. d'Alessio et al., "Anti- stress Effects of d- Limonene and Its Metabolite Perillyl Alcohol," Rejuvenation Research 17, no. 2 (2014): 145– 149. DOI: 10.1089/rej.2013.1515.

41. H. M. Park, "Limonene, a Natural Cyclic Terpene, Is an Agonistic Ligand for Adenosine A(2A) Recep-tors," Biochemical and Biophysical Research Communi-cations 404, no. 1 (2011): 345– 348. DOI: 10.1016/j .bbrc.2010.11.121.

42. R. Tisserand and R. Young, Essential Oil Safety: A Guide for Health Care Professionals, 2nd ed. (London: Churchill Livingstone, 2013), 580.

第 8 章　自我照護

1. J. R. Santin et al., "Gastroprotective Activity of Essential Oil of the Syzygium aromaticum and Its Major Component Eugenol in Different Animal Models," Naunyn- Schmiedeberg's Archives of Phar-macology 383, no. 2 (2011): 149– 158. DOI: 10.1007 /s00210- 010- 0582- x.

2. V. B. Liju, K. Jeena, and R. Kuttan, "Gastropro-tective Activity of Essential Oils from Turmeric and Ginger," Journal of Basic and Clinical Physiology and Pharmacology 26, no. 1 (2015): 95– 103. DOI: 10.1515/jbcpp- 2013- 0165.

3 C. Canavan, J. West, and T. Card, "The Epidemiology of Irritable Bowel Syndrome," Clinical Epidemiology 6 (2014): 71– 80. DOI: 10.2147/CLEP .S40245.

4. A. C. Ford et al., "Effect of Fibre, Antispasmodics, and Peppermint Oil in the Treatment of Irritable Bowel Syndrome: Systematic Review and Meta- analysis," BMJ 337 (2008): a2313. DOI: 10.1136/bmj.a2313.

5. A. C. Dukowicz, B. E. Lacy, and G. M. Levine, "Small Intestinal Bacterial Overgrowth: A Comprehensive Review," Gastroenterology & Hepatology 3, no. 2 (2007): 112– 122.

6. S. Shipradeep et al., "Development of Probiotic Candidate in Combination with Essential Oils from Medicinal Plant and Their Effect on Enteric Pathogens: A Review," Gastroenterology Research and Practice 2012, ID no. 457150 (2012). DOI: 10.1155/2012/457150.

7. J. A. Hawrelak, T. Cattley, S. P. Myers, "Essential Oils in the Treatment of Intestinal Dysbiosis: A Preliminary in Vitro Study," Alternative Medicine Review 14, no. 4 (2009): 380– 384.

8. S. C. Bischoff et al., "Intestinal Permeability— a New Target for Disease Prevention and Therapy," BMC Gastroenterology 14 (2014): 189. DOI: 10.1186 / s12876- 014- 0189- 7; M. C. Arrieta, L. Bistritz, and J. B. Meddings, "Alterations in Intestinal Perme-ability," Gut 55, no. 10 (2006): 1512– 1520. DOI: 10 .1136/ gut.2005.085373.

9. Y. Zou et al., "Oregano Essential Oil Improves Intestinal Morphology and Expression of Tight Junction Proteins Associated with Modulation of Selected Intestinal Bacteria and Immune Status in a Pig Model," BioMed Research International 2016, ID no. 5436738 (2016). DOI: 10.1155/2016/5436738.

10. J. Dyer et al., "The Use of Aromasticks at a Cancer Centre: A Retrospective Audit," Complementary Therapies in Clinical Practice 20, no. 4 (2013): 203– 206; M. Navarra et al., "Citrus bergamia Essential Oil: From Basic Research to Clinical Application," Frontiers in Pharmacology 6, no. 36 (2015). DOI: 10.3389/ fphar.2015.00036; J. H. Hwang, "The Effects of the Inhalation Method Using Essential Oils on Blood Pressure and Stress Responses of Clients with Essential Hypertension," Journal of Korean Academic Nursing 36, no. 7 (2006): 1123– 1134. DOI: 10.4040/jkan.2006.36.7.1123.

11. Dyer et al., "The Use of Aromasticks at a Cancer Centre: A Retrospective Audit."

12. F. Rashidi Fakari et al., "Effect of Inhalation of Aroma of Geranium Essence on Anxiety and Physiological Parameters During First Stage of Labor in Nulliparous Women: A Randomized Clinical Trial," Journal of Caring Sciences 4, no. 2 (2015): 135– 141. DOI: 10.15171/jcs.2015.014.

13. J. K. Srivastava et al., "Chamomile: A Herbal Medicine of the Past with Bright Future," Molecular Medicine Reports 3, no. 6 (2010): 895– 901.

14. Hwang, "The Effects of the Inhalation Method Using Essential Oils on Blood Pressure and Stress Responses of Clients with Essential Hypertension"; Dyer et al., "The Use of Aromasticks at a Cancer Centre: A Retrospective Audit"; M. Keshavarz Afshar et al., "Lavender Fragrance Essential Oil and the Quality of Sleep in Postpartum Women," Iranian Red Crescent Medical Journal 17, no. 4 (2015): e25880. DOI: 10.5812/ircmj.17(4)2015.25880.

15. Dyer et al., "The Use of Aromasticks at a Cancer Centre: A Retrospective Audit."

16. S. Y. Choi et al., "Effects of Inhalation of Essential Oil of Citrus aurantium L. var. amara on Menopausal Symptoms, Stress, and Estrogen in Postmeno-pausal Women: A Randomized Controlled Trial," Evidence- Based Complementary and Alternative Medicine 2014, ID no. 796518 (2014). DOI: 10.1155/2014 /796518.

17. M. Igarashi et al., "Effects of Olfactory Stimulation with Rose and Orange Oil on

Prefrontal Cortex Activity," Complementary Therapies in Medicine 22, no. 6 (2014): 1027– 1031. DOI: 10.1016/j.ctim .2014.09.003.

18. B. F. M. T Andrade et al., "Effect of Inhaling Cymbopogon martinii Essential Oil and Geraniol on Serum Biochemistry Parameters and Oxidative Stress in Rats," Biochemistry Research International 2014, ID no. 493183 (2014). DOI: 10.1155/2014/493183.

19. Dyer et al., "The Use of Aromasticks at a Cancer Centre: A Retrospective Audit."

20. Igarashi et al., "Effects of Olfactory Stimulation with Rose and Orange Oil on Prefrontal Cortex Activity"; Y. Wu et al., "The Metabolic Responses to Aerial Dif-fusion of Essential Oils," PLoS ONE 7, no. 9 (2012): e44830. DOI: 10.1371/journal. pone.0044830.

21. H. Takemoto et al., "Sedative Effects of Vapor Inhalation of Agarwood Oil and Spikenard Extract and Identification of Their Active Components," Journal of Natural Medicines 62, no. 1 (2008): 41. DOI: 10.1007/s11418- 007- 0177- 0.

22. D.- J. Jung et al., "Effects of Ylang- Ylang Aroma on Blood Pressure and Heart Rate in Healthy Men," Journal of Exercise Rehabilitation 9, no. 2 (2013): 250– 255. DOI: 10.12965/jer.130007; Hwang, "The Effects of the Inhalation Method Using Essential Oils on Blood Pressure and Stress Responses of Clients with Essential Hypertension."

23. A. Bounihi et al., "In Vivo Potential Anti- Inflammatory Activity of Melissa officinalis L. Essential Oil," Advances in Pharmacological Sciences 2013, ID no. 101759 (2013). DOI: 10.1155/2013/101759.

24. S. Y. Chang, "Effects of Aroma Hand Massage on Pain, State Anxiety and Depression in Hospice Patients with Terminal Cancer," Journal of Korean Academy of Nursing 38, no. 4 (2008): 493– 502. DOI: 10.4040/jkan.2008.38.4.493.

25. V. F. Veiga Junior et al., "Chemical Composition and Anti- inflammatory Activity of Copaiba Oils from Copaifera cearensis Huber ex Ducke, Copaifera reticulata Ducke and Copaifera multijuga Hayne— a Comparative Study," Journal of Ethnopharmacol-ogy 112, no. 2 (2007): 248– 254; M.- C. Ou et al.,"Pain Relief Assessment by Aromatic Essential Oil Massage on Outpatients with Primary Dysmenor-rhea: A Randomized, Double- blind Clinical Trial," Journal of Obstetrics and Gynaecology Research 38, no. 5 (2012): 817– 822. DOI: 10.1111/ j.1447- 0756.2011.01802.x.

26. S. Asnaashari et al., "Essential Oil from Citrus aurantifolia Prevents Ketotifen-induced Weight- Gain in Mice," Phytotherapy Research 24, no. 10 (2010): 1893– 1897. DOI: 10.1002/ptr.3227.

27. H. J. Kim, "Effect of Aromatherapy Massage on Abdominal Fat and Body Image in Post- menopausal Women," Taehan Kanho Hakhoe Chi 37, no. 4 (2007): 603– 612.

第 9 章　個人清潔保養品

1. Environmental Working Group, "Body Burden: The Pollution in Newborns," July 14, 2005, http: //www.ewg.org/research/body- burden- pollution - newborns, accessed April 17, 2017.
2. Ibid.
3. U.S. Food and Drug Administration, "FDA Issues Final Rule on Safety and Effectiveness of Antibac-terial Soaps," September 16, 2016, https://www .fda.gov/ NewsEvents/Newsroom/PressAnnounce ments/ucm517478.htm, accessed April 14, 2017.
4. Ibid.
5. C. Ballantyne, "Strange But True: Antibacterial Products May Do More Harm Than Good," Scientific American, June 7, 2007; C. Rees et al., "The Impact of Bisphenol A and Triclosan on Immune Parameters in the U.S. Population, NHANES, 2003– 2006," Environmental Health Perspectives 119, no. 3 (2011): 390– 396. DOI: 10.1289/ehp.1002883.
6. G. Matiz et al., "Effectiveness of Antimicrobial Formulations for Acne Based on Orange (Citrus sinensis) and Sweet Basil (Ocimum basilicum L.) Essential Oils," Biomedica 32, no. 1 (2012): 125– 133. DOI: 10.1590/S0120- 41572012000100014.
7. Y. Zu et al., "Activities of Ten Essential Oils Towards Propionibacterium acnes and PC- 3, A- 549 and MCF- 7 Cancer Cells," Molecules 15, no. 5 (2010): 3200– 3210. DOI: 10.3390/molecules15053200.
8. G. Matiz et al., "Effectiveness of Antimicrobial Formulations for Acne Based on Orange (Citrus sinensis) and Sweet Basil (Ocimum basilicum L.) Essential Oils."

第 10 章　居家用品

1. National Research Council, Review of the Styrene Assessment in the National Toxicology Program 12th Report on Carcinogens (Washington, D.C.: National Academies Press, 2014), https://www.ncbi.nlm.nih.gov/books/NBK241556/.
2. B. E. Fisher, "Scents and Sensitivity," Environmental Health Perspectives 106, no. 12 (1998): 594– 599.
3. International Fragrance Association, "Ingredients," http://www.ifraorg.org/en- us/ ingredients#.WPER 24VGqTP, accessed April 14, 2017.

第 11 章　給運動者的精油

1. A. Fontinelle, "The Energy Drinks Industry," Investopedia, http://www.investopedia. com/articles /investing/022315/energy- drinks- industry.asp, accessed April 13, 2017.
2. S. M. Siefert et al., "Health Effects of Energy Drinks on Children, Adolescents, and

Young Adults," Pediatrics 127, no. 3 (2011): 511– 528. DOI: 10.1542/peds.2009-3592.

3. B. J. Wolk, M. Ganetsky, and K. M. Babu, "Toxicity of Energy Drinks," Current Opinion in Pediatrics 24, no. 2 (2012): 243– 251. DOI: 10.1097/MOP.0b013 e3283506827; E. Matuszkiewicz, "Energy Drinks as a Cause of Seizures— Real or Possible Danger?" Przeglad Lekarski 72, no. 1 (2015): 42– 44.

4. Ibid.

5. C. Rosenbloom, "Energy Drinks, Caffeine, and Athletes," Nutrition Today 49, no. 2 (2014): 49– 54. DOI: http://10.1097/NT.0000000000000022.

6. Ibid.

7. C. J. Reissig, E. C. Strain, and R. R. Griffiths, "Caffeinated Energy Drinks— A Growing Problem," Drug and Alcohol Dependence 99, nos. 1– 3 (2009): 1– 10. DOI: 10.1016/j.drugalcdep.2008.08.001.

8. Ibid.; National Center for Complementary and Integrative Health, "Energy Drinks," https://nccih.nih.gov/health/energy- drinks, accessed April 13, 2017.

9. C. Alford, H. Cox, and R. Wescott, "The Effects of Red Bull Energy Drink on Human Performance and Mood," Amino Acids 21, no. 2 (2001): 139– 150.

10. D. G. Candow, "Effect of Sugar- free Red Bull Energy Drink on High- intensity Run Time- to- Exhaustion in Young Adults," Journal of Strength and Conditioning Research 23, no. 4 (2009): 1271– 1275. DOI: 10.1519/JSC.0b013e3181a026c2.

11. J. M. Eckerson, "Acute Ingestion of Sugar- free Red Bull Energy Drink Has No Effect on Upper Body Strength and Muscular Endurance in Resistance Trained Men," Journal of Strength and Conditioning Research 27, no. 8 (2013): 2248– 2254. DOI: 10.1519 /JSC.0b013e31827e14f2.

12. Reissig, Strain, and Griffiths , "Caffeinat ed Energy Drinks— A Growing Problem."

13. National Center for Complementary and Integrative Health, "Energy Drinks"; O. P. Wójcik et al., "The Potential Protective Effects of Taurine on Coronary Heart Disease," Atherosclerosis 208, no. 1 (2010): 19. DOI: 10.1016/ j.atherosclerosis.2009.06.002.

14. Ibid.; Y.- J. Xu, "The Potential Health Benefit s of Taurine in Cardiovascular Disease," Experimental & Clinical Cardiology 13, no. 2 (2008): 57– 65; A. Shao and J. N. Hathcock, "Risk Assessment for the Amino Acids Taurine, L- glutamine and L- arginine," Regu-latory Toxicology and Pharmacology 50, no. 3 (2008): 376– 399. DOI: 10.1016/j.yrtph.2008.01.004.

15. K. Zeratsky, "Taurine Is Listed as an Ingredient in Many Energy Drinks. What Is Taurine? Is it Safe?" Nutrition and Healthy Eating, Mayo Clinic, http: //www. mayoclinic.org/healthy- lifestyle/nutrition - and- healthy- eating/expert- answers/ taurine/faq- 20058177, accessed April 13, 2017.

16. J. P. Higgins, T. D. Tuttle, and C. L. Higgins, "Energy Beverages: Content and

Safety," Mayo Clinic Proceedings 85, no. 11 (2010): 1033– 1041. DOI: 10.4065/ mcp.2010.038.

17. M. R. Beyranvand et al., "Effect of Taurine Supplementation on Exercise Capacity of Patients with Heart Failure," Journal of Cardiology 57, no. 3 (2011):333– 337. DOI: 10.1016/j.jjcc.2011.01.007.

18. B. J. Wolk, M. Ganetsky, and K. M. Babu, "Toxicity of Energy Drinks," Current Opinion in Pediatrics, 24, no. 2 (2012): 243– 251. DOI: 10.1097 / MOP.0b013e3283506827.

19. A. Meamarbashi and A. Rajabi, "The Effect s of Peppermint on Exercise Performance," Journal of the International Society of Sports Nutrition 10 (2013): 15.DOI: 10.1186/1550- 2783- 10- 15; A. Meamarbashi,"Instant Effects of Peppermint Essential Oil on the Physiological Parameters and Exercise Performance," Avicenna Journal of Phytomedicine 4, no. 1 (2014): 72– 78.

20. Meamarbashi and Rajabi, "The Effects of Peppermint on Exercise Performance"; Meamarbashi,"Instant Effects of Peppermint Essential Oil on the Physiological Parameters and Exercise Performance."

21. Meamarbashi and Rajabi, "The Effect s o f Peppermint on Exercise Performance."

22. S. K. Yeap et al., "Antistress and Antioxidant Effects of Virgin Coconut Oil in vivo," Experimental and Therapeutic Medicine 9, no. 1 (2015): 39– 42. DOI: 10.3892/ etm.2014.2045.

23. M.-C. Ou et al., "The Effectiveness of Essential Oils for Patients with Neck Pain: A Randomized Controlled Study," Journal of Alternative Complementary Medicine 20, no. 10 (2014): 771– 779. DOI: 10.1089 /acm.2013.0453.

24. A. Babar, "Essential Oils Used in Aromatherapy: A Systemic Review," Asian Pacific Journal of Tropical Biomedicine 5, no. 8 (2015): 601– 611. DOI: 10.1016/ j.apjtb.2015.05.007.

25. Ayurvedic Oils, "Fir Needle Oil," http://ayurvedicoils .com/tag/fir- needle- essential- oil, accessed April 13, 2017.

第三部：女性照護

1. Y. Wang, et al., "Do Men Consult Less Than Women? An Analysis of Routinely Collected UK General Practice Data," BMJ Open, 3, no. 8 (2013): e003320. DOI: 10.1136/bmjopen- 2013- 003320.

2. E. J. Bartley and R. B. Fillingim, "Sex Differences in Pain: A Brief Review of Clinical and Experimental Findings," BJA: British Journal of Anaesthesia 111, no. 1 (2013): 52– 58. DOI: 10.1093/bja/aet127.

3. M. Altemus, N. Sarvaiya, and C. N. Epperson, "Sex Differences in Anxiety and Depression Clinical Perspectives," Frontiers in Neuroendocrinology 35, no. 3 (2014): 320– 330. DOI: 10.1016/j.yfrne.2014.05.004.

4. E. C. Suarez, "Self- Reported Symptoms of Sleep Disturbance and Inflammation, Coagulation, Insulin Resistance and Psychosocial Distress: Evidence for Gender Disparity," Brain, Behavior, and Immunity 22, no. 6 (2008): 960– 968. DOI: 10.1016/ j .bbi.2008.01.011; K. C. Smith, "Sex, Gender, and Health," Johns Hopkins Bloomberg School of Public Health, 2006, http://ocw.jhsph.edu/courses/Social BehavioralAspectsPublicHealth/PDFs/Unit2Gender.pdf, accessed March 21, 2017.

5. V. Regitz- Zagrosek, "Sex and Gender Differences in Health: Science and Society Series on Sex and Science," EMBO Reports 13, no. 7 (2012): 596– 603. DOI: 10.1038/embor.2012.87.

6. R. C. Rabin, "The Drug- Dose Gender Gap," Well (blog), NYTimes.com, January 28, 2013, https: //well.blogs.nytimes.com/2013/01/28/the- drug - dose- gender- gap, accessed March 21, 2017.

第 13 章　經前症候群

1. P. S. O'Brien, P. M. Shaughn, and K. M. K. Ismail,"History of the Premenstrual Disorders," in The Premenstrual Syndromes: PMS and PMDD, eds. P. M. S. O'Brien, A. J. Rapkin, and P. J. Schmidt (London: Informa Healthcare, 2007), 1– 8.

2. R. Greene and K. Dalton, "The Premenstrual Syndrome, British Medical Journal 1, no. 4818 (1953): 1007– 1014.

3. C. N. Epperson and L. V. Hantsoo, "Making Strides to Simplify Diagnosis of Premenstrual Dysphoric Disorder," American Journal of Psychiatry 174, no. 1 (2017): 6– 7. DOI: 10.1176/appi.ajp.2016.16101144.

4. P. Sasannejad et al., "Lavender Essential Oil in the Treatment of Migraine Headache: A Placebo-Controlled Clinical Trial," European Neurology 67, no. 5 (2012): 288– 291. DOI: 10.1159/000335249.

5. M.- H. Hur, M. S. Lee, K.- Y. Seong, and M.- K. Lee, "Aromatherapy Massage on the Abdomen for Alleviating Menstrual Pain in High School Girls: A Preliminary Controlled Clinical Study," Evidence- Based Complementary and Alternative Medicine 2012, ID no. 187163 (2012). DOI: 10.1155/2012/187163.

6. M.- C. Ou, T- F. Hsu, A. C. Lai, and Y.- T. Lin,"Pain Relief Assessment by Aromatic Essential Oil Massage on Outpatients with Primary Dysmenorrhea: A Randomized, Double- blind Clinical Trial," Journal of Obstetrics and Gynaecology 38, no. 5 (2012):817. DOI: 10.1111/j.1447- 0756.2011.01802.x.

7. S. N. Ostad et al., "The Effect of Fennel Essential Oil on Uterine Contraction as a Model for Dysmenorrhea, Pharmacology and Toxicology Study," Journal of Ethnopharmacology 76, no. 3 (2001): 299– 304.

8. J. Silva et al., "Analgesic and Anti- inflammatory Effects of Essential Oils of Eucalyptus," Journal of Ethnopharmacology 89, nos. 2– 3 (2003): 277– 283. DOI: 10.1016/j.jep.2003.09.007.

9. J. A. Reed, J. Almeida, B. Wershing, and B. Raudenbush, "Effects of Peppermint Scent on Appetite Control and Caloric Intake," Appetite 51, no. 2 (2008): 393. DOI: 10.1016/j.appet.2008.04.196.

10. M. Igarashi et al., "Effects of Olfactory Stimulation with Rose and Orange Oil on Prefrontal Cortex Activity," Complementary Therapies in Medicine 22, no. 6 (2014): 1027– 1031. DOI: 10.1016/j .ctim.2014.09.003.

11. S. Y. Choi et al., "Effects of Inhalation of Essential Oil of Citrus aurantium L. var. amara on Menopausal Symptoms, Stress, and Estrogen in Postmenopausal Women: A Randomized Controlled Trial," Evidence- Based Complementary and Alternative Medicine 2014, ID no. 796518 (2014). DOI: 10.1155/2014/796518.

12. S. Holt, "Natural Approaches to Promote Sexual Function, Part 2: Stimulants and Dietary Supplements," Alternative and Complementary Therapies 5, no. 5 (1999): 279– 285.

13. M.- H. Hur, Y. S. Yang, and M. S. Lee, "Aromatherapy Massage Affects Menopausal Symptoms in Korean Climacteric Women: A Pilot- Controlled Clinical Trial," Evidence- Based Complementary and Alternative Medicine 5, no. 3 (2008): 325– 328. DOI:

10. 1093/ecam/nem027.

14. T. Hongratanaworakit, "Relaxing Effect of Rose Oil on Humans," Natural Product Communications 4, no. 2 (2009): 291– 296.

15. M.- C. Ou et al., "Pain Relief Assessment by Aromatic Essential Oil Massage on Outpatients with Primary Dysmenorrhea."

16. S. H. Han et al., "Effect of Aromatherapy on Symptoms of Dysmenorrhea in College Students: A Randomized Placebo- controlled Clinical Trial," Journal of Alternative and Complementary Medicine 12, no. 6 (2006): 535– 541.

第 14 章　受孕、懷孕、生產、產後恢復與哺乳

1. Eunice Kennedy Shriver National Institute of Child Health and Human Development, "How Common Is Male Infertility and What Are Its Causes?" National Institutes of Health, https://www.nichd.nih.gov/health/topics/ menshealth/conditioninfo /Pages/infertility.aspx#f4, accessed March 23, 2017.

2. A. Agarwal, S. Prabakaran, and S. S. Allamaneni, "Relationship Between Oxidative Stress, Varicocele and Infertility: A Meta- analysis," Reproductive Biomedicine Online 12, no. 5 (2006): 630– 633.

3. T. Safarnavadeh and M. Rastegarpanah, "Antioxidants and Infertility Treatment, the Role of Satureja Khuzestanica: A Mini Systematic Review," Iranian Journal of Reproductive Medicine 9, no. 2 (2011): 61– 70.

4. E. Burns, "An Investigation into the Use of Aromatherapy in Intrapartum Midwifery Practice," Journal of Alternative and Complementary Medicine 6, no. 2 (2000):

141– 147.

5. E. Burns et al., "Aromatherapy in Childbirth: A Pilot Randomised Controlled Trial," BJOG: An International Journal of Obstetrics and Gynaecology 114, no. 7 (2007): 838– 844.

6. E. Burns et al., "The Use of Aromatherapy in Intrapartum Midwifery Practice an Observational Study," Complementary Therapies in Nursing and Midwifery 6, no. 1 (2000): 33– 34.

7. M. Namazi et al., "Effects of Citrus aurantium (Bitter Orange) on the Severity of First- Stage Labor Pain," Iranian Journal of Pharmaceutical Research 13, no. 3 (2014): 1011– 1018.

8. F. Rashidi Fakari, M. Tabatabaeichehr, and H. Mortazavi, "The Effect of Aromatherapy by Essential Oil of Orange on Anxiety During Labor: A Randomized Clinical Trial," Iranian Journal of Nursing and Midwifery Research 20, no. 6 (2015): 661– 664. DOI: 10.4103/1735- 9066.170001.

9. F. Rashidi Fakari et al., "Effect of Inhalation of Aroma of Geranium Essence on Anxiety and Physiological Parameters During First Stage of Labor in Nulliparous Women: A Randomized Clinical Trial," Journal of Caring Sciences 4, no. 2 (2015): 135– 141. DOI: 10.15171/jcs.2015.014.

10. M. Kheirkhah et al., "Comparing the Effects of Aromatherapy with Rose Oils and Warm Foot Bath on Anxiety in the First Stage of Labor in Nulliparous Women," Iranian Red Crescent Medical Journal 16, no. 9 (2014): e14455. DOI: 10.5812/ircmj.

11. P. H. Koulivand, M. Khaleghi Ghadiri, and A. Gorji, "Lavender and the Nervous System," Evidence- Based Complementary and Alternative Medicine 2013, ID no. 681304 (2013). DOI: 10.1155/2013/681304.

12 M. Kaviani et al., "Comparison of the Effect of Aromatherapy with Jasminum officinale and Salvia officinale on Pain Severity and Labor Outcome in Nulliparous Women," Iranian Journal of Nursing and Midwifery Research 19, no. 6 (2014): 666–672.

13. M. Erick, "Morning Sickness Impact Study," Mid-wifery Today with International Midwife, no. 59 (2001): 30–32.

14. P. Yavari kia et al., "The Effect of Lemon Inhalation Aromatherapy on Nausea and Vomiting of Pregnancy: A Double- Blinded, Randomized, Controlled Clinical Trial," Iranian Red Crescent Medical Journal 16, no. 3 (2014): e14360. DOI:10.5812/ircmj.14360.

15. M. H. Hur and M. H. Park, "Effects of Aromatherapy on Labor Process, Labor Pain, Labor Stress Response and Neonatal Status of Primipara: Randomized Clinical Trial," Korean Journal of Obstetrics & Gynecology 46, no. 4 (2003): 776– 783.

16. L. Gori et al., "Can Estragole in Fennel Seed Decoctions Really Be Considered a Danger for Human Health? A Fennel Safety Update," Evidence- Based

Complementary and Alternative Medicine 2012, ID no. 860542 (2012). DOI: 10.1155/2012/860542.

17. L. Rosti et al., "Toxic Effects of a Herbal Tea Mixture in Two Newborns," Acta Paediatrica 83, no. 6 (1994): 683.

18. S. Fayazi, M. Babashahi, and M. Rezaei, "The Effect of Inhalation Aromatherapy on Anxiety Level of the Patients in Preoperative Period," Iranian Journal of Nursing and Midwifery Research 16, no. 4 (2011): 278– 283; Kaviani et al., "Comparison of the Effect of Aromatherapy with Jasminum officinale and Salvia officinale on Pain Severity and Labor Outcome in Nulliparous Women."

19. National Association of Holistic Aromatherapy, "Exploring Aromatherapy: Safety Information, Pregnancy Safety," http://naha.org/index.php/explore -aromatherapy/safety/#pregnancy, accessed March 25, 2017.

20. M. H. Hur and S. H. Han, "Clinical Trial of Aromatherapy on Postpartum Mother's Perineal Healing," Taehan Kanho Hakhoe Chi 34, no. 1 (2004): 53– 62.

21. K. L. Wisner et al., "Onset Timing, Thoughts of Self- harm, and Diagnoses in Postpartum Women with Screen- Positive Depression Findings," JAMA Psychiatry 70, no. 5 (2013): 490– 498. DOI: 10.1001 /jamapsychiatry.2013.87.

第 15 章　念珠菌感染

1. M. Solomon, A. M. Itsekson, and A. Lev- Sagie, "Autoimmune Progesterone Dermatitis," Current Dermatology Reports 2, no. 4 (2013): 258– 263.

2. Centers for Disease Control and Prevention, "Candidiasis," https://www.cdc.gov/fungal/diseases/can didiasis/, accessed March 25, 2017.

3. Ibid.

4. National Health Service, "Vaginal Thrush," http://www.nhs.uk/conditions/thrush/Pages/Introduction .aspx, accessed March 25, 2017; D. Sanglard, "Emerging Threats in Antifungal- Resistant Fungal Pathogens," Frontiers in Medicine 3, no. 11 (2016). DOI: 10.3389/fmed.2016.00011.

5. R. S. Pereira et al., "Antibacterial Activity of Essential Oils on Microorganisms Isolated from Urinary Tract Infections," Revista de Saude Publica 38, no. 2 (2004): 326– 328.

6. M. H. Lodhia et al., "Antibacterial Activity of Essential Oils from Palmarosa, Evening Primrose, Lavender and Tuberose," Indian Journal of Pharmaceutical Sciences 71, no. 2 (2009): 134– 136. DOI: 10.4103/0250- 474X.54278.

7. R. Sender, S. Fuchs, and R. Milo, "Revised Estimates for the Number of Human and Bacteria Cells in the Body," PLoS Biology 14, no. 8 (2016): e1002533, DOI:10.1371/journal.pbio.1002533.

8. V. Oliveira Carvalho, "The New Mutation L321F in Candida albicans ERG11 Gene May Be Associated with Fluconazole Resistance," Revista Iberoamericana

Micologia 30, no. 3 (2013): 209– 212. DOI: 10.1016/j.riam.2013.01.001.

9. U.S. Food & Drug Administration, "FDA Advises Restricting Fluoroquinolone Antibiotic Use for Certain Uncomplicated Infections; Warns About Disabling Side Effects That Can Occur Together," https://www.fda.gov/Drugs/DrugSafety/ucm500143.htm, accessed March 25, 2017.

10. P. Nenoff, U. F. Haustein, and W. Brandt, "Antifungal Activity of the Essential Oil of Melaleuca alternifolia (Tea Tree Oil) Against Pathogenic Fungi in Vitro," Skin Pharmacology 9, no. 6 (1996): 388– 394.

11. J. Buckle, Clinical Aromatherapy, 3rd ed. (London: Churchill Livingstone, 2014), 386.

12. J. Irish et al., "Honey Has an Antifungal Effect Against Candida Species," Medical Mycology 44, no. 3 (2006): 289– 291. DOI: 10.1080/13693780500417037.

13. M. Darvishi et al., "The Comparison of Vaginal Cream of Mixing Yogurt, Honey and Clotrimazole on Symptoms of Vaginal Candidiasis," Global Journal of Health Science 7, no. 6 (2015): 108– 116. DOI: 10.5539/gjhs.v7n6p108.

14. F. Behmanesh et al., "Antifungal Effect of Lavender Essential Oil (Lavandula angustifolia) and Clotrimazole on Candida albicans: An In Vitro Study," Scientifica (2015): 261397. DOI: 10.1155/2015/261397.

15. K. Rajkowska et al., "The Effect of Thyme and Tea Tree Oils on Morphology and Metabolism of Candida albicans," Acta Biochimica Polonica 61, no. 2 (2014): 305– 310.

16. V. Agarwal, P. Lal, and V. Pruthi, "Effect of Plant Oils on Candida albicans," Journal of Microbiology, Immunology and Infection 43, no. 5 (2010): 447– 451. DOI: 10.1016/S1684- 1182(10)60069- 2.

17. N. Maruyama et al., "Protective Activity of Geranium Oil and Its Component, Geraniol, in Combination with Vaginal Washing Against Vaginal Candidiasis in Mice," Biological and Pharmaceutical Bulletin 31, no. 8 (2008): 1501– 1506.

18. P. H. Warnke et al., "The Battle Against Multiresistant Strains: Renaissance of Antimicrobial Essential Oils as a Promising Force to Fight Hospital- Acquired Infections," Journal of Cranio-Maxillo- Facial Surgery 37, no. 7 (2009): 392– 397. DOI: 10.1016/j.jcms.2009.03.017.

19. M. Białoń et al., "The Influence of Chemical Composition of Commercial Lemon Essential Oils on the Growth of Candida Strains," Mycopathologia 177, nos. 1– 2 (2014): 29– 39. DOI: 10.1007/s11046- 013 - 9723- 3.

20. E. Pinto et al., "Antifungal Activity of the Clove Essential Oil from Syzygium aromaticum on Candida, Aspergillus and Dermatophyte Species," Journal of Medical Microbiology 58 (2009): 1454– 1462. DOI: 10.1099/jmm.0.010538- 0.

21. S. Tadtong et al., "Antimicrobial Activity of Blended Essential Oil Preparation," Natural Product Communication 7, no. 10 (2012): 1401– 1404.

22. Buckle, Clinical Aromatherapy, 386.
23. Ibid.

第 16 章　自體免疫疾病

1. C. A. Siegel et al., "Risk of Lymphoma Associated with Combination Anti- Tumor Necrosis Factor and Immunomodulator Therapy for the Treatment of Crohn's Disease: A Meta- Analysis," Clinical Gastroenterology and Hepatology 7, no. 8 (2009): 874– 881. DOI: 10.1016/j.cgh.2009.01.004.

2. American Autoimmune Related Diseases Association, "Autoimmune Disease Statistics," https://www.aarda.org/news- information/statistics, accessed March 26, 2017.

3. National Institute of Allergies and Infectious Diseases, "Gender- Specific Health Challenges Facing Women," https://www.niaid.nih.gov/research/gender - specific- health- challenges, accessed March 27, 2017.

4. J. E. Gudjonsson et al., "A Gene Network Regulated by the Transcription Factor VGLL3 as a Promoter of Sex- Biased Autoimmune Diseases," Nature Immunology 18 (2017): 152– 160. DOI: 10.1038/ni.3643.

5. D. Nakazawa, The Autoimmune Epidemic (New York: Simon & Schuster, 2008).

6. Ibid.

7. J. Buckle, Clinical Aromatherapy, 3rd ed. (London: Churchill Livingstone, 2014).

8. B. Adam et al., "A Combination of Peppermint Oil and Caraway Oil Attenuates the Post- Inflammatory Visceral Hyperalgesia in a Rat Model," Scandinavian Journal of Gastroenterology 41, no. 2 (2006): 155– 160. DOI: 10.1080/00365520500206442.

9. Y. A. Taher et al., "Experimental Evaluation of Anti- inflammatory, Antinociceptive and Antipyretic Activities of Clove Oil in Mice," Libyan Journal of Medicine 10 (2015). DOI: 10.3402/ljm.v10.28685.

10. J. Silva et al., "Analgesic and Anti- inflammatory Effects of Essential Oils of Eucalyptus," Journal of Ethnopharmacology 89, nos. 2– 3 (2003): 277– 283. DOI: 10.1016/j.jep.2003.09.007.

11. K. Jeena, V. B. Liju, and R. Kuttan, "Antioxidant, Anti- inflammatory and Antinociceptive Activities of Essential Oil from Ginger," Indian Journal of Physiology and Pharmacology 57, no. 1 (2013): 51– 62.

12. G. L. Da Silva et al., "Antioxidant, Analgesic and Anti- inflammatory Effect so fLavender Essential Oil," Anais da Academia Brasileira de Ciências 87, no. 2 (2015): 1397– 1408. DOI: 10.1590/0001 - 3765201520150056.

13. O. Ming- Chiu et al., "The Effectiveness of Essential Oils for Patients with Neck Pain: A Randomized Controlled Study," Journal of Alternative and Complementary Medicine 20, no. 10 (2014): 771– 779. DOI: 10.1089/acm.2013.0453.

14. A. Bukovská et al., "Effects of a Combination of Thyme and Oregano Essential

Oils on TNBS- Induced Colitis in Mice," Mediators of Inflammation 2007, ID no. 23296 (2007). DOI: 0.1155 /2007/23296.

15. Z. Sun et al., "Chemical Composition and Anti- Inflammatory, Cytotoxic and Antioxidant Activities of Essential Oil from Leaves of Mentha piperita Grown in China," PLoS ONE 9, no. 12 (2014): e114767. DOI: 10.1371/journal.pone.0114767.

16. University of Maryland Medical Center, "Roman Chamomile," https://umm.edu/health/medical/alt med/herb/roman- chamomile, accessed March 27, 2017.

17. K. J. Koh et al., "Tea Tree Oil Reduces Histamine- induced Skin Inflammation," British Journal of Dermatology 147 (2002): 1212– 1217. DOI: 10.1046 /j.1365-2133.2002.05034.x.

18. Bukovská et al., "Effects of a Combination of Thyme and Oregano Essential Oils on TNBS- Induced Colitis in Mice."

19. V. B. Liju, K. Jeena, and R. Kuttan, "An Evaluation of Antioxidant, Anti-inflammatory, and Antinociceptive Activities of Essential Oil from Curcuma longa. L," Indian Journal of Pharmacology 43, no. 5 (2011): 526– 531. DOI: 10.4103/0253-7613.8496.

20. B. Adam et al., "A Combination of Peppermint Oil and Caraway Oil Attenuates the Post- inflammatory Visceral Hyperalgesia in a Rat Model."

21. Bukovská et al., "Effects of a Combination of Thyme and Oregano Essential Oils on TNBS- Induced Colitis in Mice."

22. F. A. Santos et al., "1,8- cineole (Eucalyptol), a Monoterpene Oxide Attenuates the Colonic Damage in Rats on Acute TNBS- colitis," Food and Chemical Toxicology 42, no. 4 (2004): 579– 584. DOI: 10.1016/j.fct.2003.11.001.

23. R. Tisserand and R. Young, Essential Oil Safety: A Guide for Health Care Professionals, 2nd ed. (London: Churchill Livingstone, 2013).

24. F. Namjooyan et al., "Uses of Complementary and Alternative Medicine in Multiple Sclerosis," Journal of Traditional and Complementary Medicine 4, no. 3 (2014): 145– 152. DOI: 10.4103/2225- 4110.136543.

25. M. J. Kim, E. S. Nam, and S. I. Paik, "The Effects of Aromatherapy on Pain, Depression, and Life Satisfaction of Arthritis Patients," Taehan Kanho Hakhoe Chi 35, no. 1 (2005): 186– 194.

26. J. L. Funk et al., "Anti- Arthritic Effects and Toxicity of the Essential Oils of Turmeric (Curcuma longa L.)," Journal of Agricultural and Food Chemistry 58, no. 2 (2010): 842– 849. DOI: 10.1021/jf9027206.

第 17 章　前更年期、更年期與後更年期

1. Healthline, "Menopause by the Numbers: Facts, Statistics, and You," http://www.healthline.com/health/menopause/facts- statistics- infographic#2, accessed March 29, 2017; Mayo Clinic, "Perimenopause: Symptoms and Causes," http://

www.mayoclinic .org/diseases- conditions/perimenopause/symptoms - causes/ dxc- 20253775, accessed March 29, 2017.

2. B. Chopin Lucks, "Vitex agnus castus Essential Oil and Menopausal Balance: A Research Update," Complementary Therapies in Nursing and Midwifery 9, no. 3 (2003): 157– 160.

3. M.- H. Hur, Y. S. Yang, and M. S. Lee, "Aromatherapy Massage Affects Menopausal Symptoms in Korean Climacteric Women: A Pilot- Controlled Clinical Trial," Evidence- Based Complementary and Alternative Medicine 5, no. 3 (2008): 325– 328. DOI: 10.1093/ecam/nem027.

4. K.- B. Lee, E. Cho, and Y. S. Kang, "Changes in 5- hydroxytryptamine and Cortisol Plasma Levels in Menopausal Women After Inhalation of Clary Sage Oil," Phytotherapy Research 28 (2014): 1599– 1605. DOI: 10.1002/ptr.5163.

5. University of Maryland Medical Center, "Lavender," http://umm.edu/health/ medical/altmed/herb /lavender, accessed March 29, 2017.

6. L. Rafsanjani et al., "Comparison of the Efficacy of Massage and Aromatherapy Massage with Geranium on Depression in Postmenopausal Women: A Clinical Trial," Zahedan Journal of Research in Medical Sciences 17, no. 4 (2015): 1. DOI: 10.5812 /zjrms.17(4)2015.970.

7. B. C. Lucks, J. Sørensen, and L. Veal, "Vitex agnus-castus Essential Oil and Menopausal Balance: A Self-care Survey," Complementary Therapies in Nursing and Midwifery 8, no. 3 (2002): 148– 154. DOI: 10.1054/ctnm.2002.0634.

8. P. K. Dalal and M. Agarwal, "Postmenopausal Syndrome," Indian Journal of Psychiatry 57, Suppl. 2 (2015): S222– S232. DOI: 10.4103/0019- 5545.161483.

9. Ibid.

10. S. Y. Choi, P. Kang, H. S. Lee, and G. H. Seol, "Effects of Inhalation of Essential Oil of Citrus aurantium L. var. amara on Menopausal Symptoms, Stress, and Estrogen in Postmenopausal Women: A Randomized Controlled Trial," Evidence- Based Complementary and Alternative Medicine 2014, ID no. 796518 (2014). DOI: 10.1155/2014/796518.

11. B. Ali, "Essential Oils Used in Aromatherapy: A Systemic Review," Asian Pacific Journal of Tropical Biomedicine 5, no. 8 (2015): 601– 611. DOI: 10.1016/ j.apjtb.2015.05.007.

12. H. J. Kim, "Effect of Aromatherapy Massage on Abdominal Fat and Body Image in Post- menopausal Women," Taehan Kanho Hakhoe Chi 37, no. 4 (2007): 603– 612.

13. Mayo Clinic, "Menopause," http://www.mayoclinic .org/diseases-conditions/ menopause/basics/defini tion/con- 20019726, accessed March 29, 2017.

14. R. C Mühlbauer, "Common Herbs, Essential Oils, and Monoterpenes Potently Modulate Bone Metabolism," Bone 32, no. 4 (2003): 372– 380. DOI: 10.1016 / S8756- 3282(03)00027- 9.

推薦資源

在此我歸納出幾類資源索引，幫助你在這條道路上，能以更安全的方式享受精油的療效。如果你有任何疑問，或有任何想分享的親身經驗，請透過這個信箱聯繫我：EssentialOils@DrEricZ.com。

我一直很喜歡從雪片般的讀者來信中，讀人們的療癒故事，聽他們說精油是怎麼改變了自己的一生！

本書內容示範影片

- HealingPowerOfEssentialOils.com
- http://DrEricZ.com（造訪人次最高的非品牌精油教育線上資料庫）

齊博士的精油俱樂部（Dr. Z's Essential Oils Club）

- 免費入門精油組 http://drericz.com/eo-starterkit

齊博士的小圈子（Dr. Z's Inner Circle）

- 精油課程月費會員 http://EssentialOilsClub.info

齊博士的線上精油課程（Dr. Z's Essential Oil eCourses）

- http://DrEricZ.com/Programs

芳香療法與精油相關產品

- http://Store.DrEricZ.com：擴香器、包裝材料、精油瓶、精油包、孩子的抱枕，還有許多產品！
- http://www.amazon.com：可以找到用來裝精油配方的各種空瓶罐，包括乳液瓶、噴瓶，甚至是體香劑容器。

芳香療法參考書籍、文章與認證課程

- 《375 種精油純露介紹》（*375 Essential Oils and Hydrosols*）。作者：珍・羅斯（Jeanne Rose）。

- 《保健專家的芳香療法書》（第 4 版）（*Aromatherapy for Health Professionals, 4th edition.*）。
  作者：雪莉・普萊斯（Shirley Price）與萊恩・普萊斯（Len Price）。
- 芳香療法實務課程。
  機構：亞特蘭大芳香療法中心（Atlantic Institute of Aromatherapy）。
- 《職業芳療師參考手冊》（*Aromatherapy Practitioner Reference Manual*）。
  作者：西拉・沙帕德－翰爾（Sylla Sheppard-Hanger）。
- 《進階臨床芳香療法》（第 3 版）（*Clinical Aromatherapy: Essential Oils in Healthcare, 3rd edition*）。
  作者：珍・巴克（Jane Buckle）。
- 精油化學基礎課程（Essential Oils Chem 101）。
  機構：羅伯・巴帕斯（Robert Pappas）的精油大學（Essential Oils University）。
- 《精油安全專業指南》（第 2 版）（*Essential Oils Safety: A Guide for Health Care Professionals, 2nd edition*）。
  作者：羅伯・滴莎蘭德（Robert Tisserand）與羅德尼・楊（Rodney Young）。
- 《純露大全：給保健專家的芳香療法純露指南》（*Understanding Hydrolats: The Specific Hydrosols for Aromatherapy: A Guide for Health Professionals*）。
  作者：萊恩・普萊斯（Len Price）與雪莉・普萊斯（Shirley Price）。

美國環境工作組織（Environmental Working Group）的健康與產品安全指南

- 皮膚美容保養品資料庫：http://www.ewg.org/skindeep
- 居家清潔安全指南：http://www.ewg.org/guides/cleaners
- 食物安全評比：http://www.ewg.org/foodscores

索引

HealthTree 健康樹　健康樹系列 151

齊博士精油療癒全書：

開啟精油療癒力！緩解疼痛、安定情緒、潔顏保養，150 款從內而外全面照護的天然精油配方

The Healing Power of the Essential Oils: Soothe Inflammation, Boost Mood,
Prevent Autoimmunity, and Feel Great in Every Way

作　　者	艾瑞克・齊林斯基（Eric Zielinski）
譯　　者	鄭百雅
總 編 輯	何玉美
主　　編	紀欣怡
責任編輯	盧欣平
封面設計	張天薪
版型設計	葉若蒂
內文排版	許貴華

出版發行	采實文化事業股份有限公司
行銷企畫	陳佩宜・黃于庭・馮羿勳・蔡雨庭・陳豫萱
業務發行	張世明・林踏欣・林坤蓉・王貞玉・張惠屏
國際版權	王俐雯・林冠妤
印務採購	曾玉霞
會計行政	王雅蕙・李韶婉・簡佩鈺
法律顧問	第一國際法律事務所　余淑杏律師
電子信箱	acme@acmebook.com.tw
采實官網	www.acmebook.com.tw
采實臉書	www.facebook.com/acmebook01

Ｉ Ｓ Ｂ Ｎ	978-986-507-234-6
定　　價	450 元
初版一刷	2021 年 1 月
劃撥帳號	50148859
劃撥戶名	采實文化事業股份有限公司
	10457 台北市中山區南京東路二段 95 號 9 樓
	電話：（02）2511-9798　傳真：（02）2571-3298

國家圖書館出版品預行編目資料

齊博士精油療癒全書：開啟精油療癒力！緩解疼痛、安定情
緒、潔顏保養，150 款從內而外全面照護的天然精油配方 /
艾瑞克 . 齊林斯基著（Eric Zielinski）；鄭百雅譯 . -- 初版 . --
臺北市：采實文化事業股份有限公司, 2021.01

336 面；17×23 公分 . --（健康樹；151）

譯 自：The healing power of essential oils : soothe
inflammation, boost mood, prevent autoimmunity, and feel
great in every way

ISBN 978-986-507-234-6(平裝)

1. 芳香療法 2. 香精油

418.995　　　　　　　　　　　　　　　　109017760